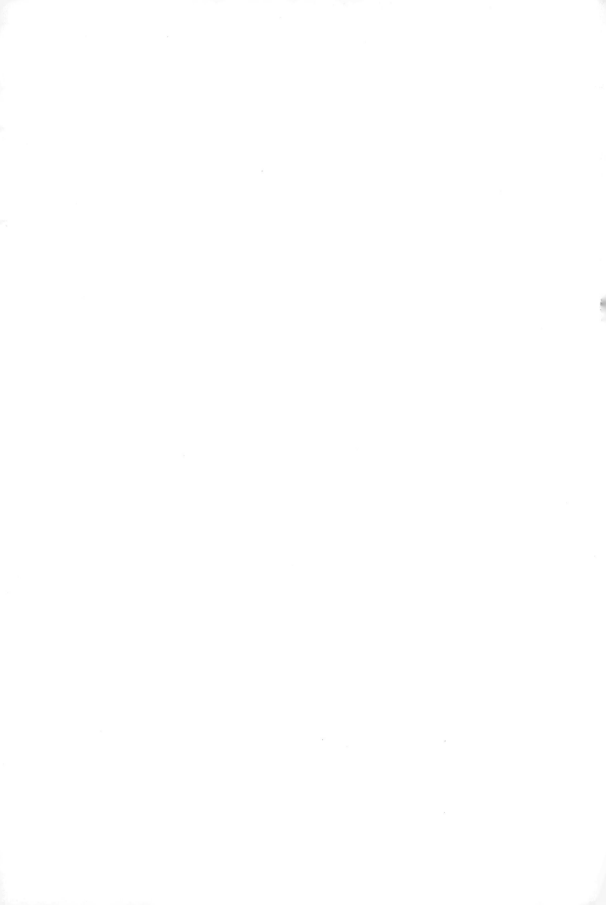

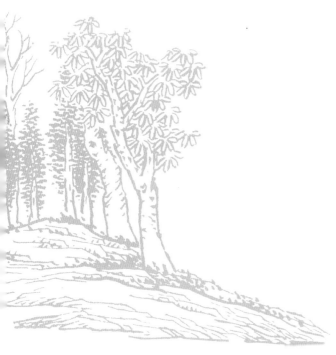

"十三五"国家重点图书出版规划项目　中医流派传承丛书

新安医派

XIN'AN YIPAI

ZHONGYI LIUPAI
CHUANCHENG CONGSHU

名誉总主编————颜正华　周仲瑛

总　主　编————陈仁寿　王　琦　分册主编————陆　翔

Xin'an Yipai
Zhongyi Liupai Chuancheng Congshu

湖南科学技术出版社

安徽省新安医学传承项目

中医流派传承丛书

新安医派

编 委 会 名 单

分册主编：陆　翔

分册副主编：张贵才　黄　辉　来雅庭

分册编委：（按姓氏笔画排序）

万四妹　邓　勇　李董男　来雅庭　张若亭

张贵才　陆　翔　罗梦曦　郜　峦　黄　辉

总　序

　　《说文》释"流"曰："水行也。从㳖㐬。㐬，突忽也。"段玉裁谓"㐬"之本义乃"不顺忽出也"。派者，"别水也"，故左太冲有"百川派别"之谓。则流派者，即百业之突忽别流可知。历史上的中医流派众多，灿若繁星，以其划分方式不同，而有学说、世家、地域之分。

　　中国地大物博，地情、民情、病情复杂，故中医讲究"因地制宜"。各地先贤常因各地风物人文不同而各有所长，诊疗手法各具特色。经过长期的进取开拓、发展传承，孕育出了一大批地域流派，吴门、孟河、新安、海派、浙派、燕京、川蜀、湖湘、岭南……不胜枚举，如同星宿分野九州。这些地域流派将中医原有的理论实践基础结合当地的具体情况，若水之别流，突忽分出，有所发展，有所延伸，又如支流汇聚，百川入海，从而丰富了原有的内容，扩展了原有的实践，维护着各地人民群众的健康，同时推动着中医不断向前发展。因此对于流派的研究挖掘，既是传承的一环，又是发展的一环。

　　中医流派的形成，与人、地、传、文化等因素密切相关，每个人对经典理论与医疗技术的认识不同，不同的地域能造就不同的人—病—药—效之间的关系，不同的历史、地理环境与人脉形成不同的流派，文化程度与文化特色能造就不同的中医流派，所以研究中医流派是一件十分有意思、有价值的事情。通过流派的研究，可以挖掘中医学中不同的学术思想、临床经验、用药特色、传承模式等，特别对于当今发展中医，做到"传承精华，守正创新"具有深远的现实意义。

今湖南科学技术出版社策划的国家"十三五"图书出版项目，邀请南京中医药大学陈仁寿教授担任总主编，上海中医药大学、浙江中医药大学、山东中医药大学、湖南中医药大学、首都医科大学、苏州中医医院等单位在中医流派研究方面有建树的专家学者共同编纂这套《中医流派传承丛书》，可以全面展示不同地域中医流派的历史脉络、医人医著、学术思想、临证经验、发展现状，对于多视野、多维度地了解我国各地中医药的发展历史具有文献价值和实用价值。

这套丛书目前包括了十个有代表性的地域流派，各册主编都是在全国中医文献与流派学科领域具有相当影响力的著名专家。每个分册的内容安排，既有历史回望，又有当代现状与未来展望；既有浅显易懂的历史文化科普，又有专业学术的医论医理探讨，我认为可称得上是古今贯通、深浅得宜。通过这套丛书，不论是中医爱好者，还是从事临床研究工作的同志，相信都能有所收获。

近年来，党和政府越来越重视中医药事业的发展，中医文献与流派研究得到了广泛的支持和重视，并取得了可喜的成就。这套丛书的问世，可以说是承天时、地利、人和于一身，本身既是对近年来中医流派研究成果的一个汇总和展示，又将会对中医流派的继续研究有所帮助，对中医事业的传承有所贡献。

中医流派的内涵十分丰富，本丛书第一辑仅出版十个中医地域流派，希望后续有更多的地域流派分册著作不断问世，更希望还能有中医学术流派等方面的系列著作涌现，从而掀起学习和研究中医流派的高潮，将中医各种具有特色的流派展示给世人，以供人们学习、借鉴和研究。

故乐为之序！

颜正华

2020 年 12 月

总前言

唐代诗人张文琮的《咏水》有曰:"标名资上善,流派表灵长。"

所谓流派,是指在学术与学问的传承过程中,形成的不同派别,如水之流动必有支出,山川溪水各有风格,中医也不例外。

中医流派是中医学术思想和临床经验代代传承的主要载体之一,在绵延数十年的中医学历史长河中,中医流派络绎纷呈,许多流派对中医的传承和发展做出了巨大贡献。我们把中医流派主要概括为3种类型:地域流派、学说流派、世医流派。其内涵与外延各有不同,但有交叉。地域流派是指一个地区众多医家长期行医而形成的极有影响的中医流派,以地方命名为主,如吴门医派、孟河医派、海派中医、新安医派等;学说流派是由于学说观点不同而形成的中医流派,以中医学说理论或医家命名为主,如伤寒学派、河间学派、易水学派、温病学派等;世医流派是指某种学术观点和诊疗方法代代相传而形成的中医流派,以中医世家及其医疗技术命名为主,如苏州葛氏伤科、南京丁氏痔科、无锡黄氏喉科等。通过对中医流派的研究,可以挖掘中医药学术思想精华,梳理中医药传承脉络,提炼中医药创新思路,指导中医药临床应用。为此有必要进行系统总结,以供中医药临床、教学、科研及中医药文化传播参考。

中医流派研究是一个系统工程,所涉及内容广泛而丰富。本丛书主要选择部分地域流派进行研究和编纂,以揭示地域流派中的历史与人文、人物与著作、学术与临证、传承与创新等内容。

地域流派的形成，与当地的历史、地理、文化及习俗等地域因素密切相关，包含着人文与科学的双层内涵。地域流派强调其医家同处于某一地区，虽医家之间可能学术观念不完全一致，也不一定均有相同的传承关系，但由于同受当地文化熏陶培育，必然可以在文化上找出共性特征，从而基本符合地域流派的条件。在以地域冠名其医学流派之时，其必然强调自身对地方文化的认同，有利于加强当地中医界的凝聚力，并且可以促进更全面深入地挖掘和传承地方名医经验；同时，有利于获得地方政府和社会各界对当地中医更多的关注与更大的支持。

目前，中医学界对地域流派研究主要涉及吴门医派、孟河医派、新安医派、海派中医、岭南医派、龙江医派、钱塘医派、八桂医派、山阳医派、川派中医、燕京医派、湖湘医派、永嘉医派、盱江医派、齐鲁医派、长安医派等。

本丛书第一辑选取了具有代表性的10个地域流派进行编写，分别是吴门医派（苏州）、孟河医派（常州）、新安医派（安徽）、海派中医（上海）、燕京医派（北京）、浙派中医（浙江）、川派中医（四川）、岭南医派（广东）、齐鲁医派（山东）、湖湘医派（湖南），每一个流派作为一册，共计10册。每册内容分别从地域历史、人文基础、代表医家及著作、历史遗存、学术思想及其影响、传承和研究情况等方面对每个地域流派的内涵与风貌进行介绍。各册分别由苏州市中医医院欧阳八四主任医师、南京中医药大学陈仁寿研究员、安徽中医药大学陆翔教授、上海中医药大学梁尚华教授、首都医科大学张净秋教授、浙江中医药大学郑洪教授、四川省中医药学会杨殿兴会长、山东中医药大学李玉清教授、湖南中医药大学周德生教授等担任主编。

在编写过程中，主编们带领各自的团队，在丛书总体策划与编写原则要求下，积极与地方中医药教育、科研、医疗以及民间机构、学者取得联系，就其当地的地域流派研究现状、传承情况等方面进行咨询；与目前地域流派中的代表医家进行交流，就其学术思想、传承建议等方面展开探讨；通过实地走访采风，对流派现存的历史遗迹、医药文献等进行拍摄、录像。力求使本丛书集目前地域流派研究之大成，具有里程碑的意义，对今后地域流派的研究具有重要的参考价值。特别是其中的名家学术思想与临证经验，对临床医生具有指导意义。

为了使体例基本一致，但又要保持各自特色，编写过程中多次召开编写讨论与交流会，大家各抒己见，相互学习，相互借鉴。因而各册既符合丛书的总体要求，但又各有千秋，体现中医流派本身所蕴含的异同、特性与交融。

希望通过本丛书的出版，引起中医学界对中医流派的重视，同时提高广大中医同行对中医流派的认知，并从中吸取精华，服务于当代中医教学与临床，推动当今中医的传承与创新。

希望读者们对本丛书的编撰提出宝贵意见，指出其中存在的错误，并对我们今后的中医流派研究工作提出建设性建议。

陈仁寿

2020 年 12 月于南京

目录

绪

论

中国的传统文化孕育了优秀的中华民族医学——中医学。而在中医学发展、完善的过程中，受徽州文化影响的新安医家曾作出的历史贡献，随着对新安医学的不断发掘、深入研究，已越来越受到文化界、医史界、中医学术界的重视。现今，对于新安医学史、新安医学文献、新安医家学术观点等的研究，已成为相关学科的重要领域和课题。

一、新安医学的界定

"新安"是徽州的旧称，曾经辖治歙县、休宁、祁门、绩溪、黟县和婺源等六县。"新安医学"，无论是其名称，还是其含义，都有一个历史的定论过程。下面就其历史的最早文献见载及其内涵定义作一陈述。

（一）"新安医学"的最早见载

据目前所掌握的文献资料，最早将"新安医学"名称见诸文字的是许承尧撰民国《歙县志·王漾酣传》，其称歙县王家宅名医王心如之子王漾酣（1859—1904）："乡试两次未遂，乃弃举子业，研习经史子集，独精于医，声名益著，远近求医者皆归之，称'新安王氏医学'。"意即赞誉王漾酣承家传医业医名之著，与新安地域其他医家诊治风格不同，或与新安域外的医家医术不同。此外再未见到有关"新安医学"的文字记载。抗日战争时期，

《徽州日报》开设"新安医药半月刊"，每15日出1期，1936年12月1日办第一期，共计出19期，1937年9月1日停办此栏目。该半月刊登载的主要是当地医界名流撰写的医疗预防专业性的文章，间有介绍前代医家医疗经验的文章，属医学专业、普及卫生知识的介绍，未联系到徽州社会文化方面的因素分析、研究，不是研究"新安医学"史及学术观点、特点的。

明确地提出"新安医学"，是20世纪70年代后期，徽州辖县部分县成立"新安医学整理小组"及安徽中医药大学设立"新安医学专业研究生培养点"开始的。

（二）"新安医学"的内涵

自"新安医学"发掘、整理、研究伊始，医史及中医学术界对于"新安医学"的内涵曾于一段时间内展开过讨论，目前学术界公认的内涵定义为：发轫于元代之前，鼎盛于明清时期，有着明显的地域文化特征的新安中医药，是中医药发展历史长河中的一支医学流派，是中国传统医药学发展中的重要组成部分。

发掘、研究某地域医学，在时限上有时难以考定，且中医学受地域文化习俗的影响及与医家的学术继承有关，新安医学尤其明显。对于入选研究的医家范围，没有大的争议，目前大多数研究人员的意见认为新安医学（医家）涵盖以下内容：不论是从医活动在新安或外地（包括迁徙、客寓、游历、任官外地），只要是明确有文字记载为新安籍的医家；还有些外地人供职、游历、迁寓新安的，有明显的行医、著述医书活动者，因为考虑到他们与新安的医学文化有互相影响的关系，故应视为新安医学的组成部分进行研究。

新安医学研究所涉及的内容，包括医学史、中医学术两方面。从医学史的角度，如新安医学兴盛的自然与社会原因、新安医学与徽州文化的关系、新安药业、新安医家与医籍等；从中医学术的角度，如新安医学流派、新安医学的学术特点、有效方剂的研究与开发等。随着徽州文化研究的不断升温，新安医学研究的领域将不断拓展。

二、"新安医学"的历史源流

新安医学，或者新安医派，源自元代之前，最早不早于南宋时期，以南宋张杲所撰《医说》为重要标志。自此之后的 800 余年间，新安医学持续发展，明清时期达到鼎盛。拥有史志记载的医家学者 800 余位，近千种医学著作流传，现存的医著也有 400 余种。出现了以张杲、王国瑞、汪机、徐春甫、孙一奎、方有执、程应旄、郑梅涧、程钟龄、吴澄、叶天士等名医大家为代表的新安医家，他们的学术思想和临证经验，在中医学发展史上占有一席之地，对中医学术的发展与进步产生了重要的积极的影响。

三、主要内容

本书取名"新安医派"，是将"新安医学"的学术思想和临证经验进行总结，从地域性、文化性、史学性、经济性、学术性等方面，对其进行全面的梳理与阐述，以期达到更好地了解"新安医学流派"的形成背景与发展规律。其主要内容包括：第一，对新安医派在形成与发展过程中地域历史、形成流派的历史与文化基础、流派的形成过程进行概述；第二，对具有代表性的医家学者的生平事迹、学术思想以及临证经验的概括性介绍；第三，对于地域流派的历史遗存，包括医药文献、历史遗迹、典故传说、医事医话等进行梳理与介绍；第四，对新安医派中的主要学术思想与学术观点及其对中医学发展的影响等的阐述；第五，对近百年来本流派的传承情况、研究概况以及对现代中医药事业发展的作用等做一全面阐述。

四、学术价值

本书在全方位的历史背景下，挖掘"新安医派"所具有的地域性、文化性特色的若干重要医学学术思想和临证经验的介绍，如汪机的"营卫说""参芪双补说""固本培元说"，孙一奎的"命门动气说""三焦相火元气别使说"，方有执的"错简重订说"，汪昂的"暑必兼湿说"，叶天士的"卫气营卫说"，郑梅涧的"养阴清肺说"，吴澄的"外损说""理脾阴说"，余国佩的"燥湿为纲说"等。新安地域道地药材的介绍，如久负盛名的徽菊、徽术、前胡、杜仲、厚朴、辛夷、茯苓、山茱萸、祁蛇等。本书还较为系统地阐述了新安地域的政治、经济、文化等因素对"新安医派"形成和鼎盛发展的影响。

五、编写过程

自接到本书编写任务后，即组织安徽中医药大学以及黄山市的新安医学研究专家在合肥召开了编委会会议。根据各自研究方向，商讨并落实编写任务的分配方案，经过半年的编写及修改，最终形成定稿。由于时间仓促，不免挂一漏万，希冀广大读者不吝赐教。

第一章

历史回声

新安医派的形成与发展，与当地的政治、经济、文化和资源紧密关联，这些有利的因素，孕育了地域特色的新安医派。

新安医派的形成与发展，与当地的政治、经济、文化和资源紧密关联，这些有利的因素，孕育了地域特色的新安医派。

一、新安医派形成的背景

（一）稳定的政治环境

徽州地处皖南山区，位于我国东南一隅，历史上不是战争要地，很少受战火的影响。唐玄宗天宝十四载（755），安禄山起兵叛乱，攻下洛阳，进军长安，部将史思明占据河北十三郡地，至代宗广德元年（763）叛乱平定。历经七年多的"安史之乱"，没有影响新安地区。唐代宗永泰元年（765），歙县方清率领饥民起义，攻克歙州，杀掉刺史庞浚，次年，在唐将陆渭的镇压下，战败牺牲。永泰二年（766），宣州旌德县王万发动起义，攻打绩溪县，迅即平定。民国《歙县志》载：唐懿宗咸通十四年（873），王凝为歙（歙州）宣（宣州）观察使，此后于878—884年，黄巢起义，中原动乱，司空图曾写下"华下支离已隔河，又来此地避干戈"的诗句，足见当时此地之安定。宋徽宗宣和二年（1120）秋，歙人方腊在浙江淳安漆园誓师，发动起义，攻下杭州、歙州等六州五十二县，第二年因起义军战斗失利，战败被俘，于宣和三年（1121）秋就义于开封。余部转战浙江省的温州、台州等地，到宣和四年（1122）夏秋间失败。元末时，朱元璋部将邓愈于至正十七年（1357）七月领兵至徽州，元朝守御元帅福童弃城逃走。元朝枢密院院判汪同，率乡兵驻休宁之五城，并与徽泰万户之元军会合，战邓愈于石子冈，汪同率户部投降。同年十月，元军又由淳安和昱岭关进兵数万，攻至城下。邓愈于农历十一月初一大破元军，历时4个月而四境安宁。明嘉靖三十四年（1555），日本倭寇由浙江入歙窜犯也是一掠而过。清顺治三年（1646）秋，明朝御史金声（休宁县人）和江天一（歙县人）起兵抗清多在宁国、宣城等地，屡获胜仗，后来固守绩溪，清军久攻不克，后被降清的明朝御史黄澍（徽州人）出卖，诈称举兵增援，里应外合，使徽州失守，金、江被俘，同年12月5日（农历十月十八日）就义于南京，这场战争只坚持了几个月就告终。以上仅是6次小规模的战乱。自唐初至新中国成立，1300多年中，新安地区受战争破坏严重的只有两次，一次是元顺帝至正十二年闰三月至十七年七月（1352—1357），长江中上游红巾军首领徐寿辉的部将项普略率起义军攻下徽州，州城屡得屡失，城乡人民惨遭锋刃，公私房舍破坏严重；另一次是太平天国末期的战争，从1853年至1864年，在徽州地区与清军相持了10余年之久，是新安历史上时间最长、破坏最为严重的一场战争。单从人口方面来看，据民国《歙县志》载：战前的道光年间，歙县人口有约61.7万人，经过战争的破坏，到同治八年（1869），全县人口降为约30.09万人。但是，从整个历史来看，新安还是处于偏安一隅的大好局面，人民安居乐业，因而有利于促进经济的繁荣和文化的发展。

（二）繁荣的经济基础

徽州处于万山丛中，山多田少，土地瘠薄，人口稠密，交通闭塞。农民多种地于山坡，大雨则山洪暴发，水土流失，稍旱则寡泽苗枯，农家事倍功半，粮食不能自给，虽然盛产木、竹、茶叶等土特产，也必须依赖市场的调节，经过商品流通，换取粮食，以谋求生存。"穷则思变"，他们为了谋生，不得不寻求出路，从事商业活动，则成为新安人谋生的必然趋势。曾经流传着这样一首诗，"前世不修，生在徽州；十三四岁，往外一丢"，即是当时徽州人无奈选择的真实写照。据学者考证，徽商萌芽于东晋、六朝，成长于唐代，鼎盛于明清。因为东晋、六朝，均建都于建康（南京），中原大批人士南迁，促进江、浙、皖一些城市的经济繁荣，徽商因此应运而生。唐代徽商茶叶运销各地，进一步沟通城乡贸易，歙县茶商毕氏，从唐代至宋元，数百年经商致富。晚唐以后，徽墨、歙砚，"文房四宝"驰誉全国，进一步促进了徽商的发展。北宋初年，已出现拥资巨富的徽商，如祁门县的程承津、程承海兄弟，广积产业而致富，乡人号称程十万。南宋定都临安（杭州），徽州与杭州山水相依，而有新安江航运之利，更加促进了徽州商业的繁荣。迨至明成化年间（1465—1487），由于盐务政策的改变，由原来纳粮入边（西北边疆地区）、凭据到盐场换盐出售，改为就地纳粮换盐。万历时又改为就地纳银换盐的政策，使一些资本雄厚的徽商，以盐业为中心，称雄于我国商界，一跃成为盐商巨富。民国《歙县志》载："田少民稠，商贾居十之七。"

那时徽州商业，以典、盐、茶、木为最著，而以盐商致富者最为突出。随着徽商经济的发展，其活动范围日益广泛，大多集中于沿江区域的淮、浙、楚、汉之间，而且扩展到滇、黔、闽、粤、秦、燕、晋、豫等地，有"无徽不成镇"之称，与当时的山西商人并称为"两大帮"，几乎操纵着全国的经济。明清时代，两淮盐业有 8 家"总商"，徽商占了 6 家。那时盐业集中在淮扬，致富较易，故多以此起家。据光绪《两淮盐法志》列传记载：从明嘉靖到清乾隆 200 多年间，移居扬州的客商（主要是盐商）共 80 名，其中徽人占 60 名，山西、陕西各 10 名，由此可见徽商之盛。

徽商的历史延续千余年，尤以明清间称雄三百载。清末以来，由于国外资本主义的入侵，盐、典、钱庄业日趋衰落。为了谋生存、求发展，直至抗日战争以前，徽商仍在随着时代的变化而奋发图强，不仅经营茶叶、油漆、徽馆、徽墨，而且经营丝绸、棉布、百货、药材和油等，有的还走工商一体道路，创办工厂，产品行销全国。徽商在江南各大中城市仍享有一定的地位，他们经营的行业一直深入到各地城乡。据歙县程极平先生的《徽商随时代发展》（见《徽州学丛刊》总第二辑）一文所载：民国初年至抗日战争前，徽商在上海是十分活跃的，估计新中国成立前在上海的人口曾达十三四万之多。在苏州、杭州、湖州、金华、衢县及苏北的南通、如皋、泰县、淮安等地，均有许多知名的老店。1947 年 7 月，杭州徽商木业公所召开第二次社员大会，到会就有 380 多人。抗战期间，金华 100 多家布店，徽商占据优势；衢县 19 家钱庄，歙人开的有半数以上；较大的棉布店 10 多家，歙籍从业人员达 100 多人；南北货业 52 家，歙人占很大优势；江苏灌南县（1958 年新建）所在地的"新安镇"，为明代隆庆年间歙县商人程鹏等所创建，截至 2019 年末，有户籍人口 182560 人；苏北如东县（原属如皋县），古代徽商在此经营悠久，该县的潮桥乡，于 2020 年 11 月据统计歙人的后裔共有 487 户、1744 人。

徽州商业的繁荣，为徽州文化的发展奠定了经济基础。同时徽州商人散布全国各地，既利于促进文化的交流，也利于促进医学的交流。如汪机在《针灸问对》一书的自序中曾载有歙县、休宁商人从苏州凌汉章、六合李千户学针灸之事。歙县南园、西园喉科世医，就是郑于丰、郑于蕃兄弟二人，于康熙年间经商江西南丰，从闽人黄明生先生学习而来，成为新安喉科的名医世家。徽州商人所到之处都设会馆，便利徽人往来住宿。许多新安医家游历全国各地，求师访友，写作、出版医籍，都得到了徽商的热情资助。

（三）浓郁的文化氛围

据民国《歙县志·风土》载：新安"尚武之风，显于梁陈，右文之习，振于唐宋"。弘治《徽州府志》载：唐宋以来，郡邑始设学校，文学遂兴。南唐李后主时（960—975），徽墨、歙砚驰名于世，使新安文化进入发展时期。从宋至清代则进入鼎盛时期，因而英才辈出，成为文化之邦，有"东南邹鲁"之称。

徽州文化发达的因素，主要有以下五个方面：其一，东晋、南北朝、南唐和南宋初年，中原士族三次大规模南迁，由于新安社会安定，很多大姓望族先后迁入新安。中山大学叶显恩教授从明代《新安名族志》中统计，当时新安共有60多个名门望族，在上述三次大迁徙中入徽的大姓望族有49个（《徽州学丛刊》总第一辑第46页），不仅使新安人口大量增加，改变了新安的人口结构，而且带来了中原文化，促进了新安文化的发展。其二，随着徽商经济的繁荣，由物质文明走向精神文明。一些大的商人"贾而好儒"，他们"盛馆舍，招宾客，修饰文彩"，并在乡里"扩祠宇，置义田，敬宗睦族，收恤贫乏"。如《安徽通志稿》载：清乾隆时，歙县大盐商程晋芳，祖营盐业，寓居扬州，为两淮之巨商，他酷爱文学，购书五万卷，交接四方文人学士，共同讨论，对诗文、经星、地志、尔雅、方言等无所不涉。乾隆二十八年（1763），皇帝南巡，程晋芳召试第一名，1771年考中进士，诏赐内阁中书，授吏部主事，参加编修《四库全书》，还著有《周易知旨编》《尚书今文释》《左传翼疏》《礼记集释》《勉行斋文集》《勉行堂诗集》《蕺园集》《金台杂诗》等书，他从一个大商人成为一个文学家。其三，北宋初期，由于社会比较安定，农业很快恢复发展，手工业也有了很大发展，为振兴文教创造了有利条件。其四，唐宋以来，政府开始重视文教，设官主管教育工作。据弘治《徽州府志·郡邑官属》载：以唐书考之，歙为上州，设文学、助教各一人。县设经学博士和助教各一人。宋代徽州学官设教授和紫阳书院山长各一人。元明清时，徽州府设儒家教授一人、训导四人，紫阳书院山长一人。县设儒学教谕一人，训导二人。有些知府、知县，重视振兴文教、创建学会，亲自讲学，劝勉学生上进，因而有利于推进文教事业的发展。其五，徽州人多地少，商贾居十之七。从事商业，离不开文化，一些徽商富户也多成为书香门第，同时也使一部分人走以儒入仕的道路。文学的发达，又带来了科学、艺术的繁荣，形成文风昌盛、人文荟萃的大好局面。

徽州学校之创设，始于元朝。据弘治《徽州府志·学校》载：那时州学设于城（歙县）东北隅，各邑始皆设立儒学，文学开始兴盛。北宋仁宗时（1023—1063），州学学生有200人以上。尤以明清时代，学校林立，文社成群。明洪武八年（1375），六县乡村社学共有394所。弘治年间（1483—1505），府县儒学、书院、谈经阁、藏书阁、御书楼、书塾、书堂等文化单位有32个，乡村社学有462所，如明代歙人汪道昆倡丰干社，还有斗山、玉山、玉泉等文社均设讲师讲学。清代曹恒占倡"钓台诗社"，教授储兆丰集师儒于敬业斋，为"盍簪社"，歙西的向杲村、牌边村还创建文会，使徽州文化出现了飞跃发展的大好局面。明清两代，徽人著述的经史子集等共有2486部，歙县一邑就有举人1532人，进士539人，并有"兄弟丞相""父子尚书""连科三殿撰""十里四翰林""同科十进士"之誉。

徽州文化的发展，涌现出不少著名的学者，如南宋著名的理学家朱熹；明代有向朱元璋提出"高筑墙、广积粮、缓称王"三大决策的朱升，著名诗人、散文和戏剧作家汪道昆，大出版家吴勉学，珠算家程大位；明末有以渐江为代表的新安画派；清代有以江永、戴东原为代表的乾嘉考据学派，数学家汪莱，还有创造我国第一台望远镜的物理学家郑复光，博学藏书家鲍廷博；近代有著名的教育家陶行知，著名画家黄宾虹等人。

由于徽州文风之盛，新安医家也大量涌现，他们笃志方书，精研医理，重于实践，纷纷著书立说，各有发挥。还有不少文人学士，不为良相，则为良医，以儒通医的竟达180多人，这些人有兵部侍郎，有知府、知县，有翰林、进士、贡生、举人，有秀才、儒生。他们学医的目的各有不同，有因父母或本人多病而学医的，有因业儒不得志而学医的，有酷爱医学而以儒通医的，有因晚年退休而研究医学的。这些文人学士经多年的苦心钻研，造诣较深，成为一代名家。

南宋定都临安（杭州）以后，杭州成为全国政治、经济、文化的中心。徽州与杭州毗连，又有新安江的有利条件，航运日兴，徽商日旺，进一步促进了新安经济的繁荣和文化的昌盛，也有利于促进新安医派的发展。

（四）丰富的药材资源

徽州山水幽奇，蕴藏着丰富的中药材资源。弘治《徽州府志》载：徽产药材84种。1937年《歙县志》载：全县产药184种。晋太元中，罗文炳自南昌赴歙，采药于黄山。《新唐书》也有徽州进贡黄连之记载。康熙《祁门县志》载：全县产药108种。同治《祁门县志》载：共产药材160种，其中道地药材106种。嘉靖年间，徽州进贡药材748斤，多产于祁门。万历间，九华山僧人九制黄精，是祁门的原料。清末，祁门白术在南洋国际土产博览会上获质量优质奖，出口日本、马来西亚。

同时，徽州人家种药材具有悠久历史，主要药材有驰名中外的白菊花、白术、山茱萸；其次有木瓜、绿萼梅、厚朴、杜仲、牡丹皮等。民国三十三年（1944），赵保康所撰的《歙县之白菊花》（徽菊）记载：白菊花有贡菊、次菊两种，贡菊品质极佳，远在杭菊之上。歙县白菊花始种于光绪二十二年（1896），由歙南岔口绍前村茶商张亦光引进，种于大洲源，为歙县主要名贵药材之一，光绪末年，曾为贡品，故名"贡菊"。民国初年，发展到深渡、街口、岔口、杞梓里，抗日战争前，最高年产量约三千担。因采用科学栽培和独特的制作工艺，以品质极优闻名于世。白术系由野生改为家种，已有600余年的种植历史，为健脾益气要药。据明代祁门陈嘉谟《本草蒙筌》载："歙术俗名'狗头术'，产深谷，虽瘦小，得土气充也……薄片频烘，竟干燥白甚，凡用惟白为胜，仍觅歙者为优。"主产于街口、岔口等地。《歙县志》载：歙术远销福建、关东，为邑之药材出口大宗……野生者，尤良甚鲜，生黄山者更视为珍品。山茱萸，俗名红枣皮，药用其去核之果肉，是补益肝肾的名贵药材，产于歙县金川，种植历史悠久，以颗大、肉厚、质柔软、色红润而著名。丰富的中药材资源，为新安医派的发展创造了有利条件；而新安医派的发展，又推动了药材生产的发展。

二、新安医派的形成发展过程

新安医派自唐代始有关于新安医家、医籍的文献记载，至元代为崛起阶段，明清时期达到鼎盛，晚清以后仍在延续。

（一）肇始于元代之前的新安医派

"新安"地域山高路险，交通极为不便，南宋之前以崎岖山路与外界交流，至南宋朝廷迁居临安（杭州），徽州地区改由新安江经青弋江与外界沟通，早期的医事见于官方的文字较少。医籍有《隋书·经籍志》引用南朝阮孝绪《七录》云："《羊中散方》二十卷，羊欣撰，亡。"是目前发现的最早的文献记载。关于羊欣，《宋书》卷六十二《羊欣传》云："羊欣，字敬元，泰山南城人也。……出为新安太守，在郡四年，简惠著称，……前后凡十三年。"《羊中散方》原书已丢失，在其稍后的《经方小品》中曾引用部分内容。这一点在《经方小品》序文中得到证实，其中有这样一段话："羊中散所撰方有30卷，是元嘉中于新安时所集，皆是江东得效者，于世仍可即用。"这说明《羊中散方》曾在社会上流传过，是新安医学最早的文献资料。

其次，《黄帝八十一难经注》作者杨玄操，在该书《自序》落款为"前歙州歙县尉杨玄操序"。根据郭蔼春《中国医史年表》记述，杨玄操在619年著《黄帝明堂经》，《黄帝八十一难经注》问世在626年，杨玄操应为隋唐时人。《中国医籍考》按："杨玄操，不详何朝人。考开元中，张守节作《史记正义》，于《仓公传》采录杨序及说，则知为初唐人。其演注全在王翰林集注中，所谓亦是名亡实不亡者……"以上是关于新安地域见诸医籍的最早记载。

"保和堂"药店是新安最早的、经营时间最长的药店。据《新安陆氏家乘·新安陆氏保和堂引》曰："新安以保和堂丸散弘济斯人也久矣。在宋已盛行各省，……然揆厥由来，则始自唐宣公，迭传至宋绍圣进士惇彦公、翰林学士荣公、翰林安国公、宣义郎师叛夔公、太守枢密应发公、丙辰进士梦发公，父子祖孙相继缵述，而陆氏之岐黄益以有名于天下。"从唐代陆宣始，至明代陆彦功有800多年历史。

新安医家最早见于文献记载者，目前发现的资料为北宋末年的张扩，约生于宋嘉祐年间，其家境富裕，素以财雄乡里，从小受到很好的文化教育，因受族人"有以医名世者"的影响，而少好医学。先从湖北蕲水名医庞安常（1042—1099）学医。时同学六十人，安时独喜扩，足见其当时学习成绩优异。后闻川中王朴善脉，仍往师之，得其传而归。悬壶于南京、当涂一带，医名大震。元符、崇宁（1098—1106）间，名噪京洛。其次为吴源，其太祖得异人授《金匮玉函经》后业医，约在公元1000年前后，传至吴源为第5代，医术高超，疗效显著，被人们誉为"神医"。有较高的理论造诣，绍兴时（1131—1162）参加全国医生的医经考试，数百人中取得第一名的好成绩，被授为御医。再次为黄孝通（为歙县黄氏妇科之祖），孝宗（1163—1173）时御赐"医博"，可见当时亦是医名卓著。

宋元时期，新安医学家值得称道的还有张杲、王国瑞、李仲南等。

张杲，为张扩的侄孙，以儒医著称，钻研医学50余年，著有《医说》10卷。此书博采历代医史传记和医案而成，是我国现存最早的医史传记。此书曾东传朝鲜、日本等国，足见其影响之大。

王国瑞，为元代中叶的针灸专家。著有《扁鹊神应针灸玉龙经》，初刊于元文宗天历二年（1329），刻本甚少，流传不广。是书以85首歌诀形式，介绍了120个常用穴位，并举其所治病证，便于习诵与推广运用，并收集了诸家针灸学方面的经验秘法，对后世针灸学的发展有较大的影响。

李仲南，撰有《永类钤方》。是书本于《黄帝内经》，详论内、外科病证，以脉、病、因、证、治五个方面贯穿彼此，互为发明。其中记载有骨折、脱位、整复、固定等内容，是我国中医骨伤科的重要著作，颇切实用。

宋元时期，新安地区儒而兼医者大有人在。如马咸，官至四川遂宁知府，因忤蔡京专权，遂辞官隐于医。王炎为官有政声，百姓称颂，历任四明户曹、崇阳主簿、潭州教授、临湘宰、太学博士、饶州知府等，晚年积官军器监中奉大夫，赐金紫、封婺源县男，所著《双溪类稿》一部，内有《伤寒论注》，还辑有《本草正经》《资生经》等医学著作。鲍同仁，官至江西会昌州同知，旁通针灸之术，撰有《通元指要二赋注》《经验针法》等医书。还有程深甫、范天锡、马肃、吴冕、张良卿等，分别授任医学教授或医学提举，从事医学教育和医药管理，为传播、普及、发展医学作出了贡献。宋、元时期的新安医家，不仅能诊病处方，还多兼施针灸，如吴源、张杲、程约、马荀仲等，也是一大特色。

（二）鼎盛于明清时期的新安医派

1. 著书立说蔚然成风

明清时期，随着先儒后医的新安医家增多，一些数代名医临床经验被总结成书，著书立说的医家数量较前代大幅度增加。一些大型类书、丛书和综合性医书先后刊刻问世。

（1）类书、丛书的编撰

明嘉靖万历间祁门县名医徐春甫编集《古今医统大全》100卷（初刊于1556年），是一部很有影响的医学类书。

清乾隆道光间歙县名医程文囿编著《医述》16卷（1826年），采录内容上溯轩岐，下逮汉、唐、宋、明古今医书320家，经史子集40余种，历时34年，分类汇编而成。

明代王肯堂辑、歙县刊刻家吴勉学校《古今医统正脉全书》，汇辑自《黄帝内经》到明代重要医书44种，尤其是宋、金、元的重要医学著作，幸得其流传。吴氏为著名刻书家，所选医籍版本精当，又经其校正，颇多善本，成为较早汇刻的重要医学丛书。

明代还有祁门县名医汪机的《汪石山医书八种》、孙一奎的《赤水玄珠全集》。

清代乾隆初年歙县名医吴谦曾任太医院判，奉旨"御纂"《医宗金鉴》90卷（1742年）。全书较系统地反映了中医学术体系，又注重临床，便于初学，是具有教材性质的普及性医学丛书。

（2）医著涉及领域广泛

新安医派历史上有记载的著作达1000余种，现存世者尚有400余种。除了上述的类书和丛书外，新安医家著书涉及的面相当广泛，几乎囊括医药学各个领域，并且不乏有影响的著作。

医经整理注释书籍，《黄帝内经》整理注释者如：汪机的《续素问钞》、徐春甫的《内经要旨》、吴崐的《素问吴注》、胡澍的《内经素问校义》、黄俅的《黄帝内经素问节文注释》、程知的《医经理解》、罗美的《内经博义》、江之兰的《医津一筏》（又名《内经释义》）、汪昂的《素问灵枢类纂约注》等。

《难经》整理注释者如：程云来的《难经注疏》、汪钰的《难经释义》等。

《伤寒论》整理注释者如：张扩的《伤寒切要》（已佚）、王炎的《伤寒论注》（已佚）、程宏宾的《伤寒翼》、汪机的《伤寒选录》、陆彦功的《伤寒类证便览》、方广的《伤寒地理》、孙文胤的《伤寒捷径书》、方有执的《伤寒论条辨》、程应旄的《伤寒论后条辨》、郑重光的《伤寒论条辨续注》、吴谦主编《医宗金鉴》及其亲撰《订正伤寒论注》等。

《金匮要略》整理注释者如：程云来的《金匮要略直解》、吴谦的《订正金匮要略注》等。

在诊断学方面的医籍达 27 种之多，较有名的如：程玠的《太素脉诀》、汪机的《补订脉诀刊误》、汪宏的《望诊遵经》等。

在本草学方面的医著达 51 种，较为著名的如：陈嘉谟的《本草蒙筌》、郑宁的《药性要略大全》、罗慕庵的《药性论》、方有执的《本草钞》、汪昂的《本草备要》、鲍山的《野菜博录》、程履新的《山居本草》、戴葆元的《本草纲目易知录》等。

方剂学方面的医籍有 74 种，有影响的如：吴崐的《医方考》、罗美的《历代名医方论》、吴谦的《删补名医方论》、汪昂的《医方集解》等。

临证各科方面的医著众多，有影响者如：程玠的《松崖医径》、余午亭的《诸症析疑》、孙一奎的《赤水玄珠》、程衍道的《心法歌诀》《医法心传》《迈种苍生司命》、程国彭的《医学心悟》、吴澄的《不居集》、汪绂的《医林纂要探源》等。

妇科方面如：徐春甫的《妇科心镜》、洪基的《生育指南》、黄予石的《妇科衣钵》等。

儿科方面如：汪源的《保婴全书》、徐春甫的《螽斯广育》《幼幼汇集》《痘疹泄密》、吴元溟的《儿科方要》、程公礼的《保赤方略》、汪机的《痘治理辨》、孙一奎的《痘疹心印》、朱仰松的《新编痘疹全书》、郑梅涧的《痘疹正传》、许豫和的《橡树痘诀》《痘疹余义》等。

外伤科方面如：汪机的《外科理例》、程国彭的《外科十法》、江考卿的《伤科方书》等。

五官科方面有：程玠的《眼科验方》、郑梅涧的《重楼玉钥》、郑枢扶的《重楼玉钥续编》、郑青岩的《喉科杂症》、许佐廷的《喉科白腐要旨》等。

针灸推拿方面有：王国瑞的《扁鹊神应针灸玉龙经》、汪机的《针灸问对》、吴崑的《针方六集》、吴师朗的《推拿神书》、余懋的《推拿述略》、方开的《摩腹运气图解》等。

养生方面有：徐春甫的《老老余编》、汪昂的《勿药元诠》等。

2. 兴办民间医学团体

明隆庆二年（1568）或稍前，祁门名医徐春甫在北京建立我国民间最早的学术团体"一体堂宅仁医会"。当时徐春甫客居京城，"……集天下之医客都下者立成宅仁医会"，先后参加者有 46 人，多数来自安徽，如徐春甫之师汪宦、新安名医巴应奎等，还有来自江苏、河北、湖北、四川、福建等地的名医。医会的宗旨在于探讨医药学术，要求会员深入研究《黄帝内经》《伤寒论》及四大家学术奥秘，切磋提高医术，精益求精，讲求医德修养，深戒寻思谋利，会员之间真诚相待，批评帮助，团结互助。

医会提出 22 项会款，从治学的内容、方法、态度到医家应有的思想素质、道德品质、处事接物方法、对待病人的态度等，都有具体的规定。由此可见，该会是有明确章程宗旨约束、有一定数量成员参加的早期医学学术团体组织。

槎溪会课是清光绪十六年（1890）前后，婺源县名医俞世球任嘉定县丞时，在南翔创办的中医培训班，要求入学者先学柯韵伯《伤寒来苏集》、李中梓《内经知要》，再学金元四大家著作，认为此"四家之学，分而观之见其偏，合而观之，则见其全"。最后学习《黄帝内经》《金匮要略》等书。由浅入深，循序渐进。学习方法以自学为主，并主张师生相互讨论、切磋医学。此可谓中医专科学校之雏形。

三、新安医派的主要特色

新安医派的特色主要体现在以下六个方面：

（一）继承与创新的有机统一与结合

新安医派对中医理论的创新、对经典医著的订正注释、对中医诊断学的研究、对医籍的整理编纂和刊行都作出了重要贡献，在中国医药学发展史上留下了光辉的一页。

首先，新安医派理论创新十分活跃。新安医家在积累临床经验、探研中医学术的过程中，敢于突破，大胆创新，提出了一系列有科学价值、有重要影响的学术见解。在16世纪新安医派形成时期，新安医家认为，医者应"于书无不读，读必具特异之见"，要有"独创之巧"，"推求阐发"，"驳正发明"，"意有独见"，"改故即新"，"博古以寓于今，立言以激其后"，必须著书立说，"发群贤未有之论，破千古未决之疑"。于是创新发明、著书立说成就了一批领新安医派风气之先的开拓者。如汪机（1463—1540）在大量难治性疾病的临床体验中，发现提高人体抗病能力的重要性，融汇李朱之学而发明"营卫一气"说，提出了"调补气血，固本培元"的思想，开新安温补培元之先河；同时在对传染病的诊治体验中，最先提出"新感温病""阴暑"说，对吴又可等后世医家认识温病病因和诊疗有着重要的影响；在外科上主张"以消为贵，以托为畏"；从1519年起撰成医书13种。孙一奎临证体验到生命"活力"的重要性，融"医""易""理学"等多学科为一炉，对命门、相火、气、火概念提出新的见解，用"太极"对命门学说进行阐发，创"动气命门"说，揭开了命门学说指导临床的新篇章。吴澄专门研究虚损病证，创"外损致虚"说，可与叶天士"养胃阴说"相得益彰。余国佩创万病之源、"燥湿为本"说，皆当时"医家病家从来未见未闻"之学术见解。郑梅涧创论治白喉"养阴清肺"说等，对明清以来整个中医学术的发展都起着重要的促进作用。新安医派的突出成就是在理论上开拓创新，学术上争鸣活跃，立论领先医林。

其次，新安医派在继承中有创新。新安医派的发明创新明显是建立在继承的基础上的，而在以继承为主要目的的典籍整理中也多有创新。新安医派崇尚经典，善于穷探医理，订正诠释经典，但师古而不泥古，在以继承为主要目的的经典医著的订正注释过程中，也多有发明创新。在《黄帝内经》研究方面，新安医家著述很多，尤以明代吴崑的《素问吴注》、清代罗美的《内经博义》及胡澍的《素问校义》影响较大。其中胡澍《素问校义》用汉学训诂的校勘方法去发明《黄帝内经》旨意，独树一帜。其他如汪机的《内经补注》《续素问钞》、徐春甫的《内经要旨》、汪昂的《素问灵枢类纂约注》等，都是当今研究《黄帝内经》的良好读本，具有很高的学术价值。他们有的受程朱理学的影响，对运气学说及天人合一理论多有阐发；有的则受江永、戴震等朴学大师影响，在文字考据、训诂方面多有建树。

在《伤寒论》的研究方面，新安医家结合临床诊治提出了很多独特见解。如明代的方有执（1523—1594）通过对伤寒热病的诊治和研究，大胆将《伤寒论》整移编次，辑成《伤寒论条辨》，增强了原书的系统性、条理性，从而创"错简重订"说，开《伤寒论》错简派之先河。而且，方有执在前人基础上总结出风伤卫、寒伤营、风寒两伤营卫的"三纲鼎立"学说。此外还有陆彦功、汪宗沂、汪春溥及王少峰等伤寒大家，其中清代汪宗沂辑复的《张仲景伤寒杂病论合编》，经多方考证，搜罗了仲景医论46条、医方23首，实为难能可贵；王少峰则以毕生精力，完成了70万字巨著《伤寒从新》，对《伤寒论》进行了全面系统的注解，可谓《伤寒论》研究的集大成者。对医学经典研究有影响的还有程云来、戴震、程玠、吴谦等诸多名家，皆造诣深邃，各具灼见。

最后，新安医派在医学启蒙中不忘创新。新安医派在医药普及方面也做了大量工作，整理编纂和刊行很多深入浅出的普及性医籍，他们在编撰整理医药启蒙读物中也不忘创新。如陈嘉谟（1486—1570）于1561年以对语写成《本草蒙筌》，是以韵语记药性，以便记诵的发端，利于初学；同时刊"徽派"炮制法，首次介绍了某些药物的特殊贮藏法等。江瓘（1503—1565）广泛收集古今名医治疗奇验之医案，于1549年草制《名医类案》，由其子整理增补，1591年创刊问世，是我国第一部研究医案的专辑。方广于1536年撰成《丹溪心法附余》，是一部研究丹溪学术思想的重要资料。徐春甫

（1520—1569）于 1556 年著成《古今医统大全》等，在医理上有所阐发，内容丰富，很有参考价值。尤其程国彭和汪昂，在中医学启蒙典籍的编撰中，仍不忘创新，而且多有新的真知灼见，如程国彭著有《医学心悟》，总结"八字辨证"说，创立"医门八法"说；汪昂著《本草备要》《汤头歌诀》而创"暑必夹湿"说，是对王纶治暑之法"宜清心利小便"的重要发挥，为叶天士以后的暑病治疗建立了基本原则。

（二）学派纷呈与和谐融通的有机统一与结合

新安医派名医云集，众多医家各抒己见，兼收并蓄，博采众长，形成了众多的学派，主要有明代在朱丹溪养阴派影响下发展起来的、由汪机开创的"固本培元"派，明代方有执为代表的《伤寒论》的"错简重订"派，清代郑梅涧为代表的"养阴清润"派，叶天士为代表的"时方轻灵"派，汪昂为代表的从事医学科学普及的"医学启蒙"派，以及经典注释家中的"改革创新派"等。一些学术派别已成为当代中医各家学说的重要一支，是中医学宝库中不可分割的重要组成部分。各家学派异彩纷呈，绵延不绝，影响深远，正如王任之先生所说的，"新安医派有许多学派，各个学派都有特点和成就"。

"医之门户分于金元"，自"金元四大家"分说以来，中医学术争鸣异常活跃，各家学说异彩纷呈，往往各陈己见，甚至针尖对芒刺，互相对立，谁也说服不了谁。但新安医派有所不同，徽州讲究和谐，新安各学派之间相互沟通，取长补短，很少有极端尖锐对立和冲突的观点，而是你中有我，我中有你，相互融通，互相学习，兼容并蓄。新安医派学派纷呈与交流融合的有机统一与结合，是新安医派凸显于整体中医药学体系的一个重要特征。

（三）家族传承与学术传承的有机统一与结合

新安医派的教育、传承方式是家族传承，师承相授，且以家族传承为主。父子相袭、兄弟相授、祖孙相承、世代业医的"家族链"现象十分明显。有专家研究统计，自北宋以来，世医家传 3 代以上至 15 代乃至 30 多代的家传名医"家族链"有 63 家，记载名医 300 余人，许多名医世家传承至今。在范围不大的新安地区，出现了如此众多的世医家族链，链条长达 30 多代，这是医史上少见的现象。不少专家学者不再讳言，家族传承、医学世家、代代因袭是新安医派的另一个显著的特征。如南宋张扩（约 1058—1106），传医术于弟张挥及子张师益，张挥又传于子张彦仁，彦仁再传子张杲，三代 5 人行医，可以说是徽州最早的医学世家。张氏医学由"满田张"分支传到"定潭张"，从明嘉靖年间张守仁开始，由于医术精湛，常常一帖（剂）而愈，被称为"张一帖"，世代相传，由张根桂到张舜华、李济仁，已经传承 14 代，久盛不衰而成为新安医派"家族链"的典型代表。

歙县黄氏妇科是徽州延续时间最长的医学世家，始于宋代黄孝通。宋孝宗时（1163—1189）为御赐"医博"，擅妇科，为黄氏妇科之始祖；其第 14 代传人黄鼎铉（约生于明万历年间），继承家学，精于妇科，明崇祯时因治愈田贵妃顽症而名震京都；鼎铉曾孙黄予石（1659—1737），妇科更精，扬名江、浙；予石之子予庭、孙惠中、曾孙应辉、玄孙鹤龄等均继承家学，各有所长。至今黄氏妇科传人仍在执医，已历 800 余年，相继 25 代，人称"医博世家"。

新安余氏余傅山、余午亭、余时雨、余小亭、余仰亭、余幼白、余士冕、余之携、余昭令等，是明清徽州最为著名的医学世家之一，延续 8 代不衰，代有名医。

闻名全国的歙县郑村"南园、西园喉科"，同样是家族世袭医业，有"一源双流"之称。清康熙、雍正、乾隆时期，郑于丰（1692—1767）与其弟郑于藩（1694—1765）共同受业于江西南丰名医黄明生，黄明生精于喉科，擅用针灸，疗效甚佳，郑氏兄弟得其秘传而专业喉科。康熙六十年（1721）兄弟分居，郑于丰居南园，世人称之为"南园喉科"；郑于藩居西园，世人称之为"西园喉科"。从此闻名于世，尤以南园郑于丰之子郑宏纲（字纪元，号梅涧）（1727—1787）继承家传衣钵，擅长用汤药和针灸疗法治疗咽喉疾病，著《重楼玉钥》，开创了喉科学上的"养阴清润派"。郑梅涧长子承瀚（1746—1813），又创制"养阴清肺方"，对治疗当时流行的白喉病有奇效，比 1901 年西方获得首次诺贝尔生理学或医学奖的德国学者冯贝林发明抗毒血清治疗白喉病早 100 多年。郑梅涧次子承洛（1755—1830）承父业，著有《杏庵医案》《烂喉风》等。郑于藩之子宏绩，承继先辈衣钵，其子承湘、承海，孙郑麟、郑尘，裔孙郑靖均继其业，相传至今已历12代。

吴山铺程氏伤科（又称黄源村伤科），始于清康熙年间程时彬、程时亨、程时中三兄弟。程时彬传子程士华，继传孙鹤生、曾孙永裕，相传10代，代不乏人。

歙县的新安王氏医学始于王学健，他受业于清嘉庆、道光年间名医程敏之，子王心如、孙王养涵得其所传，王养涵传子王仲奇，至今相传6代，名医辈出，经久不衰。

歙县蜀口曹氏外科，从清咸丰年间曹启梧开始，传于曹承隆，承隆传子崇竹、典成，子又传孙，历经6代、140余年而不衰。

此外，较著名的新安医派世家还有歙县殷世春内科世家，许豫和、程公礼儿科世家，澄塘吴氏医学、江氏妇科、正口妇科、野鸡坞外科、富堨内科、江村儿科，休宁的舟山唐氏内科、西门桥儿科、梅林江氏妇科，黟县的三都李氏内科等。

医学世传，师承授受，由于临床早、临床多，耳濡目染，言传身教，传承完整，得到病家信任。家族传承心心相印，心契相合，有利于临床经验的积累，代代相传，代代累积，有利于专科特色的形成，也有利于传统中医学术的继承和不断完善提高。而且新安医派世家各科齐全，形成了一个医疗网络，普及了徽州乡村医疗，有力地保障了徽州人的健康，为中医学事业的持续发展作出了重要贡献。家族传承是古代封建社会知识产权保护的一种重要形式，新安医派的世医家族链实际上也就是新安医派学术链，家族传承仅仅是外在形式，学术传承才是本质内容，学术传承是名医医家生命力之所在，没有学术上的传承与创新，所谓的家族传承就会成为空壳。新安医派家族链与学术链的统一是互相融合、交织在一起的，家族传承与学术传承是有机统一与结合的。

当然，我们在肯定家族传承优势的同时，也要看到家族传承的不足。如继承多而少有创新，往往"各承家技，始终顺旧"，"不念思求经旨，以演其所知"（《伤寒论·序》），多承袭一家之技，难免有门户之见。

（四）以儒通医与融合道佛的有机统一与结合

许多作者都谈及，医而好儒，儒而兼医，亦儒亦医，是新安医家的一大特点。据有关专家文献统计研究，新安医家兼及研医者中，由儒而习医者占70％。不仅由儒入医、行医悬壶的医家多，而且亦仕亦医的太医亦众多。徽州历代共有太医38人，其中宋代3人、明代23人、清代12人。新安儒医不仅有秀才、举人，而且仕而通医的儒医中共有进士11人，其中宋代1人、明代5人、清代5人。16世纪明代有汪道昆、许国、毕懋康3人。当时的文人纷纷称赞这些新安儒医。如明嘉靖十五年（1536）贾咏即称方广为"新安儒医也"，这是首次出现"新安儒医"的记载。还有称徐春甫"以儒通医"，孙一奎"医出于儒"，吴崐"曾业儒，后投举子笔，专岐黄业"等。由儒而习医者占70％，另30％是继承家传的专科医生，由于受当地人文思想的熏陶，亦有着好儒发奋读书的习俗，从而构成了高密度、高水平的儒医群体。

新安医家信奉儒学，习医行事"一以儒理为权衡"。不少大儒也对医学进行研究，如朴学家江有诰、俞正燮、胡澍、汪宗沂对《黄帝内经》《伤寒论》等经典著作从文字、音韵、训诂等方面进行深入的考证；如胡澍的《素问校义》、汪宗沂的《杂病论辑逸》，都是重要的考据著作。

新安医派以儒学为主，但并不排斥佛道。徽州集儒、道、佛人文盛景于一地，不仅有白岳（白岳即齐云山，是中国四大道教名山之一），还毗邻九华山（九华山是中国四大佛教名山之一）。新安山水间佛教寺院众多，佛道氛围很浓厚，对医家的影响也很大。如石山学派在形成中"援道入医"，孙一奎还热衷"外丹"之术。而且新安医家与道士、僧侣的关系很密切，许多是身兼道医、僧医两重身份。如程林为和尚，自称静观居士；程钟龄也皈依佛门；孙文胤师从九华山天台大师习医而成名。新安医派作为徽州文化的重要组成部分，突出地体现了儒家这一主流文化和融儒释道于一体的程朱理学的精髓，具有积极向上而入世致用的精神，本身就具有强大的兼容性和渗透性。儒学为主，融合道佛，以儒通医与融合道佛的有机统一与结合，是新安医派的又一个显著特征。

（五）"地理新安"与"医学新安"的有机统一与结合

新安医派指的是以新安地区（即原徽州一府六邑）为核心的地域性综合性中医学术流派。与其他区域性中医学术流派一样，由于区域的政治、经济、文化、地理位置等因素的作用和影响，新安医派在传承中医药学术过程中具有浓厚的地域色彩。然而，新安医派根植于本土"小新安"地域，同时作为中医学的典型代表和缩影，其学术理论和思想连续不断地向中华大地影响、辐射和延伸。明清新安医家以包括新安本地在内的整个江南地区以及京畿腹地为重要基地，近现代转移到以包括新安本地在内的江淮大地和京沪两地为重点舞台，从而在全国各地一定范围形成继承、研究并弘扬新安医派的学术氛围，由点及面逐渐形成了被全国中医药界同仁所认可的"大新安"中医药学术研究氛围。

祖籍新安的医家，在汲取积极进取、勇于创新的新安学术基因后，即便迁居他地也要积极创造条件，营造出一个突出新安医派精髓的学术氛围。如明代寓居京师的新安名医、太医院医官徐春甫，于隆庆二年（1568）组织成立了"一体堂宅仁医会"，开展讲学活动，穷研医籍，共磋医理，提高医术，共同切磋探讨，不断提高医疗水平，参加者有苏、浙、皖、闽、湖、广等地在京的太医和名医46人，其中新安医家最多，达21人。

明清时期，中国的学术重心在江南，以苏、杭、徽三州为学术中心的苏中、浙中、新安三大中医流派呈三足鼎立之势，三地互相交融、融为一体，其中各家中医学派如伤寒派、温病派、温补派、经典校诂派等，其发端者或核心代表人物大多有新安人。这些流派的传承发展又是以新安及整个江南地区为大舞台，进而影响着整个中医学术界的。如明代新安名医汪机，新安休宁人，是温补培元派的核心人物，其再传弟子孙一奎也是新安名医，以两人为核心的一大批新安医家群体成为温补培元派的中坚力量，发展成新安"固本培元派"，其中"营卫论""参芪说""命门动气说"等学说思想对浙江的赵献可和张景岳、江苏的缪希雍和李中梓等医家的学术思想均有直接或间接的影响，起到了一定的促进作用。他首倡"新感温病"的学说，为明清时期开展温病学术争鸣、提高温病的治疗水平奠定了理论基础，至今仍被高等中医院校温病教材采用。又如明代新安名医方有执，著《伤寒论条辨》，影响深远。在其"错简重订"说的影响下，江南地区掀起了热火朝天的学术争鸣，形成以方有执等的"错简重订"派、张志聪等的"维护旧论"派及柯琴等的"辨证论治"派三派鼎立之势。再如乾隆、嘉庆时期皖派朴学核心代表人物江永和戴震，分别为新安歙县、休宁人，在考据对象从儒家经书向医学文献的渗透中，很自然地形成了一条皖派朴学影响下医学考证流派学术链条，代表人物段玉裁、王念孙、胡澍、江有诰、俞樾、许承尧、俞正燮、汪宗沂、于鬯、章太炎等皆为江南名人。无论是"固本培元派"还是"伤寒错简派"，以及其他新安医派学派，其传承发展都是以新安及整个江南地区为大舞台，进而影响着整个中医学术界的。在一定程度上可以说，新安医派曾是主导全国中医学术主潮流的地域医学，也可以说，明清的江南地区其实就是新安医派学术交流互动的"大新安"场所。

新安医派中的"地理新安"与"医学新安"在概念上是有差异的，"地理"学的概念是静态的、疆域明确的，我们可以称之为小新安；而"医学"如同江水一样是流动的，随着江水的流动，新安医派积极参与到了整个中医药体系的大循环中，有着广泛的发展空间和研究意义，故而我们可以称之为"大新安"。大、小"新安"的互动与融合，"地理新安"与"医学新安"的有机统一与结合，构成了融通流动性的新安医派学术体系。

（六）中医科学与徽学文化的有机统一与结合

中医药学是中华民族在繁衍发展过程中形成的独特医学科学体系，也是中华民族 5000 多年积累下来的宝贵文化遗产。而从皖南古徽州这片文化土壤中生发出来的新安医派，不仅是中医药学的一个重要组成部分，也是徽学文化的重要组成部分，是中医药科学遗产与徽州学文化遗产的交汇点。通过新安医派这个交汇点，中医科学与徽学文化有机统一结合起来了。

2001 年 5 月江泽民同志视察黄山时，明确提出了徽州文化"五要素"的概念，即 C（文化）、B（贸易）、M（医学）、E（教育）、A（建筑），同时指出："如此灿烂的文化，如此博大精深的文化，一定要世世代代传下去，让它永远立于世界文化之林。"新安医派作为明清时期中医药学发展的"硅谷"，作为徽州文化五大要素之一，是融汇于作为中华传统文化袖珍缩影的徽学文化之中，如何充分利用、开发、应用好新安医派的宝贵资源，以满足人民群众的医疗卫生保健需求和精神文化需求，更好地为社会主义物质文明和精神文明建设服务，是摆在我们面前的一大课题。

近百年来，通过一代又一代现代科技工作者的不断努力，中医药学的现代化研究取得了丰硕的科研成果，但中医药理论不但没能得到现代科学的阐释和证明，反而陷入了某种迷茫之中。其实，作为传统文化遗产的中医药科学体系，其发展并非只有尖端科技这一条单行道，历史悠久、人文内涵丰富的中医药完全可以借重传统文化而"起死回生"。如果说科技成果、知识产权是一种硬实力的话，那么人文内涵则是渗入中医药科学内部的软实力。当然，新安医派还应继续开展药理实验等现代科学研究工作，通过科技成果发挥硬实力的作用，除此之外，完全可以借重传统徽学文化的软实力而"枯木逢春"，从满足人民群众精神文化需求、为社会主义两个文明建设服务的角度，发挥出软实力的更大效应。

第二章

千秋前贤

张

杲

一、生平事迹

张杲（1149—1227），字季明，安徽歙县人。南宋著名新安医家。幼承家学，攻儒习医，尤善医理研究。诊余勤于考史研志，整合挖掘民间奇症怪治案例，历一生心血，撰就传世巨著《医说》，为中医学文献史料传续留下了光辉的一页，开创了中医药文献学之研究先河。

张杲祖业资巨，富甲一方，其伯祖张扩（字子充），少好医，因受"族人有以医名者"之影响，年长"时闻蕲水庞安时医名"，便不远千里，受学于蕲水世医之家、"北宋医王"庞安时（字安常）。后又闻蜀中名医王朴善脉学，便前往拜师学《太素》，历行艰辛，尽得其传，脉技益精，终成北宋时期誉满京洛的杏林国手。

张扩后传学弟张挥（字子发），挥传子张彦仁，彦仁再传子张杲，杲又传学于子张九万。故有"其父彦仁，继子发，而术更妙于充，深微所衍，固三世之医也"。（见罗颀序，作者引）。名师传名医，名医耀世家，故张杲医学世家，成为有史料记载的新安名医第一世家。

张杲深得父张彦仁的医术谛传，理深业精，临证通达大小方脉，又以儒助医，广征博采，于中医之经典、本草、脉学无所不习。在精选编撰《黄帝内经》《难经》《本草纲目》《伤寒论》等名著名句基础上，又采集南宋以前各种"史志""传列"，尤其《史记》等著作中，有关医学人物、经典论述、禁方医案及寓教传说等史料，勤读疾笔，整理编辑，志在"其意欲满千事，则以传诸人"（见罗颀序）之宏愿。宋淳熙十六年（1189）完成《医说》初稿，时正值其盛年（34岁）。其间，杲多次将该书稿和撰编计划，与其同乡好友罗颀作会稿交流，赐请序文。"己酉（1189）岁冬，季明携以过我，且曰书虽未成，请姑先详之，以勉杲之意所勿发"（见罗颀序）。此后，张杲仍撰述不渝，凡涉及医事必录，采编分类，逐至晚年，于嘉定十七年（1224），终修订完备。又历行 36 年的不懈努力，完成《医说》10 卷。正如其曰："盖其生平目览耳听，凡涉于医者必录，录必以其类。今老矣。"（见李以制跋）可见此时书虽成，杲年已衰。

张杲一方面承习家业，行医疗伤，应从于日常繁忙的诊治工作，另一方面又不断发挥儒医特长，从事医学史料和禁方秘药等文献资料的搜集、整理、研究。且还在部分案例和典迹中，增加了个人体验评述，附篇于后；对一些不适宜的民间中医疗法和养生保健做法，进行科学的评判。具有传统的人文理念，又以医者视角，择登有教育意义的史料传说，展示出古代劳动人民在生产生活中与疾病做抗争的智慧，彰显出历代医家医术的精妙，推进人类社会文明的进步与发展。

《医说》10 卷，内设"三皇历代名医"等 47 门，记述了历代医家、医书、医术及医案、典故、传说等，多层次、全方位呈现了有关医学史料。且所搜集的资料来源皆附列条目之后，依证编引，一目概括。仅就第一卷"三皇历代名医"所引用各类典籍共 60 余部，其中 60％文献皆来自非医学专著，足见引典宏富，为保存这些医学史料和诊病验案，立下卓越功绩。正如《四库全书总目提要》赞评曰："取材既富，奇疾险证，颇足以资触发，而古之端门、禁方亦往往在焉。盖三世之医，渊源有自，固与道听途说者殊矣。"这在中医学史上，享有前无古人之荣耀，成为我国最早刊行之医史传记著作，也是第一部较为完整的新安医学著作，享有中医学"史记"之誉。

二、学术思想

张杲从一位儒医的视角，客观真实地择选古代医务案例近千条，涉及历代医家、经典理论、本草方剂、针灸推拿、单验禁方、诊疗病案、医事典故、民间传说、医德医风等多方面，引用资料皆具有重要的史料文献价值，彰显出《医说》的历史性、文化性、广泛性等特点，确立了《医说》在中华中医史之地位。此书后东传朝鲜、日本，足见其历史影响之大。明代儒医俞弁，受张杲编制《医说》体例影响，继往开来，著成《续医说》10 卷，意在续《医说》之未备。现就《医说》主要成就和历史贡献，概述如下。

（一）开启了医学人物传记研究之先河

《医说·三皇历代名医》章节，摘录三皇至南宋时期医史人物和医家 116 人，集中完整保存这些医家的珍贵史料。采集人物之广，填补了史上无专门介绍名医人物和专叙医家事迹之空白。此外，各卷章节中，又以案例形式，记载了部分名医生平和临证病案。如卷二"唐与正治疾：唐与正，少年得脉法于临安医者黄泽继，又得药法于太学生夏德懋所"，又如"以医知名：成州团练使张锐，字子刚，以医知名，居于郑州"等，仅卷二部分，记述张杲伯祖之恩师庞安时治"病狂"个案名医就有 20 余位。可见《医说》中有名有案的医家应近 200 位。为徐春甫撰《古今医统大全·历世圣贤名医姓氏》、李云主编《中医人名辞典》等人物词典，提供了名医完整信息。而依《中医人名辞典·前言》介绍："一为宋人周守忠的《历代名医蒙求》，一为明代官吏李濂所辑《医史》，两书介绍的人物总共不足 200 人。"但《医说》所收录人物是其二书的总和。而《历代名医蒙求》苏序为嘉定庚辰（1220），《医说》初稿罗序为己酉岁（1189），《医说》成书早于《历代名医蒙求》。

（二）强调中医经典理论在中医学术中的重要地位

中医学源远流长，经典名著为历代医家提供理论基础，支撑着中医理论的创新。正如再版《医说》明代顾定芳序曰："季明氏有见于此，作为《医说》，首序轩岐《素》《难》包括之妙，以发其宗。而次列历代医师，如伊尹、仲景、孙思邈、巢元方，脉病证治之论，明堂、甲乙、九针、八法之用，玉册、玄珠、五行、气运之神，互相推衍《素》《难》之秘，以表医学之源。"张杲深知中医经典理论之重要性，以探索医之起源为己任，大量采收并保存了古代医著、本草、针灸等经典名句、名医名言论述，以及史书之神医、神方、诊法之绝技，明确了中医学之起源和理论基础，广开见闻，记录成书。编设有"医之起、方书所出、百药自神农始、药名之异、针灸之始"等篇节，多方位阐述中医正统理论，删繁就简，精准推出，便于后学择需。

有些论述，作者还阐明要领，一目了然。如在对"胃气五脏之本"的理解时，认为"五脏皆禀气于胃。胃者，五脏之本。脏气不能自致于手太阴，必因胃气"，进一步强调了"胃气五脏之本"在脏腑学说的实际意义。

张杲探索精简《黄帝内经》《伤寒论》等名著的精言要论，开启了名著精简化之范例。同时，纠正了魏晋以来医家偏重经验方的收集，而忽略对医学理论研讨的重要性作用。

（三）首开中医医案经验研究的临证价值

有史以来，中医病案是名医传递学术经验的重要途径，是中医药学宝库中的重要组成部分，极具临床研究价值，而备受中医学者之重视。张杲从实用价值出发，从古往医籍及宋以前文史著作中，收集散在医案、名医单验方个案、民间流传验案、禁方有效实案等，广博按类，载记于《医说》有关卷中，整合为相对集中的原创病案专集，成为最早的以证为类医案专著。这为明代江瓘编辑《名医类案》，提供了原创医案版源信息，又为清代名医魏之琇编著《续名医类案》，提供了主校本。如：现苏礼版《名医类案·卷一》载："'沙病'，琇按：张杲《医说》采《叶氏录验方》，本文只沙病二字，江氏误标沙症为解㑊，遂妄改叶方原文，云：俗名发沙之症，以附会之。今据订正。"纠正了"沙病"的辨治案例。《医说》中，有些属张杲诊治的病案，具有极其珍贵的史料价值。由此，较多实例足以证明，《名医类案》部分医案蓝本源自于《医说》，此言不假也。张杲以证聚案，开启了整合医案研究之先例，为后人所仰重。正如重订《名医类案·余集序》中曰："宋张季明作《医说》十卷，前述轩岐，以发其宗；次列证治，以穷其变，又此编之鼻祖也。"余集慧眼识宝，给予了"鼻祖"的定义。江畴赞曰，"季明其儒医之良者也"。

（四）传递着单验方在临证中担大任的意义

张杲全书收载论述：伤寒、诸风、劳瘵、吐血、头风、眼疾、口齿喉舌耳、骨鲠、喘嗽等40余种病证辨治医案，涉及内、外、妇、儿、五官各科，其中为数不少的奇症异治个案，所采用单方验方或奇特疗法，反映了古代劳动人民与病魔作斗争的聪明智慧和对美好生活的向往和期盼，反映出当时医在民间、方藏百姓的医疗供需背景。在整个记载病案中，用单验方、禁方治疗的案例约占 45%，而多数单验方持有人，来自非医之道士、僧侣、家传、药之爱好者所珍藏。这充分说明，单验方来自民间，生命力也在民间，化简便验廉之动力为神奇，体现了中医历有的特色和优势，为后世各种单验方汇编奠定了基础，开拓了思路。同时，也展示出中医药宝库的伟大意义。

（五）彰显行业医德医风

张杲在卷十部分设立了"医功报应"章节，大力提倡唐代医学家孙思邈"大医精诚"的职业道德思想。医者不但要有精湛的诊疗技术，还必须"博极医源，精勤不倦"，而且要求医者要有高尚的品德修养，以"见彼苦恼，若己有之"同身感受之心。因此，极力倡导"医以救人为心"的从医精神和人文关爱情怀。这些论述早已成为现代医德教育的范本和行业行为准绳。借助"医功报应"章节，记述了 12 位有名有姓医生的真实诊疗事迹，讲述了医者需遵守的基本行业准则，拒绝名利，切勿贪财，善恶终有报的人生轮回轨迹，树立行业医风正能量。

李仲南

一、生平事迹

李仲南，一作中南，号栖碧，生卒年不详，约生活在 14 世纪的元代，安徽黟县人。因居住在栖碧山中（在今浙江），故称"栖碧"。

按照《永类钤方·滕宾序》及其自序的记载，李仲南生平无世俗嗜好，因双亲俱已年迈，从而谢绝"诸公馆聘"，修建道院，以求还丹之道，以符箓及祈禳禁咒来养亲奉老。后来领悟到丹药之道距离长生遥不可及，需要懂得方脉医书，才能孝敬母亲，遂汇集古人医书，择其精要，以脉、病、因、证、治列为五事，编辑成书，复钤以图，撰成《锡类钤方》，书名应是取自《诗经·大雅·既醉》的"孝子不匮，永锡尔类"。其好友孙允贤以此书略于治法，故为之详加补订，备述治法。李仲南将书更名为《永类钤方》，以表达对于父亲去世的哀痛。

二、学术成就

（一）突出的骨科成就

《永类钤方》为汇编型综合医书，内容全面，广集方书，全书 22 卷，卷十最后部分及卷二十二所载均为骨伤科内容，比同时期危亦林《世医得效方》卷十八所载的骨伤科内容，更趋于条理化和系统化。如在编写体例上，本书是按大体解剖部位进行分类的，计有头目耳鼻伤、唇喉齿腮伤、肩胛、颈骨、手脱伤、胸胁肠伤、腰腿臀及两腿膝伤、筋伤，等等。这种按解剖部位的分类形式，是此前骨伤科文献中罕见者，而且也为后世医家在骨伤科的记载上开了先例。在骨伤科疾病的诊断与治疗方面，本书也作了较为系统的归纳，如：明辨经络、相度损处、推按骨臼、拔伸收捺、接理夹缚、活血止痛、整洗敷贴等，有利于后学者学习和掌握。

本书首次记载了"俯卧位过伸复位法"治疗脊柱骨折："凡腰骨损断，先用门扉一片，放斜一头，令患人覆眠，以手捍止，下用三人拽伸，医以手按损处三时久，却用贴药。"这一复位方法和现代骨科临床所用者，在原则上是一致的。元代危亦林《世医得效方》卷十八中所记载的用于治疗脊柱屈曲型骨折的"悬吊复位法"也是基于这一原则的方法。在过伸复位原则的应用方面，《永类钤方》较西方的波伦（Böhler）的二桌复位法、戴维斯（Davis）的两足悬吊复位法早 500 余年。

另外，在颈椎骨折方面，书中亦有用牵引手法治疗颈椎骨折的记载："凡捽进颈骨……令患人卧床上，以人挤其头，双足踏两肩即出。"其中固定病人头部，医者从相反方向，用足蹬病人双肩并同时牵引头部的方法，与今日临床上所用的克拉奇菲尔德氏（Crutchfield）颅骨牵引法的牵引原则一致。

《永类钤方》用"有无粘膝"来鉴别髋关节脱位的临床类型，"凡辨腿胯骨出，以患人膝比并之，如不粘膝便是出向内；如粘膝不能开，便是出外"。所谓"粘膝不能开"，即髋关节后脱位所出现的患肢明显短缩、内收、屈曲及内旋畸形：患肢不能主动活动，在做外展、内旋动作时呈弹性固定，表现为伤侧膝部靠在对侧大腿上，这是髋关节后脱位的体征。而"不粘膝"指的是患肢在做内收、内旋动作时呈弹性固定，伤侧膝部不能靠在对侧大腿上，这是髋关节前脱位的体征。《永类钤方》记载的这一方法，至今仍是临床鉴别髋关节脱位类型的重要依据。

在髌骨骨折的治疗上，《永类钤方》提出，整复时膝关节"不可大直，不可大曲"，要"半直半曲"，整复后"以竹箍箍住"，在临床上具有重要参考作用，此"竹箍"也可以看作后世"抱膝器"的前身。《永类钤方》对四肢长骨骨折的诊断、治疗均有独到的见解，如首创肱骨外科颈骨折整复法："凡左右两肩或跌坠失落，若骨脑叉出在前，可用布袋腕系在前；如出在后，腕系手在背后，若左出摺向右肱，右出摺向左肱，骨即入。接左摸右髻，接右摸左髻。"如此完整的复位手法在国外 600 年后才被提出。又如桡骨远端骨折，即书中记载的"手腕失落""手盘出臼"，"用衣服向下承住""用手拽伸""用手搏按""一伸一折""摇动二三次""使手捻住""贴药夹缚"等手法，与现代整复桡骨远端骨折的方法如牵引、摇动、挤按、伸屈折顶，整复后在牵引下保护断端，最后贴药、夹板固定完全相同。对于前臂骨折，书中记载的用四块小夹板固定的方法，与现在临床所用方法完全一致。

《永类钤方》中还载有珍贵的急诊外科手术资料，是手术用"曲针"的最早记载，缝合用线采用"丝线""桑白皮线"，以及提出了自内向外的缝合原则。

（二）保存珍贵《伤寒论》文献

李仲南本人虽非临床医家，但在收录文献时，显然有过自己的思考和选择。有研究认为，《永类钤方》所编入的《伤寒论》，与高继冲进献本《伤寒论》似出于同一祖本，在前有校正医书局的宋本《伤寒论》和成无己《注解伤寒论》流传的情况下，李仲南仍然选取不完整的高继冲本《伤寒论》，说明其是根据自己的研究和见解精心挑选书籍版本的。而在处理高氏本与诸本不同之点时，李仲南兼取众长，损益折中，务求切合临床实际。如高氏本"太阴病，下之后，腹满实痛，宜桂心芍药汤。若大实腹痛者，宜承气汤下之"，此条宋本、唐本、《玉函》、《脉经》均作"桂枝加大黄汤"，而不是"承气汤"。永类本兼收并蓄："大实腹痛者，宜桂枝大黄汤，或承气汤下之。"再如，高氏本"太阳与阳明合病而自利，宜术附汤"，宋本、唐本、《脉经》均作"葛根汤"，永类本允执厥中，此条为："太阳阳明合病必自利，葛根汤主之。若脉沉微，术附汤。"

高继冲本《伤寒论》原本不传，赖《太平圣惠方》卷八而流传于世。不论《永类钤方·伤寒》是引自《太平圣惠方》卷八，还是另有其他的来源，都是珍贵的文献资料。

汪机

一、生平事迹

汪机（1463—1539），字省之，号石山，明英宗天顺至世宗嘉靖年间徽州祁门（今安徽省黄山市祁门县）人氏。生于明天顺七年（1463）农历九月十六日，卒于明嘉靖十八年十二月四日，享年76岁。因居住祁门县城内石山坞（又称南山朴墅）而号"石山居士"，世称汪石山。

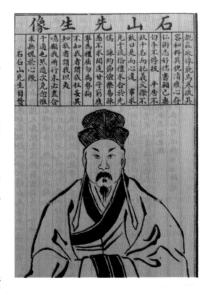

汪机的先祖是隋朝末年曾割据宣、杭、睦、婺、饶五州，建号吴王的汪华，安徽绩溪人。汪华在唐高祖武德年间为王雄诞所败，降唐授总管歙、宣、杭、睦、饶、婺六州军事，歙州刺史，封越国公。后徽州一带汪姓者大多为汪华之后。

汪机乃汪华长子汪建后裔，汪建之孙汪琦从绩溪移居古黟赤山镇，至元代末期，又有汪氏一族复迁至祁门石山之南的朴墅定居，汪机就出生在这里。

汪机的父亲汪渭，字以望，号古朴，有医名。（《石山居士传》说其"尝以医活人，至数千指"。）汪机幼时曾攻举子业，当过秀才，但"屡试不利"。于是父亲对他说："昔范文正公尝自祷曰，不为良相，愿为良医。意谓仕而不于相，则其泽之所及，顾不若医之博耳。"在父亲的劝导下，汪机顿时省悟，当他治愈了母亲十余年的头痛呕吐病，以及三次使父亲重病转危为安后，其父亲鼓励他说："医力如此，牲鼎（借指封侯）何足羡耶？"于是乎，汪机遂弃科举浮文，从此致力于攻读医学诸书，精研历代名家学验。汪机悟性极深，并借力儒学功底，复参以哲理，潜心研究，凡岐黄仓扁诸书，靡不探讨，尤其偏重于深究金元四大家之一的丹溪学术，且融各家之学说于一体，灵活应用，立论持平，辨证遣方，随症施治，很快医术得以大进，"诊治病者，百试百中，捷如桴鼓，声名益彰"，终成一代名医。

汪机医德高尚，"遐迩以疾来请者无虚日，居士随请随就。不可起者，直告之不隐；可起者竭力治之，至忘寝食"。终成就为我国明嘉靖年间四大名医之一，与"吴县张颐、杞县李可大、常熟缪希雍，皆精通医术，治病多奇中"（《明史·方技·李时珍传》载），以致"求者甚众，所应益博，活人至数万"。汪机医名之重，可见一斑。

汪机一生著有《续素问钞》三卷、《补遗》一卷，《补订脉诀刊误》二卷，《运气易览》三卷，《针灸问对》三卷，《痘治理辨》一卷，《痘治附方》一卷，《外科理例》七卷、《附方》一卷，《推求师意》二卷，《本草会编》二十卷，《伤寒选录》八卷，《医学原理》十三卷，《石山医案》三卷、《附案》一卷，《医读》七卷。

二、学术成就

汪机崇尚丹溪之论，私淑丹溪学说，但又与一味推崇株守丹溪门庭者迥别。明嘉靖年间，江南风靡《太平惠民和剂局方》（《局方》系由国家审定，朝廷提倡，故影响很大），而北方则盛行刘完素（寒凉学派创始人）的《宣明论方》，故而形成了"南局北宣"两大不同风格的流派临证遣方的局面。但由于南北气候地理环境等差异，"南局"多温燥，而"北宣"尚寒凉，使用不当均各有偏弊。汪机将东垣与丹溪学说融合一体，又对丹溪学说进一步作了阐发，改变了过去丹溪养阴泻火的成规，形成了自己独特的学术思想和临证特色，其既矫《局方》之偏，又旁参东垣学说，持论辄主养阴，重视培护脾胃元气，慎用苦寒之味，主张通过阳生阴长来达到补阴的目的。汪机认为脾胃为后天之本，气血之源。气为阳，血为阴，脾胃旺则气血调，阴阳自得其平。若脾胃气虚，则阴火之乘，心君火动，营血自伤。其重视脾胃元气培护，不仅吸收了东垣的学术精华，而且发展了朱丹溪的"阴不足"理论。汪机所创立的"营卫论"之学说，集中反映了其主要学术思想。

（一）"营卫论"学说

在医学理论方面，汪机沿承了朱丹溪"阳有余，阴不足"理论，亦举日、月为例，说明"日明于月"的自然现象，从而引申到人身即为"气常有余，血常不足"，后又以妇女经水的迟来绝早作为论证。这些论述，显然本之于朱丹溪的"阳有余，阴不足"理论。但汪机又并非专主阴虚论治，而是活用丹溪的医学思想。其"遇有病气虚则补气，血虚则补血"，分证论治，不拘泥于一隅。即使是遇血虚病证，丹溪也是主张益气生血，如妇女产后的属阴虚，丹溪曰："右脉不足，补气药多于补血药；左脉不足，补血药多于补气药。"而汪机敢于质疑世人对丹溪学说的片面理解，指出："丹溪固不专注于血，何世人昧此，多以阴常不足之说横于胸中，凡百诸病，一切主于阴虚，而于甘温助阳之药，一毫不敢轻用，岂理也哉？"表明了自己重视阳气之观点。

汪机认为，气有营、卫之分，"分而言之，卫气为阳，营气为阴；合而言之，营阴而不禀卫之阳，莫能荣昼夜，利关节矣"。"阳有余者指卫气也，卫气固无待于补，而营之气亦谓之阳，此气或虚或盈，虚而不补则气愈虚怯矣，经曰：'怯者着而成病'是也"。说明天

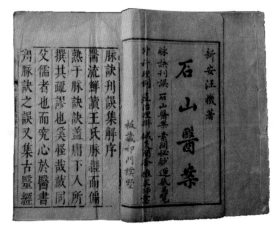

地万物，包括人身在内都离不开阳气的温煦运用，即使是注重阴血的朱丹溪，也从未忽视过阳气的重要，尽管谆谆告诫人们阴气难成易亏，但在临证治疗中，往往十分重视对阳气的养护。因此，汪机强调营气虚亏百病由生，主张通过阳生阴长来达到补阴的目的，强调脾胃、肾命阳气对生命的主宰作用，故临床治病多以善用参、芪等甘温之味为特点，对后世医家产生了很大的影响，可见汪机的独特见解。

汪机既承丹溪衣钵，重视阴血，又推崇东垣学说，以脾胃元气为本，所

创"营卫论",实以"营气"两字贯通李、朱之学，所谓"丹溪以补阴为主固为补营，东垣以补气为主亦为补营也，以营兼血气而然也"（《石山医案营卫论》）。营卫论集中反映了汪机的学术思想，强调丹溪重视护养阴气，但治病并非专主阴虚论治。"阳常有余"乃指卫气言，而营气则亦易亏损；阴阳互根，形气相依，营气兼禀阴阳之性，故补阳者，补营之阳，补阴者，补营之阴，丹溪补阴，东垣补气，俱属补营；人参、黄芪补气生阴，为补营之味。

汪机重视培护脾胃元气，慎用苦寒之味，主张通过阳生阴长来达到补阴的目的。临证中，汪机以擅用人参、黄芪而著称，脾胃无伤，营卫便有所资，元气便有所助，邪可不治自除。强调营卫之气皆借脾胃水谷而生，脾胃喜温而恶寒，脾胃有伤，非借甘温之气不能补。汪机称：人参、黄芪补气，亦补营之气，补营之气，即补营也，补营即补阴也……经曰：阴不足者，补之以味。参、芪味甘，甘能生血，非补阴而何？又曰：阳不足者，温之以气，而参、芪气温又能补阳，故仲景曰气虚血弱以人参补之。可见，人参、黄芪不仅补阳，也可补阴，这一思想反映在汪机治疗内伤杂病上，擅用参、芪而颇具特色的灵活运用，其融会贯通，辨证遣方，积有丰富的临床经验。

（二）倡言外科学"治外必本于内"的观点

汪机所著的《外科理例》七卷、《附方》一卷一百五十四门，叙述了外科的症、治、理、法、方、药，并附有医案。首载外科证治总论，次述痈、疽、疡等外科疾病的脉证和治法，并附有病例于各症之中。汪机根据自己多年的临床经验，并引《黄帝内经》以及综合李杲（东垣学派创始人）、朱震亨（丹溪学派创始人）、陈自明（曾任建康府明道书院医学教授，精于妇科）、薛新甫（曾任太医院院判，外、妇、儿科造诣精深）之论，从理论上辨明外科疾病的发展原因、病理以及治疗原则。对外科病，其主张从整体出发，以消散为常法，外病内治，反对滥用刀针，强调"必本诸内"。其在《外科理例》一书中指出，外科必本诸内，知乎内以知其外，而治外遗内，所谓不揣其本而齐其末。因此，汪机在外科病的治疗多主张以调补元气，先固根本，不轻用寒凉攻利之剂，切戒滥用刀针，以消为贵，以托为畏。其又提出了"舍证从脉，舍脉从证，治之不应，别求其故"之论，从而使外科之立法为之一变，给后人以很好的启迪。

综观汪机学说之思想，不仅吸收了东垣的学术精华，而且发展了朱丹溪的"阴不足"理论，把东垣与丹溪学说融为一体，又对丹溪学说进一步作了阐发，改变了过去丹溪养阴泻火的成规，形成了自己独特的学术思想和临证特色，创立"营卫论"之学说，成为我国明代医界著名的新安"固本培元"医学学术思想的创始人及"医之王道者"，乃为一代宗师。故"遐迩以疾来请者无虚日"，以致"求者甚众，所应益博，活人至数万"。

汪机生性恬淡，不喜奢靡，言出必践，粗衣粝食，俭朴一生，而生平著作颇丰。其学术理论及文史价值极高，对后世医家有较大的影响。明、清两代新安名医祁门人陈桷、周臣、许忠、程廷彝，黟县人黄古潭，休宁人汪副护、程明斋、孙一奎、孙朋来、泰来、余煌等均师从其学。

徐春甫

一、生平事迹

徐春甫（1520—1596），字汝元，号东皋，又名思敏、思鹤。明代徽州府祁门县（今安徽省黄山市祁门县）人，祖居县城东皋。"家世业儒"，其父徐鹤山为"襄府典膳"，然暴病早逝，时妻已身孕，春甫乃其"遗腹子"。幼从国子监太学生叶光山攻举子业，因苦学失养，遂援儒学医，拜祁门籍太医院吏目汪宦为师，攻读《黄帝内经》等医学典籍。汪宦是明代新安固本培元派奠基人汪机的弟子，故徐春甫是汪机的再传弟子。

徐春甫酷爱藏书，嗜读医书，"于医书无所不窥"，学成后于1552年起游学行医，遍历肆间书坊，遍访藏书大家，渐以医鸣世。"尝游吴越江湘，历濂洛关闽，抵扬徐燕冀"，拜识高明之士。读万卷书，行万里路，为其日后汇编大型医学全书奠定了坚实的基础。壮年以后寓居直隶省顺天府，设"保元堂"居药应需，业医诊病。临床各科无不精通，内妇儿科造诣尤深，精于诊治，以治病"随试而辄效""鲜有误"著称。

为方便病人使用，徐氏保元堂就制备有各种剂型的成药，主要经营以丸、散、丹、膏等剂型为代表的自制成药。徐春甫十分留心验方，广泛征求，甚至不惜以重金赎买秘方。但他绝非满足于"尺寸之利"的庸碌之辈，有明显的"良相良医"情结和"寿国寿民"志向，反对保守秘方，中年编撰《古今医统大全》时，就曾将保元堂特色成药均刊刻其中，卷九十三还专门附有从各地搜集到的《经验秘方》六十八方（法）。晚年出版《医学捷径六书》更是将其"二十四方""三十六方"效验方悉数刊行公布于世。他在74岁时作序云："评定二十四方、三十六方，乃日用秘验，应手取效，济急扶倾，夺奇奏捷之家兵也。计以遗厥子孙，无心就梓，不佞老矣，以此起家矣。复思先圣贤制方发秘，期以寿国寿民。不佞何人也，敢以此自秘而逆先圣贤？庸是付之梓人，公诸天下，俾医业者，体慈仁心，济度无量，则人己兼成，物我两利。不佞一念恻隐，藉此以不朽云。"

由于他治病以存心济人为务，医技高超，求治者盈门，病人络绎不绝，常常排队坐候应诊，声名渐重，即使是达官显贵也不能随叫随到，后被授予太医院吏目（从六品）。在京师这个国家政治、经济、文化中心，他接触范围更广，交友更多，与同道探讨医理，切磋医术，脉理、病机、治法及各家学说，"随问随对，略无凝滞"，无所不通，名重京师。

明嘉靖后期（1522—1566），进入中年以后的徐春甫迎来了学术生涯的高峰期。他在平素攻读医学、整理医籍的基础上，编撰了《古今医统大全》百卷，上至一品的太师太保、下至六部各品级的官吏计 38 人，均出资赞助出版。

《古今医统大全》成书于 1556—1570 年，共 100 卷，卷一至卷七属基础知识内容，主要包括《后世圣贤名医姓氏》《内经要旨》《翼医通考》《内经脉候》《运气易览门》《经穴发明》《针灸直指》；卷八至卷九十二计 85 卷为临床各科病证诊治内容，分述临床各科病证辨治，包括内科杂症、伤寒，皮肤科、骨伤科、外科病证，眼、耳、口、鼻、舌、齿、咽喉五官科病证，妇产科、幼科病证和奇病及老年保健，各科病证分属于 160 余个"子目"，归纳为 400 余种病；其中卷八至卷七十九计 72 卷为临床内科杂证诊治内容，尤为重中之重。卷九十三为经验秘方。卷九十四至卷九十八为《本草集要》《本草御荒》《制法备录》《通用诸方》，分述本草性能、功用及制法、通用诸方等，卷九十九至卷一百为《养生余录》。全书卷帙浩繁，内容极为丰富，概括了明代以前中医学的主要成就，名副其实地成为"远稽古哲，近述名流，宗旨必存，小技兼录"的医学全书。现存有明嘉靖三十六年丁巳（1557）古吴陈长卿刻本、明隆庆四年庚午（1570）刻本等。

与此同时，徐春甫又由博返约，将医学基础知识和临床实用方剂编集成书，名曰《医学捷径六书》，共 6 集，计有《内经正脉》《雷公四要纲领发微》《病机药性歌赋》《诸症要方歌诀》《二十四方》《评秘济世三十六方》。

作为私授弟子的教本，此书最能反映其平生临床实际经验，尤其最后二集是其未打算公之于人的精华内容，《二十四方》是他日常治病应手取效的秘验方，《评秘济世三十六方》是徐氏保元堂自制、自用的秘方成药，可视为一生精要的总结。现有明万历十四年丙戌年（1586）金陵顾氏、新都黄氏同刊刻本（后 2 册，其中附有《一体堂宅仁医会录》），明万历二十五年丁酉（1597）秋月书林刘双松刻本等。

明隆庆二年（1568）正月前，徐春甫又效仿当时孔门文会"以文会友，以友辅仁"的形式，广泛联络客居京师的名医 46 人，包括太医院院使、院判，户部侍郎、郎中等官吏，发起组织了我国第一个全国性医学学术团体——"一体堂宅仁医会"。所谓"宅仁"，宅者保存，仁者爱人，医会以"宅心仁慈"为宗旨，"宅仁以为会，取善以辅仁"，共设诚意、力学、明理、讲习、格致、辨脉、审证、处方、规鉴、存心、恒德、体仁、忘利、恤贫、自重、自得、法天、知人、医学之大、医箴、戒贪鄙、避晦疾等 22 项"会款"，对会友的医德、学术、医术、义务等都做出了明确要求和规定，这在中华医学史乃至科技史上都是史无前例的第一次，由此奠定了徐春甫在中医学中的特殊地位。

二、学术思想

徐春甫勤于思考，勇于探索，引古人之说并结合临床加以推衍阐发，提出了很多富有价值的学术观点。

（一）重视脉诊

徐春甫在《内经脉候》中明确指出"脉为医之关键"，"医唯明脉则诚良医，诊候不明则为庸妄"；《翼医通考》按语"望闻问切订"，除强调四诊合参外，特别指出："殊不知四者之要，则又在乎切之之功也，其望其闻其问之三者，先以得其病情之端，而后总切脉于寸口，确乎知始病之源"；《古今医统大全》八十五卷的临床各科辨治，每病证均设病机、脉候、治法、方药诸项，实质上是以"脉候"来代表诊断与辨证，并提出按脉对证调治，充分体现了"总切脉于寸口"的思想。

（二）提出"脾胃元气论"

徐春甫私淑李东垣，又是汪机的再传弟子，更加重视后天脾胃的作用。他在《古今医统大全》中单设《脾胃门》加以重点阐述，声称：自己临床治病，之所以能达到极高的境界和水平，得到大家的信任和重视，原因就在于克己用力，私淑李东垣，探本穷源，深得脾胃元气之妙，注重顾护"脾胃元气"，调理调补脾胃，投药所至，疗效无不如意。在这段肺腑之言中，他还第一次提出了"脾胃元气"这一组合性名词。寥寥四字，传神达意，全面精确地表述了《脾胃论》的核心观点，可谓深得"有胃气则生"之经旨和李东垣学说之秘籍。《翼医通考》又进一步提出"治病不察脾胃之虚实，不足以为太医"，反复申明"调和脾胃，为医中之王道；节谨饮食，为却病之良方"。临床诊疗上，徐春甫多从顾脾胃、培元气上考量，选方用药以不克伐脾胃为原则，或直以脾胃论治，或先调护脾胃、未渐先防，或愈后补土复元、善后防变，不急于求速效而称奇，沉疴痼疾反能逐渐效验。方药运用上，力荐李东垣补中益气汤等"王道之方"。其所设"保元堂"就是"健脾保元"之义，并以重用、倍用白术创制大健脾养胃丸取效而引以为豪，说是"医家之主药，人生之根本，不可须臾离也"。学术观点上，提出"五脏之脾胃病"的理念，以"东垣论五脏六腑皆主于脾胃"为依据，认为五脏皆需脾胃化生营养，脾胃病变可以影响其他四脏，肝、心、肺、肾皆有脾胃之气、脾胃之病，皆可从脾胃调治，提出了"调理脾胃以安和五脏"的治疗思路，明显形成了独特的用药风格和特色制剂，为新安医学调理脾胃的特色治法奠定了基础，也为丰富和完善脾胃学说作出了重要贡献。

（三）提出"七情之郁"，强调"久病兼解郁"

徐春甫在五郁、六郁基础上，提出"郁为七情之病""脏腑之郁"观点，强调"久病当兼解郁"。有关七情之郁，徐春甫有切身体会，他曾诊断一例左臂不和、时作眩状的官员，辨为烦懑不宣致郁，并以清痰发郁之剂治愈，后经核实，此与其丧子且含悲贮恸之实情十分吻合，众人惊奇不已。而所谓"脏腑之郁"，以五脏郁和胆郁为主，是从病变的脏腑部位而言，而不是从病因角度出发。他还强调，凡久病多有气血郁结，必须参以解郁之法，久治不愈者当兼解郁。其《郁证门》说：久治不愈的病证，必须适当兼之以解郁之药，"郁滞一开，则气血通畅，而诸病各自以其方所能愈也"。现代认为郁有广义、狭义之分，情志致郁为狭义概念，而广义之郁泛指外感六淫、内伤七情所引起的脏腑功能失调，气、血、痰、火、食、湿等瘀塞、郁滞而引起的疾病总称。必须说明的是，徐氏"久病当兼解郁"的含义，是广义、狭义两者兼而有之，而侧重七情之郁，所以临床上又必须各求其属，求其所因。

（四）提炼阐发养生命题

徐春甫养生之论散在《老老余编》《养生余录》等卷中，他于"养生万计"之中，精选出"养神、惜气、堤疾"的保养三术，"啬神、爱气、养形、导引、言语、饮食、房室、反俗、医药、禁忌"十大养生要点，"体欲常劳，食欲常少。劳无过极，少无过虚。去肥浓，节咸酸，减思虑，损怒气，除驰逐，慎房室"之武氏养生法，在解说嵇康"养生五难"基础上提出"将收情欲，先敛五关（色、声、味、烟、车）"的观点，并阐发葛洪"养生以不伤为本"，还包括"避邪""惜精""悦志""起居""少言""服饵""存想""形景"等养生要术。其《古今医统大全》全书分福、寿、康、宁4集，以"富贵荣华客，清闲自在仙；鹏程九万里，鹤算八千年；玉质成飞步，朱颜永驻延；平安无量劫，静默有真玄"一诗之40字作为40帙之序号，仙风道骨之气扑面而来。徐春甫议论纵横，洞察秋毫，既有微观具体的养生方法，又有宏观精神层面的养生大要，引古发新，富有哲理，深化了养生学说，丰富和发展了"治未病"思想。

孙一奎

一、生平事迹

孙一奎是我国明代著名医学家，因善用参、芪，历代多以"温补派"医方行医而倍受推崇。其主张保护命门阳气，力纠寒凉时弊，并炮制温补下元的"壮元汤"等用于临床，在温补理论方面也多有建树。但是，综观孙一奎学术思想和丰富的临证经验及治法，以药探病之虚实，观病情之变化，融会贯通各家之说，尤重强调辨证论治，补中兼涩，则不是仅以"温补"二字而能概之的。

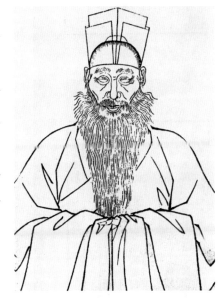

孙一奎（1522—1619），字文垣，号东宿，别号生生子。新安休宁县海阳人氏，生活于明嘉靖、万历年间。早年孙一奎按照父亲愿望，与堂兄一同外出经商，因受人以医术与秘方，用之多验，便产生了弃贾而事医术的想法。明嘉靖年间，新安之地医学已有相当的发展，名医辈出。尤其祁门人汪机为全国四大名医之一，其弟子黟县人黄古潭医术高超，且精通《易经》，以易通医，切脉如神，遣方如妙笔生花。于是，孙一奎前往道教圣地齐云山，拜师当时在山上修道的黄古潭，并以其悟性及"舍身天下苍生"之志气博得黄古潭先生的喜爱，于是受业于黄古潭先生，成为汪机的再传弟子。

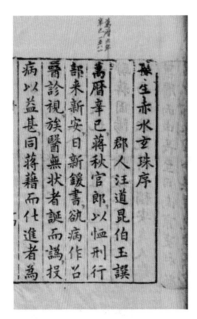

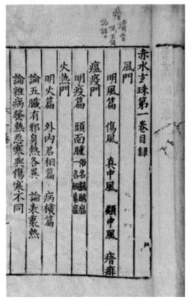

孙氏求学态度十分严谨，择善而从，学无常师。为了寻师访方，孙一奎不辞辛苦，远历湖南、江西、江苏、浙江等地，遍访名师，广询博采，凡闻所长，均往请益，不问寒冬酷暑，三十年如一日，故而学验俱丰，治病能决生死，名噪当时。

二、学术成就

孙氏反对徒以方书为捷径，而强调重视基础理论的研究。其以为未有不读书而能为医者，"医以通变称良，而执方则泥"。并概述自己的治学之论曰："余屈首受医，日惟有事于《素问》《难经》《病源》《病机》《甲乙经》等书，俯而诵，仰而思，希心融贯前哲秘旨而未逮也。若彼《局方》《袖珍》《惠济》等集，间用之参考，而不敢执泥。而至临证，务虚心察受病之因，始敢投剂，亦未尝执方以合病。"对于历代医家学说，孙氏均潜心研究，务求融会贯通。他读各家之书，深解古人治病之法，细研用药之时，揣测立法之心。

孙一奎学术思想的重点，在于阐论命门、三焦，其间颇有独到建树，具有较高的临床价值。

（一）孙一奎医学著作提要

孙一奎的医著有：《赤水玄珠》三十卷，《医旨绪余》二卷，《孙文垣医案》五卷。

《赤水玄珠》是一部医学全书，成书于明万历元年（1573），分七十六门，采撷历代文献二百七十三种，以辨证论治见长。每门加以条分缕析，如风门有伤风、真中风、类中风、瘖痱之别；寒门有中寒、恶寒之殊。大旨以明证为主，对寒、热、虚、实、表、里、气、血等八者，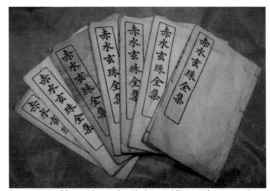以及各科病证、病因、证候、论治、处方等，皆逐条分析，辨证详细。对于古今病证名称相混之处，辨别甚为明晰。日本明历三年（1657）风月堂左卫门刊本在日本刊行；朝鲜正祖十四年（1790）《赤水玄珠》被摘录编入朝鲜《济众新编》。

《医旨绪余》虽称"绪余"，实为孙氏一生的治学成果。其内容研究经典，考核内景，且详于方药。罗浮道人在《赤水玄珠》序称："《医旨绪余》数百言，率皆辨众论以归于中，明先天太极之图，发前贤证候之秘，又于先世所名之疾，未有之方，为之补其阙而增其所未尽。"孙氏族子孙烨叙谓，"远宗之正，近取之周，考核之精，谦冲之度，一集而四善具焉"，其评价是很中肯的。书中论病，分噎、膈、翻胃为三，辨癫、狂、痫证之异，皆有卓识。

《孙文垣医案》五卷（又名《生生子医案》）及《痘诊心印》二卷等。包括《三吴治验》二卷、《新都治验》二卷、《宜兴治验》一卷。医案由其子泰来、朋来同编。案中所论医理，多与《赤水玄珠》《医旨绪余》相合。医案不分证而分地，盖以治之先后为次。

（二）"命门"动气说

孙氏受到《难经》有关论述以及《易经》哲学思想的影响，认识到"五行异质，四时异气，皆不能外乎阴阳，阴阳异位，动静异时，皆不能离乎太极。人在大气中，亦万物中一物尔，故亦具此太极之理也"。在此基础上，孙一奎论述了肾与命门的关系问题，其以为人身的"太极"是两肾间的命门原气，即动气。原气为太极之体，动气为太极之用，两肾是产生原气的根本。

孙一奎的命门为肾间动气之说，似乎与《难经》的左肾右命说不同，但孙氏极力避免矛盾，维护经旨，曰："越人不以原气言命门，而曰右者为命门……此越人之妙处，乃不言之言也。言右肾，则原气在其中矣，盖人身之所贵者莫非气血，以左血右气也"（孙一奎《医旨绪余·续命门图说》）。说明了《难经》的右肾命门说，实已寓有原气之意。孙一奎根据《难经·八难》以肾间动气为"五脏六腑之本，十二经脉之根，呼吸之门，三焦之原"的学说进行阐发，认为人之所以生存，乃是"赖此动气为生生不息之根，有是动则生，无是动则呼吸绝而物化矣"（孙一奎《赤水玄珠·肾无痘辩》）。孙氏认为命门乃两肾间动气，人之生命所司，为精神之所舍，原气之所系。由此可见，孙一奎所论述的命门乃两肾中间之动气，非水非火，乃造化之枢纽，阴阳之根蒂，先天之太极，而非右肾为命门，命门属相火之说。足见其强调呼吸根于肾间动气，而呼吸之气对于生命来说，又是须臾不可无的。可见命门动气为生生不息之根，命门原气对人身至关重要。

孙一奎还从先、后天方面进一步论述了原气、宗气与呼吸的关系问题。其曰："五谷入于胃也，其糟粕、津液、宗气分为三隧，故宗气积于胸中，出于喉咙，以贯心脉而行呼吸焉。"孙氏还指出，营气、卫气之所以能循经隧、温分肉以发挥其正常的生理作用，人之所以能行呼吸，实都是依赖宗气的推动。宗气出于上焦，搏于胸中，其运行，"肺得之而为呼，肾得之而为吸，营得之而营于中，卫得之而卫于外"（孙一奎《医旨绪余·宗气营气卫气说》）。总之，孙氏认为宗气是"气之宗主"，上、中、下三焦之气皆由其统宗。孙一奎曰：天人一致之理，不外乎阴阳五行。盖人以气化而成形者，即阴阳而言之。夫二五之精，妙合而凝，男女未判，而先生此二肾，如豆子果实，出土时两瓣分开，而中间所生之根蒂，内含一点真气，以为生生不息之机，命曰动气，又曰原气。禀于有生之初，从无而有。此原气者，即太极之本体也。名曰动气者，盖动则生，亦阳之动也，此太极之用所以行也。两肾，静物也，静则化，亦阴之静也，此太极之体所以立也。动静无间，阳变阴合，而生水、火、木、金、土也，其斯命门之谓欤。

（三）孙一奎论三焦相火

三焦为六腑之一，其外有经而内无形。三焦有布散阳气、通调水道的生理功能。《灵枢·五癃津液别论》曰："三焦出气，以温分肉。"《素问·灵兰秘典论》曰："三焦者，决渎之官，水道出焉。"然而《难经·三十八难》称三焦"有原气之别焉，主持诸气，有名而无形。其经属于少阳，此外府也"。孙一奎宗《难经》三焦无形之说，对三焦有形论及其有关问题详加辨析。首先，其不同意明代马莳（字玄台，明代医家，浙江绍兴人）有关三焦为有形之体的论说，以为马氏在《难经正义》中认为三焦有两，一为《难经》所述上、中、下三焦，乃为无形之气，故原文中作"焦"字；二为手少阳三焦，乃有形之体，原文中作"膲"字。且马氏于右肾下见"有脂膜如手大，正与膀胱相对，有二白脉自中出，夹脊而上，贯于脑"，为三焦之体。而孙氏认为，古时"焦""膲"两字通用，虽"膲"字从"月"，但不足以为三焦有形之证据。而人之脏腑又有厚薄之分，两肾脂膜或有偏长而下垂者，本属情理之中的事，故右肾下脂膜为三焦有形之体之说，是不足为信的。

孙氏还对《黄帝内经》有关三焦的论述加以分析，他认为《黄帝内经》虽有少阳之络、少阳之脉等称，似涉三焦有形，但只是指经脉而言，不可就认为是三焦本腑。《灵枢·本藏》又有"三焦、膀胱"厚、薄、缓、急、直、结、横等状的记载，看似也为有其形体。其实膀胱为津液之府，三焦为决渎之官，为膀胱之用，因三焦无形，故附于膀胱而合称之，而并非是三焦亦有厚、薄等形状。总之，孙一奎认为："所谓三焦者，乃上焦、中焦、下焦三处地位合而名之也……此三焦者，外有经而内无形，故曰外府，明非五脏五腑之合应也，又曰孤府"（孙一奎《医旨绪余·难经正义·三焦评》）。

三焦为相火，为原气之别使。朱丹溪《格致馀论·相火论》曰："天非此火不能生物，人非此火不能有生。"孙一奎认为，君火、相火之所以有裨助生生不息之功，是因其皆有定位的缘故。无论在天、在人，都不可一日或缺。然而，历来医书虽在论病时常谈到火，却未能分清君、相之火，甚至不明时令节序。因此，有以阴火为相火者，有以五志之火为相火者。

孙一奎指出，由于医者不明天火的定位和节序，故而往往不参考时令节气，滥用寒凉之剂。又由于不明人火的定位和伦序，而妄以命门阳气为相火，遂误投滋阴降火，以致促使病人病重伤损。其认为这虽是医者之责，然不明治火的原则，乃是其根本的原因。由此可见，孙一奎之所以谆谆论辩，是为了说明命门原气非相火，而三焦、包络属相火，从而以纠滥用寒凉损伤命门阳气的时弊。故孙氏关于火的论述，不仅与命门、三焦理论有紧密联系，而且对临证实践有着重要的意义。

三、临证特色

孙一奎治病，"首重明证"，他认为"凡证不拘大小轻重，俱有寒、热、虚、实、表、里、气、血八字，且病变多有始同而终异的情况，故而治法不可执一而无权变。基于这种指导思想，其指出时医对内伤发热、虚损、血证等滥用苦寒，畏投甘温的偏弊。曾曰："时师治血，爱用寒凉，每每畏用温、补二法，亦偏见也。"（孙一奎《赤水玄珠·论呕血》）孙氏十分重视三焦元气的保护和治疗，既反对滥用寒凉，又指出过用辛热、疏导及渗利之剂的危害，强调纯阴苦寒之剂不但可致脾胃虚弱，而且还损耗元气。其治疗气虚中满，主张温补下元，而治肾虚气不归元，却又反对"滞于温补之说"，可见孙氏"首重明证"不拘一法。读其医案，可见一斑。

孙一奎医案记载：董宗伯公子龙山夫人，时年三十五岁，患便血病三年医治无效。日二三下，而腹不痛。后经人指点，请孙一奎诊之，孙察其左脉沉涩，右脉漏出关外，诊不应病，因血既久下，且用补中益气汤加阿胶、地榆、侧柏叶服八剂。服后连续半月血不再下，龙山夫人自喜病已痊愈。不然劳作过度，血又复下，夫人便向孙氏索前药续服。而孙一奎见曰："夫人之病必有瘀血积于经道，前因右脉漏关难凭，故以升提兼补兼涩，以探虚实，今天看来，吾可下药除其根也。"于是用桃仁承气汤加丹参、五灵脂、荷叶蒂嘱其水煎睡前服之，药下时至五更下黑瘀血半桶，次日乃以理脾药调养。时隔五日复用下剂，又下黑瘀如前半数，再以补中益气汤、参苓白术散调理，很快痊愈。另治吴车驾涌澜公岳丈舜田臧公，年将六旬，为人多怒多欲，胸高否胀，饮食少。医以平胃散、枳术丸、香砂丸治之，不效，复又以槟榔、三棱、莪术之类药消之，服后大便溏泻，两足跟踝皆浮肿，渐渐波及两手背。

医家认为其手足浮肿而以为是因食积，湿郁伤脾，脾气虚败成黄肿者，便以针砂丸与之，不想其肿益加，面色黄且黑。自二月医至八月半年有余，其身重不能动止。又有以水肿治者。于是车驾公要孙氏诊治，并善言因延误诊之，其脉沉而濡弱。孙氏诊后曰："此气虚中满症也，治当温补兼升提，庶清阳升则大便可实，浊阴降则胸膈自宽。以人参、白术各三钱，炮姜、陈皮各一钱，茯苓、黄芪各二钱，泽泻、升麻、肉桂、苍术、防风各七分，三十帖而安。"人们惊疑之余问孙曰：此症诸家非消导则淡渗，而先生以温补收功，腹中积而为满、为肿者从何道而去也？孙曰：胀满非肿满比也，故而治法不同。肿满由脾虚不能摄水，水渗皮肤，遍身光肿；今胀满者先因中虚，以致皮胀，外坚中空，腹皮胀紧像鼓，故俗名鼓胀。盖由气虚以成中满，若气不虚，何中满之有？气虚为本，中满为标，所以要治先温补，使脾气健运，则清浊始分，清浊分而胀斯愈也。先医接连误治，显系审证不确，以虚当实所致。病人多怒则肝强，多欲则脾弱，以强木制弱土，又误在虚其脾胃，继之以消克攻伐之药，致脾阳大损，肿势递增，是为再误，遂至手足皆肿。中土之虚，犹不能察，终于健运失职，中阳颓败，升降失司，而成气虚中满之症。本案辨证关键在于中满属虚抑或属实，孙氏以理中汤合补中益气汤复方加减，匝月而愈，治法完全符合《黄帝内经》"塞因塞用，通因通用，必伏其所主，而先其所因"之旨，即针对正气虚损所致闭塞不通病证应采用补益、固涩方药进行治疗的原则。

孙一奎还曾任太医院御医，在公卿之间也是名声益著。明神宗万历年间吏部侍郎（相当于现中央组织部副部长）徐显卿在孙一奎所著医学全书《赤水玄珠》序中称："余善病，所识天下医无虑数百，独海阳文垣孙君最名，余所识天下名医无虑数十，独孙君其古之名医欤！"足见时人对孙一奎的推崇。

吴崐

一、生平事迹

吴崐（1551—1620），字山甫，号鹤皋山人，因其洞参岐黄奥旨，人称"参黄子"，安徽歙县西乡澄塘人。明代歙县属徽州（古称新安）地区，文风浓厚，自古有"东南邹鲁"之称。盐、铁、造纸业十分繁荣，规模大，徽商声蜚天下，经济基础雄厚。且歙县为历史名城，宋以来盛产宣纸、歙墨、歙砚，著书立说者颇多，有着浓郁的文化氛围。由于"不为良相，则为良医"的思想延续，大批优秀人才进入医学队伍，正如汪道崐曾在《医方考》序言中称"今人业医者，则为吾郡良"。

吴崐生于儒学世家，祖父吴元昌，父亲吴文韬，都是修德隐居之士。吴氏家中藏书丰富，自幼饱受儒学的熏陶，走的是一条"儒而好医"的习医之路。他自幼聪明好学，熟读六籍文章，习儒举业，15岁时开始接触医学，常浏览医书，通读《素问》《灵枢》《难经》《针灸甲乙经》《脉经》《伤寒论》等经典，精晓河间、东垣、丹溪等诸贤医籍，对《黄帝内经》颇多研究。25岁时由于举业不第，乡里长者劝其"古人不得志于时，多为医以济世"，崐由此专心于岐黄，并拜同乡余午亭为师学医。其师博学多才，医技精湛，治学严谨，颇多创见，并且不盲从前人的学术观点（《新安名医考》），吴崐也深受其染，从吴氏的著作中即反映出他敢于提出新的观点，不囿古注，在著述体例与风格上也独树一帜。从师三年后，师勉其游学，于是吴崐途经江苏、浙江、湖北、河南、河北等地，负笈万里，师从众多，正如他在《针方六集·自序》所称："不减七十二师。"谦虚好学的品质与丰富的人生阅历，开阔了吴崐的医学视野，这些都为吴崐日后行医、著书打下了良好的文化和医学基础。游学归乡之后，吴崑以医为业，并课徒授业，如方元振、汪跃德、汪杖及侄孙吴子湛皆从其学。他在33岁时，有感于"世医昧于上古经论，不达于中古之方"，不明方义与方证关系，不明药物升降浮沉之性，而致盲目执方用药疗病，于是选取古今良医之方七百余首，"揆之于经，酌以心见，订之于证，发其微义"，著成《医方考》六卷。同年，又将所读过的有关诊病切脉的医书要点，摘抄为语录，重点注释或述之师传心得，著成《脉语》二篇。43岁时，吴崑对《素问》进行全文注释，著成《黄帝内经·素问吴注》（自序作《内经吴注》）二十四卷。他对针灸一直颇有研究，67岁时，将自己在针灸方面的研究心得，结合历代经典论述、医家歌赋，写成《针方六集》六卷。

二、学术思想

（一）对方剂学的贡献

吴氏在前人对于方剂学理论发展的基础上，做出了诸多的成就，推动了方剂学理论的发展。

1. 撰成第一部方论专著

在漫长的中医药学发展长河中，综观方剂学的发展历史，涉及方论的著作，北宋庞安时的《伤寒总病论》中关于半夏泻心汤和生姜泻心汤的方论的出现，可称为方论之肇始，之后朱肱、寇宗奭、许叔微等人的著作也有散在的方论出现；金代成无己《伤寒明理论》中设方论专篇分析了《伤寒论》中20首方剂，从而开启了"方论"的先河。《医方考》则作为第一部方论专著，标志着方论已进入成熟期。是书每方"考其方药，考其见证，考其名义，考其事迹，考其变道，考其得失，考其所以然之故"。从方剂的命名、组成用药、功效、适应证、配伍意义、加减运用、禁忌等有关方剂的各个方面均进行了详细的考证阐释。

2. 创制新方

吴崑博览医书，结合自己数年的临床经验，创制了一些新方，《医方考》中收录了20余首，诸如"清气化痰丸""消风养血汤""六味地黄丸加黄柏知母方""桃仁红花四物汤"等。

（二）对《黄帝内经》研究的成就

历史上对《黄帝内经》进行研究者不乏其人，由吴崑注释的《黄帝内经素问吴注》却是在诸多注释版本中的翘楚。

1. 《黄帝内经》思想的灵活运用

（1）《素问》壮火、少火生理与病理认识

经曰："壮火之气衰，少火之气壮。壮火食气，气食少火。壮火散气，少火生气。"吴注："火之壮者，壮已必衰，火之少者，少已必壮；壮少衰盛，若循环焉。"指出壮少火之消长盛衰循环往复之理，又注"气生壮火，故壮火食气，少火滋气，故气食少火"，指出气与二火的关系，其结局为气得壮火则耗散，少火益气，故气得少火而生长，告诫人们要保持冲和之气，避免过多耗散。

（2）《素问》治则的运用

经曰："寒暑燥湿风火，在人合之奈何？"吴氏根据人体脏腑之间生克关系，结合平调脏腑的理论，提出"治肝治心，过则平以西方金令；治心生脾，过则平以北方水令；治脾补肺，过则平以东方木令；治肺保肾，过则平以南方火令；治肾补肝，过则平以中央土令"。

（3）《灵枢》之旨确定病位

经曰："手屈而不伸者，其病在筋，伸而不屈者，其病在骨。"吴氏认为筋骨俱病，确定腰痛、膝痛病位在筋、在骨，肾虚为本，肝、脾（脾主四肢）袭之。他用独活寄生汤治疗肾气虚弱，腰膝作痛，屈伸不便者，该方以秦艽、防风、独活、桑寄生，甘辛温之品，升举肝脾之气，肝脾之气升，则腰膝弗痛矣，又用当归、熟地黄、牛膝等，滋补肝肾之阴，因而足得血而能步。

（4）对经文文字的校勘

吴崑对经文的考辨做了较多的工作，据笔者统计，《黄帝内经·素问吴注》共出校语改动经文 139 处。

①删衍文

《皮部论篇第五十六》原作"络盛则入客于经，故在阳者主内，在阴者主出，以渗于内，诸经皆然"。吴崐将其改为"络盛则入客于经"，出校语云："此下旧有云：'故在阳者主内，在阴者主出，以渗于内，诸经皆然'一十九字，与上文不相承，僭去之。"

②补阙文

《太阴阳明论篇第二十九》："故阳道实，阴道虚；阴道实，阳道虚。"吴注：旧无"阴道实，阳道虚"二句，崐僭补此。

《八正神明论篇第二十六》："天寒日阴，则人血凝泣而卫气沉。凝则难泻，沉则难行。"吴注：旧无"凝则难泻，沉则难行"二句，崐僭补此。

③移错简

《生气通天论篇第三》："阴气者，静则神藏，躁则消亡，饮食自倍，肠胃乃伤。"

吴注：此五句，旧在"《痹论》'上为清涕'之下，今次于此。"

上五句原在《素问》王冰注的《痹论》中，与前后文不属，故吴崐移此五句于《生气通天论》"肾气乃伤，高骨乃坏"句下，俾前后呼应，文义顺接。又如：

《决死生论篇第二十》："瞳子高者太阳不足，戴眼者太阳已绝。此决死生之要，不可不察也。"

吴注：此节旧在后文"以见通之"之下，僭次于此。

④纠讹文

《六元正纪大论篇第七十一》："厥阴所至为毛化，少阴所至为翮化，太阴所至为倮化，少阳所至为羽化。"

原文为"厥阴所至为毛化，少阴所至为羽化，太阴所至为倮化，少阳所至为羽化"，少阴少阳同为羽化，显系有误。吴崐改前"羽"为"翮"。《素问释义》说："按王注上云'风生毛形，热生翮形'，则此'羽化'，疑本作'翮化'也。"与崐改正合。

⑤校改字句，完善原文

吴崐对《素问》的校勘工作是历史的必然，吴氏的校改在当时对于《素问》的普及与传播具有非常积极的意义。

《素问》成书年代较早，在流传的过程中因多种因素造成部分文字错、脱、衍、倒的现象。历代医经注释家为阐发经旨，无不首先要对经文原文做一番甄别求真的工作。吴崑所处的时代，《素问》流传主要有《新校正》本与《读素问钞》，《新校正》本为官方颁行本，文字上虽有一定的增删，亦未臻尽善尽美之境；《读素问钞》因是节略类编书，文字多有变化出入，有"割裂原文"（《素问灵枢类纂约注》）之嫌，因而两种本子都存在有一定的讹误。吴崑有感于此，对《素问》进行深入的校勘，为厘订正文做了大量的工作，这本身就应该值得肯定。吴氏的校改在客观上推动了对经文文字的再研究，尤其是笔者在前文论述的吴氏校改所具有的理顺文从的效果，颇受初学者和业医者喜爱，为《黄帝内经》思想的普及与传播作出了较大贡献。

⑥据义补阙，完善句义

吴氏的校改结果中，有不少得到后世认可，是宝贵的不刊之论。如：《热论篇第三十一》原作"伤寒一日，巨阳受之"，吴崑将其改为"伤寒一日，巨阳受之，以其脉经头项循腰脊"。出校语云："'以其'下九字，旧本无，崑僭补者。"

从后面的"二日阳明受之……"等句型内容看，本句应为阙文，吴氏补之，令句型一致，义理相连，所补甚佳。

《逆调论篇第三十四》的篇末一段黄帝问了六个问题，岐伯只回答了一、三、六问，余下的二、四、五问，吴崑相应地做了增补，使本篇有问有答，首尾相符，经义更为完整。

《卒痛论篇第三十九》原作："寒气上及少腹，血涩，在下相引。"吴崑将其改为："寒气上及少腹，血涩，上下相引。"出校语云："旧作'在下相引'，崑改'上下'。"后世张志聪亦从其改。

⑦功底深厚，态度严谨

吴崑校注《素问》的功底是深厚的，态度是严谨的，其删改、增补自有章法，绝不可以"轻擅"二字而称之。

吴崑33岁时所著《医方考》，就显示了他在《黄帝内经》上较高的造诣，又经过十年的探索与积累，在《黄帝内经》上的功力已非常深厚，始注《素问》，"欲悬书国门，以博弹射"。

笔者在上文已就吴氏整理文字之法作了管窥，可见其对改动经文有既定的章法。在这里还需要强调的是，有些经文吴崐认为有误，但并没有改动原文，而是在注释中以说明的方式，或存疑，或判断，这说明吴崐校注《素问》的态度是严谨的。如《著至教论篇第七十五》："肾且绝，惋惋日暮。"吴注：此上必有诸经衰绝之候，盖阙之，今惟存肾绝一条尔。（吴注参考前后文，推断前文应有其他诸经衰绝之候。）

《气府论篇第五十九》："侠扶突各一。"吴注："扶突"，手阳明经穴名，在颈人迎后。今曰侠扶突后各一，以《甲乙经》考之，则亦天窗穴也，是为重出。

《骨孔论篇第六十》："任脉者，起于中极之下，以上毛际，循腹里，上关元，至咽喉，上颐循面入目。"吴注："任脉"，奇经之一也。"中极"，少腹穴名。《难经》《甲乙经》无"上颐循面入目"六字，盖略之也。

《至真要大论篇第七十四》："阳明司天，清复内余，则咳衄嗌塞，心膈中热，咳不止而白血出者死。"吴注：此条无主客之论者，阙文也。

2.《黄帝内经·素问吴注》注释特点总结

（1）有详有略，充分互补

从分类的数据可以看出吴注较王注来说，对其简略处进行详补的部分占很大的比重，将近60%。两书彼详我略，彼略我详，互参性较强，内容交叉互补，丰富了《素问》的内涵。值得一提的是，吴氏在《素问》注释史上，首次匠心独具地在每篇之首都用精要的文字简述该篇大意，使读者一展卷，即可对《素问》每篇的内容有提纲挈领的认识。如《黄帝内经·素问第一卷》吴注：五内阴阳谓之内，万世宗治谓之经，平日讲求谓之《素问》。吴崐在开篇即解释了《素问》书名，揭示学习《黄帝内经》的原旨。

（2）医理精辟，大放异彩

吴崐对王注未论及医理之处加以重点阐释，结合丰富的临床经验，释理透彻，取譬形象，并在注释中尽量使用中医专业术语，使得理论更趋专业化、规范化，精当之处可圈可点。如《诊要经终论篇第十六》："冬刺俞窍于分理，甚者直下，间者散下。"王冰注："散下，谓散布下之。"何谓散布下之？仍是费解。吴注："甚者直下，言病气甚，则直刺而下，不必按而散其卫气也。若少差而间者，则以指按之，散其表气而后下针，不得直刺而伤乎卫气也"，令人茅塞顿开。近年出版的《内经讲义》注释中，引用吴崐注释达85条之多（其中也包括详补、不同部分中对医理不同层面的阐释），足以证实其价值之高。吴崐将这种理论联系实际的理念用于阐发《黄帝内经》，使《黄帝内经》的理论有力地指导临床实践，成为后人治学的典范，对后世医家影响深远，如张介宾、张志聪、高士宗等在注释经文时多以临床实践为标准，强调从临床应用来阐发医理，都不乏有各自的医学见地，从而为促进中医学的发展作出了一定的贡献。清代医家程梁重刻此书，并在序中称之为："一音一义，莫不与经旨息息相通。"医理部分虽然只有1.4％，但闪烁着一代宗师的医学思想的光芒，因而弥足珍贵，无疑为吴注重要特点之一。

（3）博采众长，敢于创新

吴注与王注类似，不同之处各占25.1％与14％，说明吴注既有继承亦有创新。吴注征引了部分历代医家医著内容，展示了吴崐丰富的学识和高超的文献驾驭能力。他将各家之精华笔之于书，增加了《素问》的可读性，利于普及，使《黄帝内经》的研究日臻完善，功不可没；吴崐辨经文，正谬误，不囿古注，阐发新义，以其清新独特的风格，为读者开辟了新视野。后世评价颇多，汪昂认为："吴注间有阐发，补前注所未备，然多改经文，亦觉嫌于轻擅。"《安徽通志艺文考略》则认为："吴注批郄导窾，深入浅出，治《内经》者，皆当读之。"较之汪昂之论，更为客观妥切。

吴崐在《素问》注释上标立的清新独特的风格，对后世注家有较深影响，如其首创的揭示章旨的注释法，被清代张志聪的《素问集注》继承沿用。从高士宗、姚止庵等人的注本中可明显看出，他们深受吴氏言简意明的注释风格的影响。吴崐在整理《素问》文字上的许多见解，已被后世医家奉为的论。如对《天元纪大论篇六十六》"天有阴阳，地亦有阴阳"条，吴注云："'地亦有阴阳'下，旧有"木、火、土、金、水、火，地之阴阳也，生、长、化、收、藏"十六字，衍文也，僭去之。"《类经》《素问释义》《内经评文》亦从删。又如《五运行大论篇六十七》："其性为凛，其德为寒，其用为藏，其色为黑，其化为肃，其虫鳞，其政为静，其令霰雪，其变凝冽，其眚冰雹，其味为咸，其志为恐。"吴注云："藏、霰、雪三字，旧本阙，崐僭补此。"今人张登本、孙理军点校的《重广补注黄帝内经素问》亦据此补正。《黄帝内经·素问吴注》中所阐发的精辟见解，在后世医家中广为征用，据我们统计，在汪昂的《黄帝内经素灵类纂约注》中共引用吴汪33条，在今人编撰的《内经讲义》中引用吴注多达85条，可见影响深远。

（三）对针法的研究

吴崐不但熟谙药物，且究心研习历代针学著作，擅长针灸，娴熟地注释《素问》中有关针灸的经文且独具匠心，晚年时将毕生在针灸方面的研究心得，结合历代经典论述、医家歌赋，写成《针方六集》，在针学上造诣颇丰。

1. 针药同理

针灸与药物是中医治疗的重要手段。但由于种种原因，人们往往重方药而轻针灸。吴崐在深入研究《黄帝内经》的基础上，对针灸与药物两种疗法进行比较，在《针方六集·旁通集》中系统地阐发了"针药二途，理无二致"的观点。

吴崐指出，药物有气有味，有厚有薄，有升有降；而针刺有浮有沉，有疾有徐，有动有静，有进有退，此异途而同理。药有入肝、入心、入脾、入肺、入肾之殊，有为木、为火、为土、为金、为水之异；而针有刺皮、刺脉、刺肉、刺筋、刺骨之殊，有取井、取荥、取输、取经、取合之异，此异途而同理。因此，"针药二途，理无二致"。

2. 针药兼施

既然针灸与方药治病机理相同，那么在临证时，就可以根据疾病的具体情况，结合针药之长短，当针则针，当药则药，当针药配合则针药兼施，辨证论治。吴崐还在《针方六集》卷二的《八法针方》、卷四的《撰八法》中，总结出针药兼施的范例。对于冲脉、足太阴脾经、阴维脉、足阳明胃经和手厥阴心包经的病症，宜刺公孙、内关二穴，使经气通行，三焦快然，疾去内和，并可配用泻心、凉膈、大小陷胸、调胃承气诸方治疗。对于带脉、足少阳胆经、阳维脉和手少阳三焦经的病症，宜刺足临泣、外关二穴，使表里皆和，营卫流畅，并可配用三化、双解、大小柴胡、通圣、温胆诸方治疗。对于督脉、足太阳膀胱经、阳跷脉和手太阳小肠经的病症，宜刺后溪、申脉二穴，使经气通行，上下交通，并可配用麻黄、桂枝、葛根、青龙诸方治疗。对于任脉、手太阴肺经、阴跷脉和足少阴肾经的病症，宜刺列缺、照海二穴，使经气通行，四脉通调，并可配用三黄、二母、二冬、犀薄甘桔诸方治疗。

3. 提出五门主治

在《针方六集》卷二中，吴崑根据《黄帝内经》《难经》的五俞理论，将脏腑辨证与经络辨证有机结合，演绎成五脏、六腑、十二经脉的五俞主病，即按五脏、六腑、十二经脉分别取五俞穴的五门主治说，这里的五门，指十二经脉的井、荥、俞、经、合穴，因其流注气血，开合如门户而名。其取穴法如"假令得弦脉，患者善洁，面青，善怒，此胆病也。若心下满当刺足窍阴（井），身热刺侠溪（荥），体重节痛刺足临泣（俞），喘咳痰热刺阳辅（经），逆气而泄刺阳陵泉（合），又总取丘墟（原）。假令得弦脉，患者淋溲难，转筋，四肢满闭，脐左有动气，此肝病也。若心下满当刺大敦（井），身热刺行间（荥），体重节痛刺太冲（俞），喘咳痰热刺中封（经），逆气而泄刺曲泉（合）。"对五门主治的理论，吴崑根据五行学说进行了阐发。他说："以上五门主治，古针方也。盖以阳井金，阴井木，所以主治心下满者。金病则贲郁，木病则不得条达，故令心下满也。阳荥水，阴荥火，水病则阴亏，火病则益炽，故令身热。阳俞木，阴俞土，木主筋，筋根于节，土主肉，肉附于体，故令体重节痛。阳经火，阴经金，火乘于金则病喘嗽，金火相战，金胜则寒，火盛则热，故主咳嗽寒热。阳合土，阴合水，水败则火失其制，而作气逆；土败则水失其防而洞泄，故主逆气而泄。此五门主治之义也。"这种五门主治的方法在本书之前尚未见到，是对针灸学术的一大贡献。

4. 修《金针赋》

《金针赋》始载于徐凤的《针灸大全》，其中提出了烧山火、透天凉、青龙摆尾、白虎摇头等复合针刺手法，对后世影响较大。吴崑认为《金针赋》虽不失为关于针刺手法的重要文献，但亦存在谬失之处。东垣著《内外伤辨》，救认证之谬；丹溪作《局方发挥》，救用方之失；吴氏仿之，著"修《金针赋》"，附于《针方六集·旁通集》。

对《金针赋》中补泻之法，男女、左右、胸背、早晚不同之说，吴崑提出质疑，他说："男女无二道，左右无二理，胸背无二因，早暮无二法。"对于"左捻气上，右捻气下"，吴崑亦持否定态度。他说："不知此法施之于左乎？施之于右乎？左右胸背，男女早暮，亦复相异乎？借曰相异，则与前法乱矣！借曰无异，则与前说悖矣！"吴崑还认为，候息以涌卺接气之说缺乏理论依据。他说："盖人禀阴阳太少之气不等，有针方落穴，不待旋转而气即行，病即去也；有纳针之后，百搓千捻，竭其手法，而气方行，病方去者；有出针之后，经气始行，病始去者。良以阴阳太少虚实不同，故令功验亦早暮不等。"

对于《金针赋》，吴崑并非全盘否定，"修《金针赋》"的目的是对其中缺乏理论依据，与临床实际不符之处予以修正。对全赋大多数合理的部分，吴崑予以肯定，并为之作注或批曰："此妙。"由于吴崑等医家对《金针赋》的修正与完善，使《金针赋》中烧山火、青龙摆尾等传统针刺手法得以继承并广泛运用，而补泻分男女、早晚、上下不同等缺乏理论依据的不合理部分得以摒弃，促进了刺法的学术发展。

5. 推广九针的应用

吴崑在《灵枢·九针十二原》对于九针形态、适应证论述的基础上，着重发挥了九针的临床应用。他在《针方六集·尊经集》指出：镵针应浅刺，有泻邪热的作用，主治头身的热性病。员针以其针锋圆如卵，揩摩分肉之间，以泻其邪气，用以治疗分肉之间的病症。锃针其针尖圆而微尖，不刺入皮肤，以针头按摩经脉，以达疏通经络恢复正气之功效，治疗经脉有病兼有气虚者。锋针可刺络放血，具有泻热邪之功用，用于治疗热毒痈疡或经络久痹之顽固疾病。铍针可刺破患肤，以排脓血，治疗痈疽化脓之疾患。员利针用治"痈肿暴痹"。毫针具有"正气固之，令邪俱往"的作用，治疗邪气停留于络脉的痹痛。长针能祛除虚风内舍于骨解腰脊节腠之间，治疗邪气深重的痹证。大针治疗水气停留关节而浮肿的疾患。吴氏说："九针主治，《灵枢》之训也。用之各尽其妙，古今何异焉。"他强调九针的广泛应用，取效显著，对推广发扬《黄帝内经》的针法起到很大作用。

6. 发挥《黄帝内经》针灸理论

吴崑在《黄帝内经》静志候气、因时因人、调治阴阳和补泻寒热的针刺大法理论指导下，加以充实发挥，提出候气、见气、取气、置气、定气、还随补泻、母子补泻等一百四十八法。首先他强调针刺必须候气，在《针方六集·尊经集》指出："谨候气之所在而刺之，是谓逢时。病在阳分者，必候其气加在于阳分乃刺之；病在阴分者，必候其气加在阴分乃刺之。"说明针刺应掌握病气在阴在阳的时机而进行针刺，这就是候气的关键。为了达到候气的针刺目的，还必须掌握见气、取气和置气之方法。见气是指"左手见气来至，乃内针。针入，见气尽，乃出针"。取气是言"当补之时，从卫取气"。置气是谓"当泻之时，以营置气"。同时还应注意定气之法，即乘车来的，卧而休之如食顷，乃刺之；步行而来，坐而休之如行十里顷，乃刺之；大惊大恐，必定其气，乃刺之"。要求无论病者乘车、步行或惊恐之时，必待其心平气和后，再进行针刺。不仅如此，吴氏还提出应根据病人的形体气血盛衰、神气的状况而决定采用针刺补泻之法。当行针之后，针已得气，应守而勿失。这些论述就是吴氏所谓的"守形""守神""守机"之游。最后，他明确告诫人们，不得气的后果是"十死不治"，可见他在"静志候气"方面对《黄帝内经》理论发挥是很大的。在"困时固人"针法中，吴氏根据《灵枢·寒热病》所说的"春取络脉，夏取分腠，秋取气口，冬取经输"的论述，发挥为"春刺井者，邪在肝；夏刺荥者，邪在心；季夏刺俞者，邪在脾；秋刺经者，邪在肺；冬刺合者，邪在肾"。这样按照季节不同，针刺不同穴位，以达到治疗五脏疾病之目的，较之《黄帝内经》论述详细且实用。对于病人的体质不同，亦强调针刺深浅与穴位多少及留针久暂不同，如在《针方六集·尊经集》说"皮厚色黑者，深而留之，多益其数；皮薄色少者，浅而疾出其针"，对于"调治阴阳"方面，吴氏认为应当"阴深阳浅"，"先阳后阴"。他还指出，"病痛者阴也，痛而以手按之不碍者阴也，深刺之。病在上者阳也，痒者阳也，浅刺之"，"病先起于阳后入于阴者，先取其阳，后取其阴。必审其气之浮沉而取之"，从而将调治阴阳之法，按其病位在阳、在阴之不同，从针刺先后、深浅、次数多少加以区别，对临床实践有一定指导价值。在补泻针刺方法上，吴氏除肯定了《黄帝内经》的迎随补泻法和疾徐补泻法外，还提出"动伸推内补泻"法和"母子补泻"法。他指出："虚则补其母，实则泻其子"，"动而伸之是谓泻，推而内之是谓补"。尤其在具体针刺手法上，吴氏更有独特发挥，在《针方六集·旁通集》中说，"先须循摄孔穴，以左手大拇指爪甲，按而重切之，次以右手食指弹二三十下，令穴间赤起，经所谓弹而怒之是也。次令咳嗽一声，以口内温针随咳而下，徐徐捻入，初至皮肤，名曰天才。少停进针，刺至肉分，名曰人才。又停进针，刺至筋骨之间，名曰地才。就当捻转，再停良久，退针至人才之分，待气沉紧，倒针朝病，进退往来，疾徐左右"。这是吴氏将补泻之法贯通于具体手法之中，其手法之详尽，行针之细致，至今仍有现实意义。

7. 扬《标幽赋》"八法"

吴氏在《开蒙集》注《标幽赋》中明确指出，八法即是"公孙、内关、临泣、外关、后溪、申脉、列缺、照海八穴之法"，而非他人所注之"循而扪之，切而散之，推而按之，弹而怒之，抓而下之，通而取之，动而伸之，推而纳之"八种不同的操作方法。吴氏对八法的评价甚高，认为"窦公所指八法，开针家一大法门，能统摄诸病，简易精绝，岂若是之粗陋哉"。若"刺家但主八法，随证加针，不过五七孔穴，无难去之疾矣！"且吴氏在该书中反复强调由于八法八穴通于奇经八脉，故乃针家经纲，而诸经变病，不能出其范围。但是，经脉有十二数，奇经八脉仅为八数，又如何能全权统摄呢？对此，吴氏亦作出了明确解释，即虽然其"在手部不及阳明大肠经及少阴心经，在足部不及厥阴肝经者，非缺也，列缺本络手阳明，心主犹之乎心，又肝肾之邪同一治，皆不及之及也"。也就是说，列缺通任脉、手太阴肺经、手阳明大肠经；内关通阴维脉、手厥阴心包络，然心主为心之外卫，故亦应通于心；肝肾同源，照海通阴跷脉、足少阴肾经，亦应通于足厥阴肝经。另外，对足阳明胃经虽未提及，但也可以从列缺之理类推。即公孙通冲脉、足太阴脾经，为脾之络穴，故亦应和足阳明胃经相通，亦即"不及之及"之意也。

方有执

一、生平事迹

方有执（1523—1593），字中行，晚号九龙山人。明嘉靖万历年间，安徽歙县灵山人。方有执自谦天性鲁钝，"愚于儒且惮不能"，初未学医因"两番丧内"，儿女"历殇者五"，病皆起于中风伤寒，而遍求诸医不识病由，自己又险遭病厄的逆境，在"厄苦惨痛，凄凄无聊"之余，遂发奋钻研张仲景《伤寒论》，竭二十余年之精力，遍历于齐、鲁、川、陕等地，访师求友，探究伤寒真谛，老而返家，"归田闭阁，考众李之殊同，返离异而订正"。八经寒暑，七易其稿，于万历十七年（1589）著成《伤寒论条辨》八卷，后附《本草钞》《或问》《痙书》各一卷，至万历二十年（1592）七十岁时将书刊行问世。

二、学术思想

（一）重编考定《伤寒论》原文

方有执推崇《伤寒论》，认为"医家之有此书，犹儒家之有《语》《孟》"，主张"读《伤寒论》，当如程子、朱子教人读《论语》法"。他感慨"医而不宗仲景，医名而贾事者，纷纷然也。今之时，去仲景之时益远矣……人各以意为医，而仲景之道，不尽湮没者"，又说"然今人之医，置此书不读也久矣"。方有执反对随文顺解张仲景原文，采取整移、删削的方法，进行了通盘的订正与编次。他将有关太阳病的条文分为一、二、三卷，阳明病与少阳病合为第四卷，太阴病、少阴病与厥阴病合为第五卷，将有关湿病、风湿、杂病条文以及霍乱、阴阳易、差后劳复诸篇，合为第六卷。方有执认为"辨痓湿病证"篇尚可信，"辨脉法"与"平脉法"二篇中有部分原书内容，合为"辨脉法"，此为第七卷。认为汗、吐、下的可与不可诸篇是王叔和自为编述，置为第八卷。

方有执主张外感风寒发病有三种类型，因此对太阳篇的改动最大。他认为风寒之邪，分别侵犯人体营卫。风则中卫，故将因卫中风而病的条文编为第一卷；伤寒伤营，故将因营伤寒而病和曾冠"伤寒"二字的条文编为第二卷；又将风寒同时侵犯营卫的条文编为第三卷。方有执对太阳病的编次情况，突出地表明了感受邪气不同，中伤的病位层次有异，转归不一，但都属于太阳病，都有共同的病机"营卫不和"。这就是方有执之所以将太阳病所有条文方证，分别按"卫中风""营伤寒""营卫俱中伤风寒"进行归类编次的实质意义。

方有执研究《伤寒论》并非一般性的文字校订编次，其更重视伤寒六经辨治，推崇仲景辨证论治的精髓。如《伤寒论条辨·图说》解释六经病传变规律说："一日二日三日四五六日者，犹言第一第二第三四五六之次序也。人要譬如计程，如此立个前程的期式约摸耳，非计日以限病之谓。证见如经为诊，不可拘日拘经以冒病。"方有执反对"日经一传"的六经传变论，提出由外入里传变论。方有执主张外邪入侵及六经传变的途径，是始于太阳，渐次深入，否认"直中"说。又辨析"传""转"之音义，驳斥传经说。并指出前人所云"一日""二日""三日"的传经日数，是就次序而论，非计日以限病。

（二）阐发六经含义

方有执强调正确认识六经含义，是研究《伤寒论》的关键。方有执反对单纯以经络解释六经的内涵，主张以人体结构层次为基础，融经络、脏腑、气血、表里于一体诠释六经内涵，认为六经为人体六部的六个层次，即太阳皮肤、阳明肌肉、少阳躯壳之里脏腑之外、太阴脾、少阴肾、厥阴肝。

方有执《伤寒论条辨》开篇即是人体结构示意图，包括"阳病在表自外而内之图""阴病在里自下而上之图"。阐明人体躯壳、内脏分三个层次，逐层而渐进，各主所主。《伤寒论条辨·或问》详细论述说："人身外体之躯壳为三重。第一薄外皮肤一重，太阳所主之部位也。第二肌肉一重，阳明之部位也。第三躯壳里、脏腑外匡空一重，少阳之部位也。如此一重一重逐渐而进，三阳主表之谓也。及其进里，里面内脏，亦第三层，逐层亦是如此而渐上，三阴主里是也。盖经是各居其所的，其所辖部属方位之处所，皆拱极而听命，以邪之进也。"并在《伤寒论条辨》卷首"图说"，以人体结构的表里层次为依据，把疾病分为阳病和阴病两大类。"表以躯壳言。腑在前，咽从腑而前，前为阳，表亦阳，故腑合表而曰阳病。""里以脏言。脏在后，喉从脏而后，后为阴，里亦阴，故脏主里而曰阴病。"

方有执比较《素问·热论》六经与《伤寒论》六经，认为《伤寒论》重在研究人体在疾病状态下全身各部位的反应，《伤寒论》六经非伤寒病所独有，而是统领百病之六经。因此，六经辨证具有普遍的临床指导意义。方有执首创六经提纲研究，全面而系统论述了六经病提纲，成为后世研究《伤寒论》的关键内容之一。大多数学者接受和沿用六经病提纲的内容，并从不同角度分析六经病提纲在六经病辨证论治的作用。

方有执以三纲订正《伤寒论》后，和者竞起。如张璐、吴仪洛、周扬俊等，都是方有执、喻昌以三纲订正错简的支持者，形成"错简重订派"，促进和发展了伤寒学说，学术特色鲜明。张璐认为"三纲鼎立"说是研究领悟《伤寒论》原意的关键，而于"太阳篇"中，"辨风寒营卫甚严，不敢谩次一条"。吴仪洛认为《伤寒论》经王叔和撰次，把大纲混入节目之中，将397条分列于大纲之下，很得分经之妙，道出了张仲景本意。同时，也有不少医家对此说持反对观点，开启后世伤寒学术激烈争鸣，掀起明清深入研究《伤寒论》的新高潮，使之达到前所未有的深度和广度。

章太炎先生曾言："《伤寒论》自王叔和编次，逮及两宋，未有异言。"就是说，宋代以前的伤寒研究家，都是以王叔和等编次的仲景伤寒为真传本，唯有至明代方有执首倡"错简重订"，和者竞起，百家争鸣，大大促进了伤寒学理论与实践的发展。

程玠

一、生平事迹

程玠（生卒年代不详），字文玉，号松崖，又号丹崖，明歙县槐塘村人，亦仕亦医的著名新安医家。程玠出身于名门望族，受"学而优则仕"的人生观影响，自幼习举子业，苦读经书，深悟儒理。其学"天官书入康用和之室，星历学订郭守敬之差"（见程寰序）。因而通经史，尤精深于天体、历法等，意欲考功名，入仕途。又目睹胞兄程琏医术的奥妙，医精救人，业尊举善，遂矢志兼修医术，儒医并进。据弘治十五年《徽州府志》卷十《程琏传》载："程玠，字文玉（琏弟）。由邑庠生领成化丁酉（1477）乡荐，登甲辰（1484）进士第，官至观户部政，曾作为钦差奉使江南，过家省亲卒。"

程氏登进士后，入仕仍研医，公余更喜精究《灵枢》《伤寒》等，并高资收集秘方，重修医著。其临证精通内、外、妇、儿科，而名播京师，终以术盖仕。故世有"玠亦究琏之术，而精到过之"之谓，俗有"医中国手"之称。

程玠的医学成就，包含并传承着程琏的医学成果，《松崖医径》脉学和"后集"众多秘传方剂，无不受到程琏《太素脉诀》《经验方》之影响，是兄弟共同研究的结晶。程玠、程琏亦为现有文献记载的槐塘程氏最早的医家，兄弟同辉，其学术理论对后世及族之医家产生了深远影响。

程玠一生勤学精研，著说繁多，除医学之外，兼及天文、历法、易学等众艺。其明确传世代表作唯有《松崖医径》，而《大定数》《八门遁甲》《医论集粹》《太素脉诀》《见证辨疑》《脉法指明》等，俱未见传世。

《松崖医径》为综合性医书，共二卷。上卷即前集，首论伤寒及伤寒诸证，阐述六经证候分类与治方，将各脏脉证以图说形式予以介绍，后附治疗方剂 165 首，其中汤类方剂 77 首、饮煎类 10 首、散类 27 首、丸丹类 51 首；下卷即后集，分述内科杂病、外科疮疡、妇人孕产兼及儿科、目齿等，计病证 60 余个，并附经方、时方及秘传效方 242 首，其中家藏秘方约 120 首。程开社序载："盖径者，径约直捷之谓也，取途便而奏效速，用力微而成功博。"又"是书也，药无不投之剂，人无不医之疾，即素不谙医者，时一展卷，治方犁然毕具，初学之指南……"全书博约相济，论述精辟，方便学研。

二、学术思想

（一）尊崇仲景伤寒，阐经述意助临证

程玠研究《伤寒论》，深明医理，阐发要领。鉴于原条文辞繁义深，理法叠复，初学者难以领会，为使学者短时间内掌握经意，满足临证简明切当的需要，他在原有条文基础上，重整归类，从繁入简，便于学者登堂入室，直达捷径。

书之首推伤寒与伤风的辨证要点，提出"凡遇新得之病，须要如此别之"。并认为太阳病为风伤卫、寒伤营，又有风夹寒、寒有风的交杂病机。认识到风、寒伤及营、卫间的关系，指明伤寒"一二日宜麻黄汤主之"、伤风"一二日宜桂枝汤主之"，体现了早治防传的思想。同时指出："伤寒、伤风始之症不同，至传经皆同，故此后混为一治。"立论有"伤寒、伤风传至肌肉、传筋、传少阳、传阳明经、传三阴经"的不同辨治要领，明确了"风与寒邪皆为百病之源，头疼、身热则为诸病之始"。

在辨治上，抓住麻黄汤使用的五大主症：身热，恶寒，头身痛，无汗，脉浮紧。认为此五症为寒邪入太阳证的表现，对原《伤寒论》中第 35 条、第 36 条、第 46 条用麻黄汤的条文加以精简，扼要用词，突出要点，体现了其对《伤寒论》的研究已到了至精至深的程度，履行了"径约直捷"的本意和初心。

同时，对伤寒与伤风的辨治，又独重对伤寒的治疗，以防止伤寒误治易

变坏病、变证，体现了程氏"重治防变"的思想。此外，在坏证治疗上，程氏不泥于原经方使用，突破了仲景原意，引申发挥，述而有为。如蓄血证治疗上，以重证之"抵当汤"，轻证之"桃仁承气汤"为基础，并依蓄血证病位不同，分上焦、中焦、下焦三焦而治。载曰："在上则犀角地黄汤、凉膈散加地黄；中则桃仁承气汤；下则生地丸或抵当汤丸。"又诫："务以一方对一病，毋容差失。"可见其辨治度之清晰，极大丰富了伤寒之蓄血证治疗内涵，对伤寒传变理论作了诸多发挥。

（二）力推"杂病准伤寒治法"，对后世产生深远影响

程玠认识到六经辨证不独为外感伤寒而设，六经亦能为杂病立法，非伤寒一科所独有。在《松崖医径·前集》首立题为"杂病准伤寒治法"，明确指出："人病不只于伤寒，而特立伤寒一法，凡有病而治之，皆当准此，以为之绳度也。"虽立文短少，但其论点抓住了辨治纲领，起到了核心作用。

程氏"杂病准伤寒治法"的思想，对后世产生了重大影响。如清代伤寒大家柯韵伯在《伤寒论翼》中，便提出"仲景之六经为百病立法，不专为伤寒一科"，成为后世医界的一句至理名言。柯氏明确指出："伤寒、杂病治无二理，咸归六经之节制。六经中各有伤寒，非伤寒中独有六经也。"从中不难看出，程玠、柯韵伯两人论点的渊源关系。

又如程玠的学术继承者程郊倩，在《医径句测·自序》评述程玠学术时谓："乃知先生之取径殆与仲景同一轮蹄也。仲景论伤寒首以脉法，先生前其脉图以之。仲景论伤寒首以六经，先生分配六部以之。仲景论伤寒曰阴阳表里腑脏，先生区脉以浮沉虚实冷热以之。仲景论伤寒先脉后证，各有主方，方虽一成而有互用；先生各具其证与处方于每图之下，方亦一成而有互用以之。"

程氏宗仲景学说，是在继承中创新，在弘扬中发挥，突破了伤寒六经辨证专治外感热病框框，从一个侧面也了解到程氏其书虽非为伤寒而著，但其"杂病准伤寒治法"论点，为后世医家研究探索《伤寒论》治杂病开辟了新的思路。

（三）重视脉学研究，阐发二十四脉说

程玠重脉学研究，论述颇具特色，继承中不乏创新，其脉学诊断理论贯穿于《松崖医径》全书之中，强调"治病之要不过切脉"，突出切脉在诊断中的重要作用，成为其最宝贵的学术遗产之一。

"凡例"作为书籍之纲，有着释义和导读的作用。《松崖医径·凡例》共列医论10篇，前3篇即集中阐述脉诊论著，成为程氏脉学精华部分。首篇开门见山曰："治病之要，不过切脉、辨证、处治三者而已。三者之中，又以切脉为先。苟切脉有差，则临证施治未免有实实虚虚之患。"把脉诊的重要作用，推向诊断最前端，以告诫切脉在临床处治的重要性，避免"心中了了，指下难明"的尴尬境地。

程氏遵循《黄帝内经》《脉经》脉学精华的同时，沿袭了二十四脉之说而加以发挥，指出："脉名二十有四，非深于其道及有所授受者，未易识也。"并进一步提出："脉有七表、八里、九道，形状颇多，未易尽之。"还在"先贤谓脉道虽多，而浮沉迟数四目足以该之"的基础上，结合自身临证体会提出："俱分浮中沉三候，浮沉之中又分迟数平，迟数之中又分虚实冷热。至于中与平，则随其高下而准。"认为寸口脉在肌肉之上为浮为表，在肌肉之下为沉为里，在肌肉间为中。而寸口迟数之脉又有虚实冷热之分。可见，程氏在先贤脉学浮沉的基础上，又细分为浮中沉三步诊脉法，将迟数中又分为迟数平三种脉象，形象而又循序渐进，层层剖析，使初学者易学易懂，便于掌握脉证诊断要领。

程玠深研脉理，以脉统证，用脉诊指导辨证与处治，为其后之"六经证治之图"部分，依脉用方的论述，提供了理论支撑，一定程度上丰富了中医脉学理论。

（四）探明命门功能，倡导六经分属

辨治命门作为一个独立的脏腑，最早见于《难经·三十九难》："五脏亦有六脏者，谓肾有两脏也。其左为肾，右为命门。命门者，精神之所舍也；男子以藏精，女子以系胞，其气通于肾，故言脏有六也。"且在机体中占有

重要作用。

程玠对命门有自己独特的理解，他在遵循《难经》命门为部位的基础上，把仲景的六经辨证与手三阴三阳、足三阴三阳十二经相连接，突破了五脏六腑的范畴，形成了六脏、六腑与六经相对应，将《难经》的命门理论与六经辨证思想相结合，建立完整的六经辨治体系。正如《灵枢·海论篇》所说："夫十二经脉者，内属于脏腑，外络于肢节。"而六经病证的产生，正是脏腑经络病理变化的反映。

程氏认识到，命门在人体的生理功能和病理变化，与手厥阴心包经、手少阳三焦经相符，而手厥阴心包经起于胸中，出属心包络，向下穿过膈肌，依次络于手少阳上、中、下三焦经。由此，经络相连，病理相关，故而命门作用包含在手厥阴、手少阳经的范围。正是由于经络与脏腑的息息相连，程氏提出了"以五脏及命门分六图，各以腑附之"。其重点在"六经分属病证"篇中，从病因、证候、部位等论述各脏不同的症状表现，分列有"心、肝、肾、肺、脾、命门图病证"，下又分别立论"心、肝、肾、肺、脾、命门部证治之图"，将五脏及命门以表系形式，分列立为"六图"，每脏"图"下，分列脉象、证候及治方，体现了其命门配五脏辨治理论自成一家，足可资助临床参考采撷。

（五）创"心肺同治"说，行"同方异治"法

程玠受"同方异治"和"肝肾同源"的理论启发，大胆提出"心肺同治"的学术思想。他在《松崖医径·凡例》中指出："古人方，固有为一病而设者，亦有数处用者。"又认为："前辈云：肝肾同归于治。愚谓：心肺亦当同归于一治。有如八味丸之类，既可以补肾，又可以补肝；金花丸之类，既可以治心，亦可以治肺。"其论述对后世"心肺论治"产生了重要影响，也与现代呼吸系统疾病的认识治疗极为吻合。

在《松崖医径·凡例》中，他特别述及"心肺同治"用方金花丸（黄连、黄芩、黄柏、栀子），指明其具有治疗上焦心肺实热证的功能。诸清热泻火药合用，气血并调，达到心肺同治的目的。此后，诸医家深受程氏金花丸组方运用启发，衍生出众多金花丸同名方。如明代王肯堂《证治准绳》

（1602）金花丸，系在该方基础上加酒大黄组成，用以治疗心肺火盛、大便秘结者。而明代龚廷贤《万病回春》（1615）中，在程氏方基础上加大黄、桔梗，治疗上焦一切火症，鼻红内热，深受医家病患喜爱。如今程氏金花丸系列方，已成为现代通用的中成药方，惠及千家。

陈嘉谟

一、生平事迹

陈嘉谟（1486—1570），字廷采，号月朋子。明新安祁门（今安徽省祁门）人。陈氏自幼颖悟，初习举子业，读书广博，多才多艺，于诗词书赋无所不通，后因青年时期体弱多病，放弃举子业而改学医。陈氏医术精湛，对"轩岐之术于凡三代以下诸名家，有裨卫生者"无不悉心研究，推其至理。陈氏非常重视本草，认为"不读《本草》无以发《素》《难》治病之玄机，是故《本草》也者，方药之根柢，医学之指南也"。陈氏鉴于当时流行的本草书籍各有不足之处，遂"取诸旧本会通而折衷之"，历时7年，于明嘉靖四十四年（1565）撰成《本草蒙筌》。

《本草蒙筌》共12卷，是一部综合性本草，是明代早期很有特色的中药学入门书。在卷一之前半部叙述药性总论、产地、收采、储藏、鉴别、炮制、性味、配伍、服法等。卷一后半部至卷十二共收载药物742种，分属于草、木、谷、菜、果、石、兽、禽、虫鱼、人共10部。陈氏每论述一味药，基本上都是先文后图，并注出别名。每种药物分论其气味、升降、有毒、无毒、产地、优劣、采集、所行诸经、七情所具制度、藏留、治疗之宜、应验诸方及药图等，最后并附陈氏按语，进而详细地描述各种药物的特征和鉴别。具有内容丰富、实用有效的特点，是一部独具一格的本草专著。为便于初学者读记，陈氏按声律写成对偶句，以便读者记诵。《本草蒙筌》的最初刊本中并没有插图，直到明崇祯元年（1628）重新刊行时，才在药物条目后增加了585幅墨线图，并重命名为《重刻增补图像本草蒙筌》。

二、学术思想

（一）重视药物产地，提倡道地药材

我国历代药物学家很早就注意到中药材的质量、功效与产地的各种生态条件有密切的关系。因自然条件不同，其药材质量也不一样，所以中药材的生产具有一定的地域性。

陈嘉谟在前人的基础上提出"用药择地土"的观点，指出药材质量的优劣往往与药材的产地密切相关。陈氏把产地和药名联系起来，以强调产于这些地区的药材质量优良，如在《本草蒙筌》总论中指出："如齐州半夏，华阴细辛……交趾桂，每擅名因地，故以地冠名。地胜药灵，视斯益信。"

（二）重视药物鉴别，鉴别药物真伪

古代本草对药物真伪多语焉不详，药物来源也未明确统一，同名异物，同物异名混杂现象十分普遍。因此，对易混淆的药物及真伪的鉴别成为薄弱环节。陈嘉谟继承前人经验，又结合临床经验，对易混淆药的鉴别和药材的真伪鉴别做出了大量论述，为鉴别易混药物和真假药物的发展作出了贡献。

在易混药的鉴别方面，陈氏指出许多古人的错误，提出了自己独特的鉴别方法。陈氏多从药物形态、气味等方面来鉴别，同时指出了当时市场上存在以次充好、以假乱真等造假乱象。而陈嘉谟为避免人们上当受骗，在总论中列举了一些经常作伪的药物，并在常作伪的药物条目下，专门介绍鉴别真伪的方法。

限于当时的条件，陈氏主要是利用感官，从药物的外观性状来确定真伪。包括眼看、手摸、鼻闻、口尝、入水、火烧等方法，具有简单易行及迅速的特点。这些鉴别方法迄今仍是中药人员必须具备的基本功，具有很大的实用价值。

（三）重视药物炮制，讲究炮制适中

药物炮制与否或炮制方法是否合理，直接关系到临床效果。陈嘉谟在临

床实践中，对药物的炮制积累了丰富的经验，提出"炮制适中论"。他强调"凡药制造，贵在适中，不及则功效难求，太过则气味反失"。陈氏重视药物炮制时辅料的作用。他认为不同辅料，效果也不尽相同，把药物配伍的理论引申为"以药制药"的炮制方法，使之沿用至今。此外，陈氏首次对中药炮制方法作了概括性的归类，在《本草蒙筌》中将炮制方法概括为火制、水制、水火共制三大类。

陈氏在《本草蒙筌》中载有"百药煎"的制作方法。百药煎就是化学上的没食子酸，此炮制方法较瑞典药学家舍勒氏制备没食子酸早了 200 年，由此可见陈嘉谟在药物炮制和药物化学上的伟大成就。

（四）重视药物气味，主张用药法象

药物气味为四气、五味的合称，是分别表示药物性质或作用的药性理论。《神农本草经》始创，后代本草均有论述。而陈嘉谟并不满足于一般的引经据典，他在前人的基础上，又提出"治疗贵方药合宜，方药在气味善用"的观点。他主张在认识药物的功效以前，若善用该药的气味特点，可增强临床用药的准确性，从而达到效如桴鼓、覆杯而愈的效果。

在用药法象方面，陈氏主张应以形、色、性、味、体来区分用药。并分别指出治上宜"轻、枯、虚、薄、缓、浅、假"，治下宜"重、润、实、厚、急、深、真"，治中宜"平者"，其余随脏腑所宜处方。陈氏重视药性法象，据气味厚薄及升降浮沉的不同，将药物气味法天地四时之象，他在《本草蒙筌》中指出："气有四：温热者天之阳，寒凉者天之阴。阳则升，阴则降。……阳则浮，阴则沉疸。"这些药性理论对后世处方用药均有一定的参考价值。

江
瓘

一、生平事迹

江瓘（1503—1565），字民莹，明代南直隶徽州府歙县篁南（又名溪南，今安徽省黄山市屯溪区屯光镇南溪南村）人。《溪南江氏族谱·溪南江氏祠堂规》："霞石公讳瓘。"《江山人集·卷六·巢氏病源序》："嘉靖甲辰秋，篁南子习静山中。"《江山人集·霞石小稿序》："民莹读书篁南山中，又称篁南山人。"故可知江氏号篁南子、篁南山、霞石，又因其"世家篁南"，故有称"江篁南"一说。其长子江应元，次子江应宿。

江瓘史书无传，其生平事迹见于《名医类案》诸序及明人汪道昆所撰《明处士江民莹墓志铭》和《江山人传》等。江氏"幼负奇气，顾犹跳梁"，14 岁时，其母去世，《太函集·卷四十五·明处士江民莹墓志铭》云："年十四，母郑安人以暴疾终。"此后的江瓘专意于科举，但"初试县官，不利"。后曾依父命经商，"孜孜务修业"。明嘉靖四年（1525）"会督学使者萧子雍行县，并举民莹、民璞补县诸生"，但乡试"复不利"，至明嘉靖十三年（1534）仍无缘仕途。从此，江瓘"谢学官，罢举子业"。江氏撰《名医类案》为我国最早的医案类书。《四库全书总目·集部三十一·别集类存目五》载江瓘有《江山人集》7 卷，其中诗 5 卷，文 2 卷。另有《武夷游稿》及《游金陵诗》，今皆未见。

《名医类案·自序》有云："予读《褚氏遗书》，有曰博涉知病，多诊识脉，屡用达药，尝抚卷以为名言。山居僻处，博历何由？于是广辑古今名贤治法奇验之迹，类摘门分，世采入列，为书曰《名医类案》，是亦褚氏博历之意也……书凡十二卷，为门一百八十有奇，间附说于其下云。嘉靖己酉暮秋既望撰。"明嘉靖年间，江瓘受《褚氏遗书》启发，参阅了经、史、子、集，收集历代验案、家藏秘方，上自扁鹊、华佗，下至元、明代诸多名医的医案，并附个人验案与家藏秘方，广征博采，撮其要旨，分门类摘，辑《名医类案》十二卷，于明世宗嘉靖二十八年（1549）而成书稿。是书集明以前内、外、妇、儿、五官以及传染科等多种疾患，忠于原始文献，病例治法详实、具体，并附加按语。书成未及刊行而殁，其长子江应元校刊，次子江应宿"述补"，后于明万历年间刊行。

江应宿，生卒年不详，字少微，明代医家江瓘次子，随父习医。成年后，曾游历江苏、浙江、山东、河北等地，博采诸家验方医案。《中华医学大辞典》载："瓘子，尝增补瓘所著《名医类案》。"江瓘编纂《名医类案》未及刊行而殁，应宿与其兄编次、增补遗稿，历十九年，五易其稿，方使其书告成。

二、学术思想

《名医类案》广收博采历代医家医案，依照内、外、妇、儿等科分卷，将 2400 余案按病种纳入 205 门，命名沿用历代医著，或依病因，或依病机，或依症状，或依部位，或依病性质，并在此基础上，将中医病名首次系统地进行整理总结，反映了明以前中医对疾病的认识水平。江氏父子二人的学术思想，于书中多有体现。

（一）博涉知病，首创"类案"

宋、金、元时期对疾病的命名、归类比较混乱，明代渐趋一致，江氏父子融《石山医案》《薛氏医案》等诸书之长，并加以总结。以杨士瀛《仁斋直指方》为例，其书多有"虚肿""肿胀"等病名重叠，江氏父子则将此统于"肿胀"一门；又如《仁斋直指方》将"尿精""漏精"并于"漏浊"，病名混乱，江氏父子则将"尿精"归入"便浊"一门，"漏精"统入"遗精"一门，具体而系统。

在医案编排上，江氏父子别出蹊径，独具匠心。或将同一种疾病的不同治法集中整理，如《名医类案·卷一·中风门》，有丹溪治疗中风"作实治"

"作虚治""作痰治""作气治""作湿热治"等不同；或将多个治法相同之案，合为一案，如《名医类案·卷十·瘰病门》薛己案："一男子颈间结核大溃，年余不愈；又一男子鬓间一核，初如豆粒，二年渐大如桃；又一妇人左眉及发际，结核年余，皆与清火，益元气，养肝血而并愈。"

（二）潜心注文，擅抒己见

纵观江氏父子所收之医案，多经剪裁，录入规范，注文提纲挈领，要言不烦，或标明识证要点，或分析病机治法，指出转方之理，或提示误治之因，或推测疾病预后，或指示前后合参，或评论案之长短。如《名医类案·卷十·背痛疽疮门》薛己案，治背疽"急用大剂六君子加姜附肉桂，三剂疮始焮痛。自后空心用前药，午后以六味丸料加参芪归术五剂，复用活命饮二剂"，下注"看他先温补后解毒"，以明示转方之理。

（三）开创体例，可为法式

《名医类案》中，医案、按语多在门类末后或门类中间，文字长短不一，或总结某病之病因病机、治疗大法，或揭示病症关键之处，或评论诸家、阐发己见，或附己方秘法。如《名医类案·卷一·瘟疫门》，言瘟疫乃"一皆触冒四时不正之气而为病焉"，因此，"切不可作伤寒正治而大汗大下，但当从乎中而用少阳阳明二药加减和治"。再如《名医类案·卷十一·产后门》有按："产后当以大补气血为先，虽有他症，以末治之，须问临产难易，去血多少。"此按则强调产后宜忌。后世医案类著作如《续名医类案》《杏轩医案》等，亦多沿袭江氏父子之体例。

三、临证经验

《名医类案》中载江氏父子130余则医案，深感其辨证论病，据证立法，不为世俗所惑，遣方用药，内治外治，尤能继承中求创新，于当今临床启示深刻。

（一）熟谙各家，首重虚损

"邪之所凑，其气必虚"，江氏父子所撰医案，不但辨证首重虚损，且熟谙各家之长。《名医类案·卷一·中风门》云："虚风有阴阳之异，精血之虚曰阴虚，元气之虚曰阳虚。阴虚者凉肝补肾，阳虚者温肺健脾。"故江瓘治许氏"头震动摇，六脉沉缓"之虚风，责其精血消铄，肾水亏虚，昼用养血膏，夕服定振丸，"月余获效，三越月渐愈"。而内伤杂病之外，诸如痈疽疮疡、崩漏产后、小儿吐泻等，江氏父子亦皆善辨识其虚损，每从温补取效，如《名医类案·卷十二·吐泻门》云："七月初因食西瓜患吐泻。小儿医投六一散，继以胃苓汤，病增剧。已经三日，泄泻如注，神脱目陷，身热如火，脉纹青紫，昏睡露睛，乳食药物入口少顷带痰吐出。"江应宿以温补救之，"投七味白术散去木香加大附子五片，诃子肉一枚，肉蔻、炮姜各三分，吐虽稍定而泻未止，急用大附子二钱，人参一钱半，生姜五片，另煎，入前药服，吐泻止，除附子，用五味异功散而愈"。

（二）勤思变通，师古不拘

江氏父子常常据证立法，经方局方，灵活运用，合诸方于一案。《名医类案》中有人参白虎汤、竹叶石膏汤、小柴胡汤、理中汤、五苓散和桃仁承气汤等经方，如江应宿治岳母中暑一案，"六月中旬，劳倦中暑，身热如火，口渴饮冷，头痛如破，脉虚豁，二三至一止，投人参白虎汤，日进三服，渴止，热退"。亦可见四物汤、二陈汤、平胃散、木通白术散等局方。如《名医类案·心脾痛》中，"他医先以沉香、木香磨服，不料其痛益增，且心前横痛，又兼小腹痛甚，其夫灼艾灸之，痛亦不减"，江瓘以桃仁承气汤去芒硝投之，一服而愈。

（三）推崇东垣，补中益气

江氏父子尤为推崇东垣之法，无论治内伤杂病，或治外、妇、儿、五官诸症，皆善用补中益气以收功。如《名医类案·卷一·中风门》中风之治，江氏父子反对"概以二陈、芩、连损真之剂专治痰火"，提出"以补中益气加桂、附，扶虚行气则风从气运而散"。再如《名医类案·卷十·脚跟疮》云："江应宿曰：足跟乃督脉发源之所，肾经所过之地。因饮食失节，起居失宜，元气亏损，足三阴所致。若漫肿寒热，或体倦少食，此脾虚下陷，宜补中益气。"此皆可为江氏父子推崇东垣之见、注重温补之佐证。

汪昂

一、生平事迹

汪昂（1615—1699），字讱庵。明末清初徽州府休宁县（今安徽省黄山市休宁县）人。祖居休宁县海阳镇西门，30 岁前寓居杭州，"甲申之变"因避战乱而寄居处州府括苍县（今浙江省丽水市），长年在苏杭地区从事刻书出版和医书编撰工作。少攻科举之途，业儒宗工，饱览子史经籍，通晓诸子百家，为明末诸生，邑之秀才，长于文学。据《讱庵填词图》记载，汪昂少年时即"以古今文辞知名乡里"，英质异授，后为"一方辞学宗工"，有《讱庵诗文集》若干卷行世。

明末时局动荡，明崇祯九年（1636），崛起的后金改定国号为清。此时年方弱冠的汪昂，在杭州上辈留下来的前店后铺的钓矶楼里，曾以延禧堂号从事刻书出版工作，1636—1637 年，曾与他人合作重刻并梓行《武学大全》《武经七书参同》。清顺治元年（1644）明清易祚，清兵入关，遭遇明朝军民的顽强抵抗，尤其在江南，交战中繁华几世的烟花都市血流成河，史称"甲申之变"。汪昂就亲见大批乡人被杀，其中包括同乡抗清义士金声。金声（1598—1645），字正希，徽州休宁人，明崇祯元年进士，乃汪氏师友，过从甚密，"切磋商榷，日以为常"。汪昂之学识也为金氏所欣赏，其著述中不少医学新知就是金氏所提供。

明清朝代更迭，汪昂在这人生的转折关头，与同族寓居杭州的儿科名医汪淇一道，到苏州设立"还读斋"坊刻书铺，继续从事出版活动。此前他在杭州主持刻书过程中广交文友，已网罗了一批明末博学之士从事编刊书籍活动，当时名人才士黄周星、许仕俊、金正希等都是他曾密切合作的伙伴。其钓矶楼后有书室孝友堂，黄周星和许仕俊等就曾长年住在钓矶楼和孝友堂里编书。由于汪昂在写作方法上做了深入的思考，在读者定位上"上达宰相，下及妇孺"，并且采用广告、装帧设计等吸引读者的有效方法，所出书籍深受读者好评，获得了极大的成功。据不完全统计，几十年中汪昂出版并保存至今的书就有近70种，题材十分广泛，军事武学、讽刺话本、诗词歌赋、卜算、医药、经商、生活类等无不涉及。

汪昂作为读书人，在当时"性命之文无及"，"经济之文无望"，心性伦理之学受困，经国济民之途受阻，也就只能游艺于世了。而"诸艺之中，医尤为重"。其叔父汪建侯即系休宁县名医，声闻乡里，汪昂曾亲受教诲，在其《本草备要》中也有记载。"不为良相，愿为良医"，在士宦不售的特定条件下，汪昂的人生理想、志趣情操逐渐发生了变化，认为古圣人发明医术，"使物不疵疠，民不夭札，举世之所恃赖，日用之所必需，其功用直与礼、乐、刑、政相为表里"，"实有裨生成之大德"，最终其选择了攻研医药。中年以后开始缩小了自己的研究范围，精研医理，专攻本草，笃志方书，投身于医学著述。其晚年还以医为本重新树起"延禧堂"号家刻，八十高龄的耄耋之年仍伏案奋笔，编撰了不少传世名著。

在1663—1694年的32年时间里，他一直致力于医学书籍的写作、出版，心无旁骛地献身医学。无论其兴趣多么广泛，他的阅读都是为医药服务的，济世救人、为民所用贯穿其出版活动的始终。在其影响下，其弟汪桓、其子汪瑞、侄女汪惟宠等，均参与其著作的校订。

汪昂博览群书，一生著述不辍，著作颇丰，主要医药著述有：

(1)《素问灵枢类纂约注》9卷：是汪昂积30余年之心力分类简注《黄帝内经》的专著。以《素问》为主，《灵枢》为辅，摘取经文重新分类合编，列分藏象、经络、病机、脉要、诊候、运气、审治、生死、杂论9类。据统计，引注共151处，居前4位的注家，分别为王冰（60处）、吴崐（29处）、马莳（28处）、张志聪（14处）。其取舍原则为"适用而止"，故称"约注"。本书首刊于康熙二十八年（1689），现存康熙二十九年庚午（1690）还读斋刻本等。

(2)《本草备要》：系汪昂由博返约撰成。所谓"备要"，既备且要之义也。共8卷，分总论（药性总义）和各论两部分。各论共载临床常用药物479味，按自然属性分为草部、木部、果部、谷菜部、金石水土部、禽兽部、鳞介鱼虫部、人部。每味药行文格式分正文（大字）和注文（小字），双行注文夹在正文之中。正文是主要条文，一般按药名、功效、性味、归经、主治、配伍、适应证、禁忌证、产地、形态、优劣鉴别、释名、七情畏恶等依次介绍，间附古方，"煅炼成章，使人可以诵读"。注文引申解释正文，药性病情互相阐发，以帮助读者理解正文；引文大多注明出处，作者自己的见解注明"昂按"。本书可分为两大版本系统：一是清康熙二十二年癸亥（1683）延禧堂藏版、还读斋梓行的二卷初刊本；一是康熙三十三年甲戌（1694）还读斋梓行的四卷增订本。

（3）《医方集解》：是汪昂仿宋代陈无择《三因极一病证方论》和明代新安医家吴崐《医方考》的编撰体例，扩充方剂、详加训释而撰成。分补养、发表、涌吐、攻里、理气、理血、祛风、祛寒、清暑、利湿、润燥、泻火、除痰、消导、收涩、杀虫、明目、痈疡、经产等21门，计收方865首。其中，正方377首，附方488首。末附急救良方22首，以应仓猝之疾，再附《勿药玄诠》，以知养生防疾之要。每门先概说本类方剂的基本属性、功用、主治病证及病机大略，各方下分述功用与出处、组成、剂量、炮制、用法、药性、归经、方义集解、附方和加减运用等。所谓"集解"，即博采众长以详析方理、阐明方义，凡有己见则注明"昂按"。首刊于康熙二十一年（1682），现存康熙二十一年壬戌（1682）延禧堂刻本等。

（4）《汤头歌诀》：系汪昂取常用方剂200余首，按诗韵构思锤炼，编成七言韵语歌诀。歌不限方，方不限句，"或一方而连汇多方"，"间及加减之法"，其加减变化收方则达300首有余。易诵、易记、易用，众口成诵，流传百世。本书首刊于康熙三十三年（1694），现存康熙三十三年甲戌（1694）刻本等。

（5）《经络歌诀》：系汪昂在李东垣《医宗起儒》经络歌诀12首基础上，为其增补和润色而成。首刊于康熙三十三年（1694），现存康熙三十三年甲戌（1694）刻本等。

（6）《勿药玄诠》：附于《医方集解》卷终，系汪昂取前代养生家通俗易懂的论述和饮食起居之禁忌内容编成，包括《素问·上古天真论》养生之论及儒、释、道三家修炼之法，还介绍了一些养生防病的具体方法。

汪氏诸书问世以后，少则有数十个版本，多则有上百个版本，"风行远近"，流传300多年而不衰。《辞海》评价曰："颇切实用，流传甚广，对普及医学有所贡献。"而且其体例独特严谨，注医、释药、解方别出心裁，其特色体现在以下三个方面：一是博采约取，浓缩精华；二是分类编排注释，创新编写体例；三是医药合参，理论联系实际。其中以功效为主论药释方的著述方式，主次有序，纲举目张，别开生面，为后世所尊奉效法，体现了"以功效为重心"的编撰思想，开创了近现代中药学、方剂学编写体例之先河。

二、学术思想

汪昂以海纳百川的胸襟，同化、吸收了当时先进成果，提出了一些新见解。

（一）脑主记忆说

"脑主记忆说"记述于《本草备要》中。书中辛夷条"昂按"曰："吾乡金正希先生尝语余曰：人之记性皆在脑中，小儿善忘者，脑未满也；老人健忘者，脑渐空也。凡人外见一物，必有一形影留于脑中。昂思：今人每记忆往事，必闭目上瞪而思索之，此即凝神于脑之意也。不经先生道破，人皆习焉而不察矣。李时珍曰：脑为元神之府。其于此义，殆暗符欤？"又在《素问灵枢类纂约注》中明确地指出"目又为心窍"。"目为心窍""目瞪而思""凝神于脑"，是汪昂对脑神学说的思辨和创意，为完善中医心脑学说作出了重要贡献，也为中风等病证的治疗提供了理论依据，具有一定的临床指导意义。

（二）胃乃分金之炉说

"胃乃分金之炉"是汪昂的发明。关于药物饮入、消化、吸收和代谢的过程，《神农本草经》载"病在胸膈以上者，先食后服药；病在心腹以下者，先服药而后食"。汪昂对这种相传已久的服法表示怀疑，他在《医方集解》"凡例"中指出："药入胃脘，疾趋而下，安能停止？若有停留，则为哽为噎矣，未闻心药饮至心间而即可入心，肺药饮至肺间而即能入肺者。若上膈之药食后而服之，胃中先为别食所填塞，须待前食化完，方能及后药，这是欲速而反缓矣。且经脉在肉理之中，药之糟粕如何能到？其到不过气味耳。若云上膈之药须令在上，下膈之药须令在下，则治头之药必须入头，治足之药必须入足乎？"认为脾胃功能就像提炼金属的分金炉一样，消化、吸收其中的水谷精微，"凡人饮食入腹，皆受纳于胃中，胃气散精于脾，脾复传精于肺，肺主治节，然后分布于五脏六腑，是胃乃人身分金之炉也，未有药不入胃而能即至于六经者也"。颇富创意，可谓神来之笔，充实了中医脾胃理论的内涵。

（三）暑必兼湿说

"暑必兼湿"是汪昂率先明确提出的阐述暑邪特征、暑病病机和治疗的新说，他在宋明医家暑病证治经验的基础上，于《本草备要·香薷条》中明确提出"暑必兼湿，治暑必兼利湿。若无湿，但为干热，非暑也"。《医方集解·清暑剂》更是不厌其烦地提"暑必兼湿""暑湿相搏""暑湿内伤""暑湿蒸人""暑湿并举""长夏湿热炎蒸"。我国处于大陆性季风气候地域，冬冷物燥而夏季湿热，尤其东南沿海地区夏季气温高、湿度大，暑热之中多湿热之气，常具郁蒸之性，这正是江南医家提出"暑必兼湿说"的客观原因所在。湿温气候有利于微生物的滋生繁殖，更增加了夏季外感热病即暑温证的复杂性。这一学说对于今日暑温证的治疗仍有重要的指导意义，对于呼吸道感染性疾病和流行性感冒、流行性脑脊髓膜炎、流行性乙型脑炎等传染性疾病的诊治也有重要的参考价值。

吴

谦

一、生平事迹

吴谦，字六吉，清雍正、乾隆年间徽州府歙县（今安徽省黄山市歙县）人。据《清史稿·卷五百二·列传二百八十九·吴谦传》和民国许承尧编纂的《歙县志》记载，吴谦以诸生肄业于太医院，乾隆四年（1739）吴谦与太医院院使刘裕铎为总修官，奉敕主持编纂《御纂医宗金鉴》，官至太医院院判，供奉内廷，屡受赏赐。

《御纂医宗金鉴》（下称《医宗金鉴》），共90卷，含子书15部（《订正仲景全书伤寒论注》《订正金匮要略注》《删补名医方论》《四诊心法要诀》《运气要诀》《伤寒心法要诀》《杂病心法要诀》《妇科心法要诀》《幼科杂病心法要诀》《外科心法要诀》《眼科心法要诀》《刺灸心法要诀》《正骨心法要旨》《痘疹心法要诀》《幼科种痘心法要旨》），各个子书较多地运用了"心法"和"要诀"，荟萃历代重要中医著作，上自春秋战国，下至明清历代名著之精义，包括中医经典理论、诊法、方药、临证各科施治诸多内容，经选排、校订、删补、完善编辑而成，论述了医经、伤寒、四诊、运气、方论、杂病、妇科、幼科、外科、眼科、正骨、痘疹与种痘、刺灸等，分门别类，采其精粹，发其余蕴，补其未备，形成了一整套理论与实践方法体系。

《医宗金鉴》纂修工程浩大。在初期实施过程中，各项工作进展十分缓慢。吴谦知难而进，先行编纂《订正仲景全书伤寒论注》和《订正金匮要略注》做样本，在信心上、进度上、内容体例上，都促进了清朝政府及早开馆纂书，促成这部著作的编纂工作顺利继续，确为此书的最终编成立下了不可磨灭的功绩。

二、学术思想

（一）先行编撰《订正仲景全书伤寒论注》和《订正金匮要略注》

张仲景学术被《医宗金鉴》尊为"医宗之正派"。吴谦十分重视张仲景学术的研究，对《伤寒论》和《金匮要略》原文做了深入研究。他凭借自己深厚的理论基础，收集各家疏注，逐条订释，系统删定补充，编撰了《订正仲景全书伤寒论注》和《订正金匮要略注》，占据《医宗金鉴》三分之一篇幅，外加《伤寒心法要诀》。在《伤寒论》研究上，吴谦以赵开美《仲景全书》为准，参照方有执《伤寒论条辨》，订正各篇条文按首纲领、次脉证、次方药、次变证、次坏病的次序排列，以众家之长，平易实用为旨，并将各篇中合病、并病、坏病、温病等条文摘出独立成篇，又附入"三阳三阴经脉各图"和"伤寒刺灸等穴图"，利于临床辨证施治。在《金匮要略》研究上，吴谦注《金匮要略》以林亿校本为底本，重订《金匮要略》条文，重理校，采用移、改、删、补，对原文重加订正，使失次者序之，残缺者补之，并博采群书，详加注释，对"全节文义不相符合，绝难意解者，虽勉强加注释，终属牵强，然其中不无可采之句"的条文，于卷末专汇"正误存疑篇"共28条。

（二）伤科学研究强调理论联系实际

在伤科学研究上，吴谦不仅重视经典理论研究，同时也重视临床实践，强调理论联系实际，成就尤其突出。其中《正骨心法要旨》系统总结了清以前有关骨伤科的诊治，对人体各部位的骨度、损伤的内外治法论述详细，既有理论也重实践，图文并茂。吴谦认为："正骨科向无成书，各家著述，惟《准绳》稍备，然亦只言其证药，而于经络、部位、骨度、名目、手法俱未尝详言之。"故以《证治准绳》为据，并考《灵枢》《素问》之骨度及经络，采辑《黄帝内经》至清代伤科相关诸书，"分门聚类，删其驳杂，采其精粹，发其余蕴，补齐未备"。集合前人精华的同时，亦多有创新。详论经络、骨度、部位、名目、手法等，于部位、名目、手法绘图立说，图文并茂，其正骨八法更是将临床实践提升到了新的理论高度，对伤科学的发展起到了承前启后的作用。

吴谦在《正骨心法要旨》的手法总论中，首先论述了手法的定义和重要性，认为"夫手法者，谓以两手安置所伤之筋骨，使仍复于旧也"，但应该根据损伤的轻重辨证施法，严格选择手法适应证，以确定是否适宜手法治疗，"但伤有轻重，而手法各有所宜，其痊可之迟速，及遗留残疾与否，皆关乎手法之所施得宜，或失其宜，或未尽其法也"。并强调医者当熟悉人体经筋骨骼的解剖和损伤的特点，才能正确地施行手法。《正骨心法要旨》将正骨手法分为摸、接、端、提、按、摩、推、拿八种整复手法，并对其方法及作用加以详细解释。吴谦创造改革多种固定器具，计有裹帛、振挺、披肩、攀索、叠砖、通木、腰柱、杉篱、抱膝、竹帘等 10 种，对这些器具的选料、制作、适应证、使用方法都有详尽表述，且图文并茂，实施方便。

（三）《医宗金鉴》编纂特色鲜明

《医宗金鉴》全书分科编写，层次清晰，分为临床基础和临证各科两大部分，形成一整套理论与实践方法体系之外，还采用韵文歌诀形式，歌诀之下均有注释，以歌诀为经，注解为纬，歌诀适于背诵，简明精要，篇幅适度，便于教者讲解和学者记忆，特别符合中医学记忆内容多的特点。在医学书籍中，图解是十分重要的内容。有些内容文字叙述无法使读者了解其具体的形状和方法，可以用更为直观的图解来说明。《医宗金鉴》图解不仅能准确地表达内容，而且绘制十分精美。

程国彭

一、生平事迹

程国彭，字钟龄，号恒阳子，清康熙、雍正年间歙县郡城人，约生于康熙十九年（1680），卒年不详。程氏曾攻举子业，其聪敏博达在当地颇有名声，但因家贫多病，故只得弃学在家养息。其间，他常研究医书，为日后行医打下基础。程氏23岁开始行医，他审证必详，用药精当，以致远近闻名，求诊者日渐增多。五旬之后，程国彭学验俱丰，总结归纳心得体会，反复修改增删，由弟子吴休仁协助抄编，撰成《医学心悟》五卷。程国彭晚年往歙县普陀寺修行，法号普明子。在普陀寺修行时，他把诊治外科病的经验结合参考《外科旨要》，约以十法，写成《外科十法》一卷。后人将此附于《医学心悟》书末。

《医学心悟》是一本综合性医书，共五卷。卷一总述四诊八纲及汗、吐、下、和、温、清、补、消八法的理论、法则及其在临床上的运用；卷二阐述《伤寒论》的理论和证治；卷三至卷五分述内、外、妇产、五官等科主要病证的辨证论治，每证分别记述病原、病状、诊断和治法，书末附《外科十法》一卷。从全书来看，《医学心悟》纲目清晰，立论明确，治法精要，方药简专，是一部系统学习中医的启蒙著作。本书还载有诸多验方，300多年来也屡试不爽。著名的验方有启膈散、治痢散、止嗽散、消瘰丸等。

二、学术思想

（一）八纲辨证论

程氏在《伤寒论》六经辨证和《金匮要略》脏腑辨证的基础上，结合临床实践，悟出疾病尽管复杂多变，但总不离"寒热、虚实、表里、阴阳"八字，并在此基础上，提出八纲辨证理论。程氏指出，"病有总要，寒、热、虚、实、表、里、阴、阳八字而已。病情既不外此，则辨证之法亦不出此"。程氏八纲辨证理论受到后世医家的高度重视，成为公认的辨证纲领。

（二）八法治病论

程氏根据复杂的临床疾病，以及众多的治疗方法，在八纲辨证的基础上又提出了"汗、和、下、消、吐、清、温、补"八法治病理论。他指出，"论病之原以内伤、外感四字括之。论病之情则以寒、热、虚、实、表、里、阴、阳八字统之。而论治病之方则又以汗、和、下、消、吐、清、温、补八法尽之。盖一法之中八法备焉，八法之中百法备焉"。程氏为方便后人学习，对各法的治疗方药均作了简明的介绍。

（三）伤寒主治四字论

程氏曾苦读《伤寒论》，对书中内容进行了深入研究，最终总结出"伤寒主治四字"的理论。程氏认为，"伤寒只此表、里、寒、热四字，由四字而敷为八句，伤寒实无余蕴"。程氏认为，太阳、阳明为表，太阴、少阴、厥阴为里，少阳居表里之间，谓之半表半里。凡伤寒，自阳经传入者为热邪，不由阳经传入，而直入阴经者谓之中寒，则为寒邪。他还进一步分析了表寒、里寒、表热、里热、表里皆热、表里皆寒、表寒里热、表热里寒的见证及其临床表现。

三、临证经验

（一）重首诊，辨证准，胜救逆良多

程氏治病，极重首诊。程氏曾言："治病之初，认证投药，取效甚易，及其日久病深，败证悉具，虽有善者，亦莫如之何也已！"表明首次诊断及治疗的重要性。现代医学提倡的早期诊断、早期治疗的实质与其观点不谋而合。程氏认为，失治、误治的后果是十分严重的，"夫有一病，既有一证，初时错治，则轻者转重，重者转危，即幸安全，性命已如悬缕"。为此，学者应博览群书，把《黄帝内经》《伤寒论》等中医经典融会贯通，做到辨证准确，用药审慎。并列"医中百误歌"于卷首，详列医家常见之误，表明其对诊治疾病严谨认真的态度。

（二）祛贼火，养子火，要是非分明

火邪致病一直为历代医家所重视，在《黄帝内经》中已有壮火、少火之名，病机十九条中，十之八九皆在言火。程氏从丹溪虚实二字，将火分为贼火、子火两种，贼火即实火，言"六淫之邪，饮食之伤，自外而入，势由贼也"；子火即虚火，谓"七情色欲，劳倦耗神，自内而发，势犹子也"。程氏认为，"贼从外来，宜驱之；子自内生，宜养之"。程氏据此总结了祛贼火的发、清、攻、制四法和养子火的达、滋、温、引四法，并列方剂于后，供后学者延用。并再三强调攻贼与养子之法不可混淆，混则犯虚虚实实之弊，而贻祸斯民。

（三）识六气，辨兼杂，亦洞悉不谬

程氏认为，六气害人，有即发，有伏邪，但只要五气分明，则病并不难治。五气杂至，相兼为病，则病治极难。程氏认为，疾病皆六气相杂，或二、三气兼杂已属常见，更有四气、五气相兼杂者。有的医生一见发热，不问是暑是湿，概行表散，散之不效，随用和解，解之不去，遂用辛凉，凉之不效，继以补益，有性全者，则引以为功。对于这样的医生，程氏叹曰："此非病之

害也，斯以在人之疫。"因此治疗疾病时，需识六气，辨兼杂，方为良医。

（四）化古方，创新方，守正而创新

程氏尤善于化裁古方，如程氏香苏散，即是由《太平惠民和剂局方》的香苏散加味而来，用以治冬月的正伤寒，随手而愈，对春、夏、秋三时感冒，亦可取效。程氏一生行医，辨证遣药制方，不仅宗仲圣祖方，而且能"举一隅当三隅反"，师古而不泥古，《医学心悟》中记载他的临床验方，看似平淡，但用之效如桴鼓。程氏相当注意收集、运用民间的单方、草药，如"用土牛膝，连根捣烂，和酸醋灌之"治疗缠喉风，效果确切，至今还有不少的乡村医生在用。

郑宏纲

一、生平事迹

郑宏纲（1727—1787），字纪元，号梅涧，别号雪萼山人，后人多以其号"梅涧"称之。安徽省歙县郑村人，生于清雍正五年，逝于乾隆五十二年。郑梅涧出身于中医世家，自明代中叶先祖郑赤山开始行医，传至郑梅涧父亲郑于丰历六代，郑于丰与弟郑于蕃又得到闽人黄明生传授喉科，从此创西园、南园两脉，一源双流，世代相传。

郑梅涧善治疫病、热病，擅长喉科和儿科，著录有《重楼玉钥》《箧余医语》《痘疹正传》等。《重楼玉钥》系统论述了喉科的病因、病机、诊法、治法和预后，详论36种喉风及相关针灸治法，提出三针学说。《箧余医语》提出脉诊三法参伍说、寸口脉经络分候定位说等，强调五纲审证法，提出小儿补阴扶阳治则。《痘疹正传》为天花治疗专著。

二、学术思想

郑梅涧学宗经典，继承家学，在命门学说、脉诊、辨证方面有自己的创见，提出了养阴清润法，创立三针学说。

（一）提出命门功能通道说

郑梅涧提出命门功能通道说，从经络功能立论，指出命门位于两肾之间的命门穴，后通督脉，前通任脉，为原气、宗气、君火、相火升降运行之通道。命门在功能上"候于两肾"，可以"储原气、生水火"，保障先天原气和后天胃气相因互根。原气之动者，偏阳，属右肾，为生火之原；原气之静者，偏阴，属左肾，为生水之原。

（二）提出脉诊三法参伍说

郑梅涧在脉学方面，提出三法参伍说、寸口脉经络分候定位说。郑梅涧对脉部、脉力、脉位进行了探讨，指出寸关尺三部可候人体上中下三部及五脏六腑，其脉位深浅候五脏。寸脉候人体上部，尺脉候中部，关脉候下部。轻取寸关尺三部属表，候六腑；重取属里，候五脏。脉位由浅至深，分别候肺、心、脾、肝、肾。

（三）阐明药贵中病论

郑梅涧从五纲审证、三才药性、依法立方、病不执方等角度，系统阐释了"药贵中病论"。郑梅涧重视五运六气，在寒、热、虚、实辨证之外，发展了禀赋辨证，提出了五纲审证，因时、因证、因人精审立法。其《箧余医语》云："气若有迁变，病情各殊异。""药贵中病，用药必审其人之寒热虚实，本质厚薄，然后定以君臣佐使而立方。"郑梅涧从三才论药性，认为"天"赋予药性寒热温凉，"地"赋予药味咸苦酸涩，"人"赋予药气升降守走。

（四）创用养阴清润法

郑梅涧提出疫病初起便见虚证，指出"热邪伏少阴，盗其母气"，邪入肺肾，本虚而标实，创养阴清润法滋养阴液、清润通腑以治疗白喉。

（五）创立三针学说

郑梅涧论述针刺的手法、要领、补泻法，记录了喉病常用腧穴和进针、出针法，提出治疗咽喉等疾病的开风路针、破皮针、气针之三针学说，指出经络为气之循行通道，风邪壅阻经络之路时需疏通风邪。

三、临证经验

（一）创立喉科综合治法

郑梅涧提出喉症忌表，需拦定风热、气血并治，创养阴清润法，灵活运用刀针灸熏、洗敷吹噙、内服外治等多种疗法。他指出风阻咽喉、汤水不进时，需先用吹药噙含，再用刀针，再放血，最后以内服汤药调理本经不足。《重楼玉钥·诸风秘论》云："喉风……有可吐者、有可下者、有可发散者、有可洗可漱者……若用针刀，俱要逐一对症，先用药降定，然后下药调理。"

郑梅涧指出，咽喉证宜养阴清润，不宜辛温发表。"咽需津濡，喉需液养"，治疗喉痹需顾护津液，避免辛温发表药劫阴伤津，只可辛凉解表兼养阴为治。郑梅涧指出："热重者，令去内热，用药取病归上，拦定风热。"其选用紫正地黄汤减紫荆皮、茜草，细辛减量，气血并治。该方以生地黄养阴清热、生津润下为君。郑梅涧云："此症服药，大便解出结粪，地道通，而肺气行，邪从大便出，其白即转黄色，七日后愈矣。"后其子郑枢扶、郑既均以养阴清润为思路，以虚燥立论，在此方基础上加入麦冬、元参、贝母以增强养阴清润之力，创制了养阴清肺汤。

郑梅涧认为，喉风皆因血气壅滞、不得宣通而成，治疗时宜开通风壅，以针法开导之，以灸法温暖之，使气血通利，风痰自解，热邪外出。其开风路针，刺少商、少冲、合谷，病重者，再针囟会、前顶、百会、后顶、风府、颊车、风池诸穴，开通周身经络，驱风外出。其破皮针刀，用刀切法、针刺法、针挑法刺破患部及附近皮肤，如"合架风"刀切红肿处，"驴嘴风"针刺两旁肿处，"爆骨搜牙风"针挑齿肿处等。其气针乃行针十四经气穴，可开导经络，令气血通利，为"诸药之先锋"，见针路有血则气行血脉通利，针路无血乃风热壅塞，受邪已深，较为凶险。

郑梅涧治气虚外感，以张仲景和解思路，用托散之法，采参、芪诸药以托邪外出。其云："小柴胡汤之妙，全在参甘两味，养汗以开玄府；犹参苏饮之人参，助肺气以托邪；桂枝汤之甘芍，和营血以发卫；补中益气之参芪，助升提以散表。"

（二）践行儿科补阴扶阳法

郑梅涧指出，小儿元阳为后天生生之柄，需用真阴存养，立补阴扶阳法。其以阴阳二字为纲，指出："真阴如水，真阳如水中生气，生气非水不留，水非生气不活也。"

郑梅涧提出扶真阴、水火渐培、培补及护元法。郑梅涧指出，若小儿先天禀赋厚，仅需扶真阴，则真阳自生。若小儿命门真火微弱，不胜肉桂、附子等峻烈之品，则须先以六味地黄丸壮水培其真阴，使真水渐生有根，然后以八味丸、鹿茸等药扶其真阳。若小儿语迟行迟、腰膝不强者，当需培补，以六味地黄丸养真水，或以八味丸扶真阳。如见禀受不足的患儿罹患外感，则需以护元法，用补中益气汤及六君子汤加升麻、柴胡等加减。

此外，郑梅涧区分惊风内、外因，未发病时用六味地黄丸、八味丸"滋生水火化源"，发病时用"伤寒之病痉"法治疗。

吴澄

一、生平事迹

吴澄，字鉴泉，号师朗，清代康熙、乾隆年间徽州府歙县（今安徽省黄山市歙县）岭南卉水人，生卒年不详。出生于徽州吴氏易学世家大族，"少习举子业"，家族为吴氏弟子聘请同族同辈的吴隆叔教授学业，攻读四书五经，少年时就表现出了超乎寻常的才学，作文新颖离奇，远远超出世俗之想。为人磊落不羁，不受拘束，才情高远，在同门同族的学子中鹤立鸡群，老师吴隆叔曾经给他取了一个"突兀"的外号，言其如一马平川之中突然高高耸起的一座山峰。族叔吴炜在朝为官，认为吴澄如果专心于功名之途，一定是家族学子中的佼佼者，鹏程远大，前途不可限量。但意外的是，同族同门兄弟先后考取功名，走向仕途，而吴澄却屡试不第。

无缘功名，吴澄郁郁不得志。受家族易学传承的影响，嗜读《易经》，精通易学，不再追求功名，以国学易理自视清高。继而由《易经》习医，弃举子业后取《素问》《灵枢》《难经》《伤寒论》等中医典籍攻读。博览群书，吸取各家之长，闭户专心钻研数年，常取《易经》理以明医理，顿有所悟。临床中遇到问题不得其解时，内心会感到惴惴不安，进而苦心钻研《黄帝内经》《难经》和历代医家学术。专精岐黄，自学成才，无师自通，尤致力于内伤虚劳一门和虚人外感、频受外感致虚的研究。临证体验颇多心得，"随机活用，因证施治"。行医主要在徽州歙县、休宁本地及苏州、扬州、湖州、杭州等江浙一带。临证体验多年后，凡沉疴痼疾，经其治疗后大多应手取效。擅治虚人外感、反复外感、内伤虚损和各种虚损相关的疑难杂症，"消息盈虚"活人无计，医名噪甚，妇孺皆知。

吴澄为人心地善良，能救病人之难，解病人之所急，想病人之所想，乡里啧啧称赞，有口皆碑。10余年未曾谋面的族叔吴炜，回乡祭祖为其书作序，盛赞其"仙风道骨，气足神完，俨然救世一位活菩萨也"。这是乡贤对医术高明、品德高尚者的最高褒奖。

吴澄著有《不居集》，全书50卷，约56万字，分上、下两集。上集30卷，汇前贤虚损之大成，包括秦越人、张仲景、刘完素、李东垣、朱丹溪等历代医家治内损九法，合自己创立的"吴师朗虚损法"为"虚损十法"，并详论嗽、热、痰、血四大证以及内损杂症辨治。下集20卷专论外感虚损辨治，卷首"外损总旨"阐述外损说，后列"风劳论"等七论，继后为诸外因所伤。全书收虚劳病证50多种，归纳为36门。每一病证先立纲领，后依次为经旨、脉法、病机、治法、方药、治案，附吴氏方论和验案。书名"不居"，系取《易经》"变动不居"之意。本书成书于乾隆四年（1739），因剞劂艰难，乾隆年间仅刊其引言，道光年间徽州休宁籍学者程芝云、程芝华兄弟得其抄本，校点付梓，邀请歙县虬村黄氏名工黄文度、黄星田写镌，即清道光十三年癸巳（1833）芸香阁刊刻本，另有其手抄本为安徽中医药大学收藏。

二、学术思想

（一）外损新说

吴澄从李东垣《内外伤辨惑论》"内伤类外感"中得到启发，反其道而行之，认为"有内伤之类外感，即有外感之类内伤"，"凡似损非损之症，惟外感客邪者有之"，《吴师朗治虚损法》专门列举了六种常见情况，首次将虚损分为内损、外损。他指出，外损既有外感起因又有虚损因素，但表邪的存在是主要矛盾，治疗当以解散祛邪为急为先，切不可一味误用滋补以致"如油入面"。其所谓"不居"重点就是不居于滋阴降火一法，当然亦不可屡用发散祛邪，人为做成虚损，外感似损非损之证当解散祛邪与托补并举并重。其《外损总旨》指出："故治之之法，欲补其虚，必先去其外邪；欲治其真，必先求其假；欲治其内，必先察其外；凡用疏用散者，将欲为补计也。"比较而言，李东垣"内伤类外感"侧重点在于防止"内伤之证误作外感"，吴澄"外感类内伤"侧重点在于防止外感之证误作内伤。

（二）解托补托法

外感解表为先，但外感出现似损非损时毕竟也要考虑虚的一面。吴澄从李东垣补中益气汤中得到很大启发，反对刘完素、朱丹溪学派一味寒凉滋降做成虚损，但并不反对其解表祛邪，认为外邪当解但祛邪不可伤正，内虚当补但扶正不可恋邪，须时时注意护正气，此即"托法"；祛邪为主佐以扶正为"解托"，系其为本体素虚"内伤轻而外感重"者而设，"元气一旺，则轻轻和解，外邪必渐渐托出，不争而自退矣"，由此创制了解托六方，均用于内伤轻而外感重者；扶正为主佐以祛邪为"补托"，系其为"内伤重外感轻"者而设，邪实正虚之人在病证后期，余邪留恋难去，病邪深陷，此时以补益为主，托邪为辅，坚固元气才能托邪外出，由此创制了补托七方。

（三）理脾阴法

吴澄赞同"健脾胃为医中王道"的观点，但自金元李东垣以来，脾胃学说偏重脾胃阳气，详于脾阳而略于脾阴，尤其滥用温补会造成伤阴化燥的弊病。有鉴于此，吴澄指出："脾虚有阴阳之分，温运者属脾阳，融化者属脾阴"，"古方理脾健胃，多偏补胃中之阴，而不及脾中之阴"，虚损之人"阴火所灼，津液不足，筋脉皮骨无所养，精神亦渐羸弱，百症丛生"，"偏以参苓术草补中宫"，人体不能耐受。他主张理脾是治疗虚损之第一步，"选忠厚和平之品，补土生金，燥润相宜，两不相碍"，山药、扁豆、莲子肉、茯苓之类"芳香甘淡之品，补中宫而不燥津液"，"虽曰理脾，其实健胃；虽曰补阴，其实扶阳"，关键在于使"中土安和"，由此提出了"理脾阴"诸法，制订了理脾阴九方。

吴澄将"脾阴虚"引入虚劳论治，新定理脾阴一法，理、法、方、药自成体系，既充实了中医基础理论，亦提高了虚劳相关疾病的辨治水平。追溯中医脾胃学说之源流，大约经历了三次高峰，《黄帝内经》为首次，《脾胃论》为第二次，包括吴澄理脾阴法在内的脾阴说与以叶桂为主的养胃阴说，共同托起了脾胃学说的第三次高峰。

三、临证经验

（一）风劳辨治

风为百病之长，故吴澄首重风劳，立此以为外损之枢纽。他认为，风本不成劳，然其人素体亏虚，腠理不固，感受风邪则见咳嗽潮热之症，风邪初感，药用解疏则邪散，补托则易出，若医者内外不辨，以清凉则冰伏，滋降则入内，闭邪入里，郁蒸不散，传入经络，而见咳嗽、失血、潮热之症，误治则变风劳。他强调从邪所来之路而出，从太阳一路而来，则当仍从太阳旧路表散而出；从太阴皮毛一路而来，则当仍从皮毛旧路解托而出。勿用滋阴敛肺、降火清痰、止嗽退热、寒凉之品，阻遏风邪外出之路，则必由浅及深，终成虚损。

治疗风劳，脾胃充盛之人，当以祛邪为急；脾胃有伤之人，又当以脾胃为急，待元气稍复，再行托邪或补益之法。初起病在皮毛，以疏散解托之法，则病邪自去。禀赋不足，身体虚弱之人，风邪初入，浅在经络时，以解托六方则祛之：寒重热轻柴陈解托汤，热重寒轻柴芩解托汤，邪郁内热和中解托汤，内邪蒸热清里解托汤，客邪寒热葛根解托汤，外邪内陷升柴拔陷汤。其人平日劳伤太过，肾精不充，以致外邪内伏，而不肯外出，可以补托七方：血分不足益荣内托散，气分不足助卫内托散，气血俱虚双补内托散，七情过伤宁志内托散，房劳太甚补真内托散，劳心太过宁神内托散，劳力太过理劳神功散。

（二）湿劳辨治

吴澄指出，湿为阴邪，于不知不觉中侵入人体，常兼夹他邪，初仍为外感，若治之不善，病邪停留日久，有似虚损，实为湿劳。有因暑湿，而渐至内伤者；有原内伤，而再受暑湿者。吴澄立有"神芎导水丸论"一文，引用刘完素、张从正以神芎丸、禹功散、舟车丸之类治湿劳，其药中虽峻猛，似非虚者所宜，然火热怫郁，津液凝滞，大便燥结，经络闭塞，非此不通。

（三）屡散成劳辨治

吴澄"论散法"认为，一切阳虚皆宜补中发散，一切阴虚皆宜补阴发散，灰热皆宜清凉发散，夹寒皆宜温经发散，伤食宜消导发散，感重而体实宜麻黄汤之类，感轻而体虚宜参苏饮之属。当散而不散则失汗，不当散而散则误汗，当散而屡散不休则过汗，当散而散之太峻则亡阳。若体虚之人，元气不足，外感风寒，虽有表证，但不可屡散、峻散，以伤其元，只宜和解，或兼补兼托，达邪外出。

（四）积痰成劳辨治

吴澄指出，积痰之证日久，则发为热，邪热煎灼津液，则结为痰，壅塞三焦，闭塞经脉，津液干枯，终致痨瘵。引葛真人治痨瘵积痰之法，以峻猛之剂，祛尽积痰，认为积痰除尽，则饮食水谷精微皆可化生气血，气血自复。然元气已伤，胃气虚弱者，宜攻补兼施，仍需禁用滋降补益之品。

（五）酒伤辨治

吴澄指出，酒伤成劳者，因其终日饮酒无度，脾胃为湿热之邪所困，运化失司，痰涎积聚，为咳嗽发热，乏力，口吐痰涎，虚弱羸瘦之象，然其人仍不自知，饮酒度日，至死不歇，则为酒痨。酒风之证，用苍术、泽泻、麋衔，健脾利湿，专治脾而不治肺。若酒伤已变虚劳，病者当痛戒不饮，以杜其源，缓缓调理，病可痊。

许豫和

一、生平事迹

许豫和，字宣治，号橡村，清乾隆、嘉庆年间徽州府歙县（今安徽省黄山市歙县）邑城人，生于乾隆二年（1737），卒于嘉庆十年（1805）或略晚。"年十五因病弃举业医"，尝从邑名医程嘉予学医七年，又受业于黄席有、方博九习持脉、用药、治痘之法，并从苏州尤松年学习针灸。许氏精研《灵枢》《素问》，博览诸家医书，"自汉以下无不研究，以穷其精微"，"平时闻之师说，证之古书，参之治症"。其临证"因症施治，不拘一辙，揆之古人之成法，不为苟同，不为立异，要以中乎病机而止"，"诚求之心，即古称'三折肱者'殆有过之"。许氏长于儿科，兼通内、妇科，"临证数十年，就医者覆满户外"，"终日应酬不暇"，医术之高可见一斑。正如《新安医籍丛刊》所述，"其遍考诸家，精于审证，详推方药，诊病投剂，应手辄效，名震郡邑"。

繁忙诊务之余，许氏研习诸家，节录名言，忆其治验，思其原委，不顾寒窗夜永，笔之成书，著成《许氏幼科七种》，又名《幼科七种大全》，成书并刊行于清乾隆五十年（1785）。全书共11卷，《重订幼科痘疹金镜录》3卷（注解），《橡村痘诀》2卷，《痘诀余义》1卷，《怡堂散记》2卷，《散记续编》1卷，《小儿诸热辨》1卷，《橡村治验》（又名《小儿治验》）1卷。

二、学术思想

（一）泄热存元，治以清凉

新安医家多倡温补，然许豫和有感于"虽四时气运不齐，大约病热者，十居其八"，提出："外而风寒暑湿燥火之乘，内而乳食生冷甘肥之滞，以及惊恐跌仆，麻痘丹疹，莫不由热而生"，"小儿纯阳之体，宜乎其病热之多"。其论著《小儿诸热辨》中对热症之辨甚详尽，罗列病种近40种。由于小儿热症传变最速，以壮热实证居多，容易耗伤元气，治疗中当急速攻邪，以顾护元气。他指出："壮热无补法，辨证的确，急泻以存元气便是补"，因而"清凉剂，活幼者多用之而不疑"。

（二）顾护脾胃，蕴育生机

许氏注重顾护脾胃，他认为：精藏于肾，非生于肾，肾气虽强，可挫而败；脾胃一亏，生化之源绝，精何由生？善补肾者，当于脾胃求之。临床亦以胃气为本，如儿科用药，"遂其长养者，轻清之汤剂也，金石丸散入肠胃，是以斧斤伐之也"；其自制黄土稻花汤之构思在于"养胃之法，非寒非热，必得生机活泼，方转灵轴"。针对用药之误，许氏指出其转机在于脾胃：人以胃气为本，且与冲和之剂养其胃气，俟其胃气稍回，然后审证用药，是急脉缓受之一法，若胃气不回，药虽对症，亦难受矣。

（三）药有次第，见机而作

"药有次第"，即凡病各有一定的演变与转归规律，因此治疗有相应的程序。如麻疹之治疗，疹点隐隐未透宜升散，疹出而壮热宜降火，疹出数日后则宜养阴。然而临床疾病多常中有变，所以又必须是"见机而作，不俟终日"，方无胶柱鼓瑟之嫌。譬如儿体本不虚，忽而神困者，是正气为热邪所困，这时"人参只用一剂后，即除之"，转方泻热，"若再用人参，必助邪为患矣"。用药或循常而从"次第"，或随变而主"见机"，总要慎思明辨以求"认症的确"。

（四）时病用药，当从岁气

天时气候之变化，直接影响疾病，因而许氏认为"（时行）病之所生必于岁气者，犹枝叶之不离根本"，因之"凡时行之病用药，当从岁气，故曰'必先岁气'，治寒以热，治热以寒，湿者燥之，燥者润之，正治也；若应暖反寒，应寒反温，气之变，当从变气用药，故曰'勿伐天和'"。一方面，历年之中，当依岁气用药，譬如春令天行之婴幼发搐，在己亥之岁，上见厥阴，厥阴司天，其化为风，当以清痰热、平肝风为治；若子午之岁，上见少阴，少阴司天，其化为火，则钱氏泻心、导赤为对症之方；若丑未之岁，上见太阴，太阴司天，其化为湿，胃风、胃苓、羌活胜湿又为对症之药。另一方面，一年之中，当依时节论治。如小儿风痰一证，虽以二陈为总剂，但疏解应分四时："大概冬春之交，宜温散，荆、防、甘、桔、橘、半、生姜、杏仁、苏子之类；夏令宜清散，杏仁、牛蒡、栀子之类；秋令宜清润，枳壳、瓜蒌之类；冬令严寒，有用麻黄汤而解。"又谓："肺喜润，润之中亦有分辨，如杏仁、苏子温而润，宜于冬春；杏仁、牛蒡散而润，宜于夏；杏仁、瓜蒌清而润，宜于秋燥。"

三、临证经验

（一）小儿热病，审机论治

许氏认为"小儿之病，惟热为多"，因此凡遇火证，当辨其在何脏、经络、气分、血分，参以兼症及小儿体质之虚实而用甘寒、苦寒之味以降之，芩、连、知、柏在所不吝，效应颇佳，十中犹救五六。用药亦有法度，如热在气分，用白虎汤泻火以保元气；热在血分，用犀角地黄汤，泻火以保阴血；黄连泻心火，龙胆泻肝火，白芍泻脾火，石膏泻胃火，知母泻肾火，黄柏泻膀胱火，木通泻小肠火。黄芩泻肺火，栀子佐之；泻大肠火，黄连佐之；柴胡泻肝胆火，黄连佐之；泻三焦火，黄芩佐之。更有生地黄、牡丹皮、羚羊角、犀角清血分之火，黄芩、栀子清气分之火。

（二）小儿惊风，急慢分治

许氏认为惊风名实不符，概非因大惊卒恐以致病，指出：（惊风）非指病者而言，实指视者而言，外邪致搐，其来也急而惊人，故曰急惊，所谓"急惊惊爹娘"；内虚致搐，其来也缓而难治，医家为之心惊，故曰慢惊，所谓"慢惊惊药王"。为杜歧义误解起见，依取实予名之准则，许氏改惊风之名为发搐，急惊改为风搐，慢惊易名为虚风。治疗原则亦各有不同：风搐重在疏邪，虽不治搐，邪去而搐自定；虚风重在温补脾土，平肝之药且不必，何况镇惊。

（三）痘疹诸病，用药轻灵

儿科发病，易虚易实，易寒易热，本属轻浅，只以轻清之药令其疏达，不可乱投丸散伐其生气，尤其对于痘疹诸症。如许氏论痘科发病，循出、长、起、灌之序，血热者多，重在气血流行，推清凉之剂，如《金镜录》十神解毒汤。而在麻疹证治上，许氏认为不离肺胃两家，肺家症为喘闭，冬月发者予麻黄，夏月发者，四肢冷，予荆、防、甘、桔，从轻用药，火甚喘者，予升麻石膏汤；胃家症为烦渴，多为里热，予升麻石膏汤，对症入药，合之甘桔则肺胃两家之热解矣。然而肺家病传变较胃家病传变迅速，至麻症毒解之后，必伤阴液，总以养阴为主，宜润肺清里。对麻症之未透表者，须谨慎处理，防止生变；若表一透，则无变症。

程敬通

一、生平事迹

程敬通（1583—1662），名衍道，明歙县槐塘（现歙县郑村镇槐塘村）人。系明代新安医家程松崖之侄孙，明末新安医学代表性医家。

程敬通受家族儒医文化影响，自幼聪智超群，博学多能，儒医并修，终以医鸣世。一生以儒治医，融通各家，诊务繁忙，门庭若市。程氏既重视勤奋读书，也善于拜师求学，负笈远游，求教名贤。时闻江苏松江（今上海）李中梓医名，于1637年不远千里，前往讨教。李中梓与之交谈后，深为他的精深医理与独特见解而叹服，称曰："程氏乃余友，余不能为之师也。"同道互赏，真诚交往，促进新安医学与海派医学的交流。尝谓："如欲知医，必须好学，读书而不能知医者有之，决未有不读书而能知医者也。"唐晖称其"以日出治医，日晡治儒；出门治医，入门治儒；下车治医，上车治儒，分身以应，犹不胜其劳惫"。以治儒的精神益于治医，又以研医的诚意辅助儒学。据民国《歙县志》记载："每逢出诊，疗者丛集，衍道从容按诊，俟数十人俱诊毕，徐执笔鳞次立方，神色遐逸，了无差谬，奇验甚多。"足见程氏具有超凡的临证应诊能力和熟能生巧的诊断技艺。并且虽日诊繁忙，从不草率随诊，"但一接手，则必阅精审，反复精思，未尝有厌倦之色。其疑难者，多至盈时。惟恐少误，无惑而后动其心"。《程氏族谱》载："衍道为浙之庠生，性敏而念慈，医明而普救，活人无算"，其医名远播徽、宁两府。明末徽州名士金正希（名声）在此书序中盛赞衍道，称其"临证治疗，指脉说病，微言高论，叠见层生，虽极贱贫，必问端详，反复精思，未尝厌怠"。

程氏既是名儒，而文雄两浙；又是名医，且活人无数。其临床治病重在辨证立法，法由心传，才能依法施药，体现出儒学医家之身心合一，大医精诚之诊疗风范。其治学立论，始终遵循不宜读死书的原则，围绕由博返约，格物致知，撰编了多部实用性很强的医著手册，指教后学。

程敬通在《心法歌诀·自序》中指出："余窃信四大家之书，乃千古不易之理。苟能融通四大家之法，则天下之病，无不左右逢源，不能出其范围之外。"对著书立说，程氏持有虔诚谨慎态度，非时宜不轻易撰著，认为"自知学而不逮乎古，故不著作"。对古圣贤医著，时常怀着一颗敬畏之心，不轻易自立门说。但经多年临证摸索和治学授业体会，在整合授徒教案基础上，程氏先后编辑了《心法歌诀》《医法心传》各1卷；增补《迈种苍生司命》4卷；重校《外台秘要》40卷，皆注重临床，突出实用性。

《心法歌诀》1卷，自序于"崇祯丙子秋"（1648）（实为清顺治四年）。共设常见病和疑难重症54个，其中内科病证占39个。多数病证以七字歌诀体裁方式叙列，包含有理法方药，其中又以名方汤头歌诀为主，内容简便，朗朗上口，易于掌握。对口诀论述不详病证，又列出文字补充，方便后学者研读。

《医法心传》1卷，载病证52个，无序，无撰著年代。1989年，由歙县中医院依民间抄本整理翻印。经与《心法歌诀》内容比照分析，该本重点加强了病证的医论叙述，除对《心法歌诀》原有31个病证的辨证施治进行补充，新增以内科为主的心系、脾胃系及传染病为主的21个病证，删除了以病因为证的如中寒、中湿、气症等不适宜中医诊断的证名，体现了医家的责任担当。两书最大的特点虽同属中医普及读本，其内涵融会了各家经典论说，互为参照，"博而约之，神而明之"。

《迈种苍生司命》4卷，无作者序和撰著年份。首页无名序1篇，其载："程敬通先生名著海宇，家传兹集，标曰《迈种苍生司命》，实乃医家司命之旨。"署时为"康熙二十年岁次辛酉嘉平月之吉"（1681）。下篇有许怡庭"补录"一文，称是"书乃槐塘名医程敬通先生自著家藏秘法"。该本突出病证的医理论述，共载病证70余种。该抄本被窃若干年后，有病家邀请岩镇汪廷佑先生出诊时，被发现丢失遗书，在许怡庭与汪廷佑共同协力下，几经增补才付梓问世。

《外台秘要》原本 40 卷，由唐代王焘著。程敬通重视古医籍的研读，对几经失传的《外台秘要》尤为推崇，见此书自五代至宋刊本较少，认为"及今将绝"，于是断荤少饮，无间寒暑，经 10 年的披星戴月，于 1640 年重新校刊问世，成为当今传世版本。

二、学术思想

程敬通作为新安医学造诣精深的一代名医，一生为中医学守正创新做出了显著成就。程氏不仅传承家学，弘扬了东垣、丹溪等名家学说，践行了汪机的"益气培元固本"理论，编就成"心法"等传学读本，为新安医学的理论发展和槐塘程氏家族医学的传承作出了应有的贡献。现就几个方面成就叙述如下。

（一）创新医著编撰体裁，七言歌诀垂范后学

程敬通著《心法歌诀》，以七言体裁，创新医著，编成歌诀，叙列病证，易诵易记。实践证明，医著教案的实用性、科学性，方便了晚生的研读，为医道出人才，铺设了一条有效快捷通道，族之名医辈出，重量级医家如程应旄、程林等，脱颖而出，名彻海内。程氏仍谦逊地认为"是述古人之心法也"。名医李中梓为之序，赞曰："为医道之舟楫，岐黄之模范"，称其为"天下之神手也"。程氏编著的《心法歌诀》，要比同郡另一位新安医家汪昂编撰的《汤头歌诀》早 46 年。可以认为，前者对后者起到了启悟作用。

《医法心传》重理论，有独见，多融会贯通各家之说，实有"博而约之，神而明之"之誉。与《心法歌诀》互参运用，临证可起到事半功倍的效果。如对眩晕的论述上，提出："脑者，地气之所生。瞳人，肾水之所生。二见俱属阴，阴则喜静，故知脑转目眩，火为之动也。"进而分析指出："火盛则生痰，痰凝则气郁，气郁即旋为眩晕矣。"治以清火、导痰、理气、养血为大法。程氏的论述精准，简约有则，实为六淫、七情致眩论述的集中概括，更便捷于临床。有学者认为其立论要比陈修园对眩晕之认识约早 160 年。

（二）《迈种苍生司命》为保存清初诸多吾徽民间医生医论、验方及临证 经验等作出了历史性贡献

程敬通在《心法歌诀》《医法心传》的基础上，采集《黄帝内经》及金元四大家证治论述，增补编辑《迈种苍生司命》4卷。内容包括：诸病证医论、脉证、辨治、方剂、按语、附方及个案等，编排整体有序，理法方药俱全。同时，录用《伤寒论》《脾胃论》《医说》等名著实名方剂近300首。

综观《迈种苍生司命》，从遗失到整理出版，内容明显存在多人、不同时期增补编撰而成，其第1～3卷病证内容与《医法心传》隐含着某种相关的痕迹，二者多数病证叙文相一致，后者保留着前著诸多风格，显现出程敬通尊经典、承四大家学术之为根本。辨析其病证附增部分，所补充内容有：以"按"语，解说叙文约20条；出自《迈种苍生司命》医论、验方17条；出自"程原仲之《寸补集》"方论有20条。此外，还载有大量当时民间实名医生病案、验方等史料，如"张乾翁治湿疟兼治黄疸方、中街翁传土箭方、陆省吾先生治便血方、毕原效先生治水泻、医博黄氏世传产后生化汤"等，或医论，或验方个案共46条。另还注有"迈种主人"叙述医论、验方共8处，如在耳病篇内，吴天一内舅秘传耳聋神方下，附有"迈种主人曰：此方妙在坛底下吸铁石而耳中塞生铁，使上以气相引"，及该抄本发现者"汪廷佑先生治小儿口疮"，又用"予曾患痢，里急后重十余日"，"余以为肿胀之症，治在中宫"等，用"余"这第一人称补注共有6个条文。故序曰："外有仙方异授，海内能起死回生，简便奇特，稽附其后，亦为志道者小补耳。"可以看出这些增补内容，经多人修订而成，特别是保存了歙人程仲原的《寸补集》部分内容，为研究清初古徽州民间社会医疗状况，留存了一份极为珍贵的参考文献史料。从现存资料看，原著底本应源于程敬通，《迈种苍生司命》并非原著书名，最后该书增补刊行者，应属"补遗"篇作者许怡庭。

（三）重校孤本《外台秘要》，为保存晋唐以前的医方史料作出了重要贡献

《外台秘要》作者王焘（670—755），唐代陕西郿县人，为初唐宰相王珪

之孙。王焘性好医学，在任馆阁 20 年，得阅览宏文馆（国家图书馆）方书数千卷，采摭群书，上溯炎昊，下及诸家，而大唐以前之方，靡有遗佚，《千金要方》则居多焉。于 752 年撰刊《外台秘要》40 卷，1104 门，汇方达 6900 余首，具见其采录之广，用力之勤，诚为中医学方书皇皇巨著。

程敬通深感医学界有重医论、轻药方之时弊，有意将《外台秘要》重刊公诸海内。为了使这部"误缺颇多"的医著恢复原貌，遂及寻购诸不全宋抄本为底本，克服重重困难，节衣缩食，断荤少饮，历时十度春秋，终在明崇祯十三年（1640），使这部巨著重刊于世，成为自明至今国内通行的《外台秘要》祖本。李锦在《金匮要略直解》序中曰："歙槐塘程氏为新安巨族，代有达者。松崖、敬通以儒精鸿术，所刻王焘《外台秘要》四十卷，寿世已久。"程氏举措，对保存晋唐以前的医学史料作出了重要贡献，其中如《小品》《素女经》等南宋就已失医方文献，赖之以重现天下。

（四）为"槐塘程氏家族医学"的发展，作出了显著的贡献

明清时期，徽州依据社会发展需要，名门宗族推行了医疗保障体系，设置族医和医疗管理人员，建立了疾病预防机制等，为本族人提供医疗服务，保障族内患病者的基本生活和有效医治。有资料显示，程敬通以儒医居族，德高望重，被推举为族长，注重家族后裔的医学传承培养，重视家族文风传承，牵头修族谱，建私塾，培养可造之才。正如吴山涛在《圣济总录纂要》序中曰：程云来"少从其叔祖敬通先生，讲越人之术。先生德高望重，名满天壤，云来与之游处者十余年，尽得其真传秘授"。又曰："云来得读是书（即《圣济总录》）刻本于敬通先生所，又三十余年之久。"而洪琮序曰："吾乡程子云来，从其从祖敬通先生，翻阅是书有年，因思全书浩瀚，有不切于治者，遂纂其精要，得二十六卷，详在凡例中。"程敬通不仅培养出程云来（名林）这位医著高产的新安医家，又指导程云来重刻北宋名著《圣济总录》，并为其提供了主校本，使得这部巨著重现于世。

程敬通宣明往范，昭示来学，在其影响下，槐塘程氏世家医学数百年来，医家辈出，学术繁荣，呈现出一种罕见的族医文化的盛景。

程杏轩

一、生平事迹

程杏轩（1761—1833），名文囿，字观泉，号杏轩，安徽歙县东溪人，生于乾隆二十六年，约卒于道光十三年。程杏轩生于世医之家，其弟文苑、文泉皆为良医。他从小学习儒学，擅长诗词，阅读广泛，遍览历代名著，纂为《医述》。程杏轩研读方书多年，医术日进，约24岁时在歙县岩寺地区行医，疗效卓著。至其晚年，医术更精，学验俱丰，富有创见，医德高尚，求诊者甚众，活人无数，享誉乡里。当时人称："有杏轩则活，无杏轩则殆矣。"《杏轩医案·续录·鲍序》云："擅潘陆之诗名，工俞扁之道术。平生疗疾，多著奇效……瞩垣一方，腾誉千里。"

程杏轩擅长内科、妇科、儿科，擅治危急重症。程杏轩指出："医当医人，不当医病。"他将毕生临床经验总结为《杏轩医案》三卷，包括初集、续录、辑录，选案192例。他指出，在病人病势危重之时，须审明轻重缓急，不可见病医病，常能起沉疴重症，如"洪楚峰孝廉中脏殆证，再生奇验"案、"方玉堂翁孙女暑风惊证，详论病机治法"案。他对危急重症的预后判断也极为准确，如"方晋偕翁乃媳咳嗽成痨，预决不治"案。

二、学术思想

程杏轩深刻理解《黄帝内经》理论，明察病机，准确辨证，多使用张仲景、薛己、张介宾、吴有性、喻昌、叶天士等人治法，擅长治疗外感温热病和内伤杂病。

（一）系统整理前人理法

程杏轩用34年编《医述》16卷，采集《黄帝内经》《伤寒杂病论》及历代医书300多种、经史子集著作40余种，无门户之见，兼收并蓄，分类汇编，修订错误，"采其精当者，萃为一集"，不加按语。该书以问题和疾病为中心，论其经义、哲言、总论、论治、脉候、选案，提纲挈领，条理清晰，考证严谨，评论精要，由博返约，切合临床实用，开系统节录诸家医论之先河，"集诸家之大成，垂不刊之定论，诚医宗之成轨也"（《杏轩医案·辑录·序》），颇具文献价值。该书于1833年刊行，并被多次翻刻，为中国十大医学全书之一。

程杏轩善用《黄帝内经》和张仲景理论，指出："蔑古则失之纵，泥古则失之拘。余自业医以来，以古为师，亦或间出新意，以济古法所未及。"他擅长使用经方，并灵活加减运用。程杏轩亦擅用温补治法，擅治温病，继承了薛己、张介宾、吴有性、叶天士等的理法方药。

（二）扶正祛邪调摄情志

程杏轩指出，正虚者需注意顾护正气，用药宜平正，不可求速效。程杏轩云："邪气如贼，其来在外，元气如民，其守在中，足民即所以强中，强中即所以御外。斯证斯时，曰但驱邪，可以却病，吾不信也……请先救人后医病。"邪实者攻病当取其偏，以药之偏纠病之偏。程杏轩指出："凡攻疾之药，俱是有毒，不独附子为然，但有病则病当，彼性攻寒不逮，何暇留连作毒。……故第论用之当不当，不必问其毒不毒。苟用之不当，即无毒亦转为大毒；用之得当，即有毒亦化为无毒。"

情志之病，则不可全凭药力，而需注意精神调摄。程杏轩云："神者伸也，人之神好伸而恶郁，郁则伤神。孔圣二论，首揭说乐；佛家《般若经》，首称自在；庄生著《南华》，首标逍遥游。情志中病，未可全凭药力，务须屏烦颐养，方能除根。"

三、临证经验

（一）善用《黄帝内经》之法

例如针对咳嗽，程杏轩根据《黄帝内经》"阴之所生，本在五味"，"五谷为养，五果为助，五畜为益"，用猪肉、雪梨、粳米煮汤熬粥，让患儿啜食，"浃旬而愈"。针对病人皮肤溃烂，程杏轩根据《黄帝内经》"形不足者，温之以气；精不足者，补之以味"之论，用温补药数十剂，令患儿痊愈。

（二）善用张仲景经方

如"许妪伤寒，疑难证治"案中，用大青龙汤治疗许妪冬月伤寒；曹肖岩翁三郎麻闭危证案中，用麻杏甘石汤治疗患儿麻闭急证；"鲍宗海风寒喘嗽，误补，肺胀欲绝治验"案中，用小青龙汤加减，治愈病人风寒犯肺导致的肺胀危证。

（三）活用张介宾方剂

程杏轩灵活运用张介宾创制的理阴煎、六味回阳饮、玉女煎、大补元煎、左归饮、右归饮等方，屡建奇功。程杏轩指出："至于阳根于阴、汗化于液、云腾致雨之妙，独景岳先生得之。其所制理阴煎，及麻桂饮、大温中饮数方，真可称长沙之功臣，而补其所未备也。"如"李某阴证伤寒，见纯红舌"案中，病人畏寒发热，下体如冰，脉息沉细，程杏轩用重剂六味回阳饮得效；"洪大登痉病"案中，病人体虚多劳，气血大亏，程杏轩用大补元煎取效。

（四）善用温病学派理法

如在"陈某子感证，一体脉俱厥"案中，病人夏月感邪，程杏轩指出"此乃阳极似阴，证载吴又可《温疫论》中，所谓体脉二厥也"，用大承气汤急下；"柳圣依翁夫人热病战汗而解"案中，程杏轩指出"叶氏论温热病，战汗解后，胃气空虚，有肤冷一昼夜之说"，用竹叶石膏汤，继以扶正养阴和胃之法得愈。

（五）巧治产后病证

程杏轩认为在临床之上，不可固守成法，必须圆机活法，随机应变。如同样是产后病证，在"朱百春兄令婶半产崩晕，寒热似疟"案中，程杏轩指出："丹溪云：'产后当以大补气血为主，他证从末治之。'仿甘温除大热之旨。"而在"许静亭翁夫人产后感邪"一案中，程杏轩则发挥张仲景"热深厥亦深"之论，重用清下治疗取效。

（六）擅治急证重证

程杏轩治病以时病为多，尤其擅长治疗急性病，包括脱证、大出血、伤暑昏厥、小儿惊厥等，胎产失血大用人参，强调治疗急症需判明虚实，用药专精，直攻其本。

（七）用药轻清灵巧

在用药上，程杏轩胆大心细，用药轻灵，药味少，剂量小，疗效佳，留下了诸多有效经验。如栗壳灰治唇蚀，鸦胆子疗顽痢等。同时，程杏轩指出，临床时不可辨证不明，乱投药物。程杏轩云："予见败坏之证，自萎者十之二三，药伤者，十之七八。药本生人，而反杀人，可不惧哉！"

叶天士

一、生平事迹

叶天士（1667—1746），名桂，号香岩，别号南阳先生，晚号上津老人，祖籍安徽歙县，清代康熙六年出生于江苏吴县（今江苏苏州市），卒于乾隆十一年。叶氏世代业医，叶天士祖父叶紫帆，名时，处方以轻清灵巧见长；父叶朝采，字阳生，亦为名医。叶天士少年习儒，12岁从父学医，十四岁父殁后从学于师兄朱某，先后师从王子接、周扬俊、张璐、马元仪、祁正明等十七人，学成后悬壶苏州六十余年，堂号有"种福堂""眉寿堂"等。

叶天士治学态度严谨，深悟孙思邈"大医精诚""大医习业"等篇，指出"学问无穷，读书不可轻量也"，"固无日不读书也"，"必胸有成竹，乃可施之以方"。他坚持每日读书，每日反思临床上的得失，精益求精，百尺竿头更进一步。人称叶天士"为十全之医，四方求治者，户履常盈"。叶天士遗言云："医可为而不可为。必天资敏悟，读万卷书，而后可借术以济世。不然，鲜有不杀人者，是以药饵为刀刃也。"（沈德潜《叶香岩传》）

叶天士吸取各家之长，融会贯通，擅治时疫和痧痘等证，成功救治大量疫病病人，获得广泛赞誉，"以是名著朝野，即下至贩夫竖子，远至邻省外服，无不知有叶天士先生，由其实至而名归也"。叶天士天赋极高，态度勤勉，作风审慎，尤擅疑难重症，被称为"天医星"，一直被奉为宗师。《清史稿》称其"贯彻古今医术……大江南北，言医者，辄以桂为宗，百余年来，私淑者众"。其《临证指南医案》被评价为"无一字虚伪，乃能征信于后人"。学承叶天士者，包括其子叶奕章、叶龙章，及顾景文、吴瑭、章楠、王士雄等。

二、学术思想

叶天士继承了四大经典尤其是《伤寒杂病论》，对金元四大家体会亦深，活用后世医家学术，融会贯通，加以创新。其代表作有《温热论》《临证指南医案》《续刻临证指南医案》《幼科要略》《叶案存真》等，多由其门人整理而成，在温病和杂病治疗方面，具有极高的理论和临床价值。

（一）创立温病卫气营血辨证

叶天士在前人的基础上，总结了自己治疗时疫的经验，明确区分了伤寒与温病，划分了温疫和温病的界线，以张仲景之说为根本，吸纳了刘完素学说，提出了系统的温病卫气营血辨证体系，对温热性疾病的病因、发病、病机、诊断、治法、方剂、药物均有完整而独到的阐释，为温病学说的创立和发展奠定了坚实基础。

叶天士明确提出温病是由温邪引起的，指出"温邪上受，首先犯肺，逆传心包"。叶天士阐明了温病与伤寒的区别，指出"伤寒之邪留恋在表，然后化热入里，温病则热变最速"，并对瘟疫、疫疹、湿热、暑湿等进行了系统研究。叶天士创造性地提出了温病卫气营血辨证纲领，指出"卫之后方言气，营之后方言血"，深入探讨了温病的卫分证、气分证、营分证、血分证。叶天士结合前人论述和自己的临床实践，系统阐释了温病的辨证论治原则和方法，确定了温病卫气营血辨证体系，总结了温病诊断和治疗经验，其辨证思路成为温病学的核心理论，促进了外感热病学术发展。

（二）倡脾胃分治，创胃阴学说

而在内伤杂病方面，叶天士在脾胃病方面强调脾胃分治，提出胃阴学说。叶天士在治疗内伤杂病时，深受李杲的影响，认为"脾胃为病，最详东垣"，"内伤必取法乎东垣"。他指出，脾胃为人体元气之本，乃身之"砥柱"，治疗各类疾病都首先要重视顾护胃气。同时，叶天士指出："东垣之法，不过详于治脾，而略于治胃耳……脾胃当分析而论。"他系统阐发了脾胃分治思想，创立了胃阴学说，阐述了胃阴虚的治法，继承发展脾胃学说，使脾胃理论体系趋于成熟。

此外，他在中风病证治上倡导阳化内风说，针对络病提出了久病入络理论，倡导奇经辨治法，在虚损病证治上独具特色。

三、临证经验

（一）总结温病诊疗法

针对温病，叶天士提出了全面系统的诊察方法，通过辨察舌、齿、牙龈、斑疹、白痦，以区别温病的性质、病程和病势等，指出尤其要注意危重之象。在温病治疗方面，叶天士归纳卫气营血不同阶段治疗大法，指出应当多用清法，并注意兼夹证，提出了辛凉解表、养阴清热等治法，指出"初用辛凉轻剂"，提出湿热病治法为"通阳"，"救阴不在血，而在津与汗；通阳不在温，而在利小便"。叶天士重视寒凉药物的使用，注意保养阴液，完善了开窍、息风诸法，处方轻清灵巧，"取轻清之味，肃清肺卫"，倡导"先安未受邪之地"的"治未病"思想。

（二）从肝肾治疗中风

叶天士提出阳化内风说，指出应"缓肝之急以息风，滋肾之液以驱热"，针对肾精、肝阴虚损采用滋阴息风法，心血不足采用养血息风法，肺气阴虚采用平木息风法，脾胃亏损采用培土息风法，发展了中风病因、病机、辨证和治疗。

（三）用通络法治络病

叶天士提出"初为气结在经，久则血伤入络"，指出络病之邪隐于深处，应当用通络法，气血通则不痛，擅长使用辛味药物通络。

（四）以通补治奇经病

叶天士发展了奇经八脉辨证，指出肝肾脾胃之病，久虚不复，精血亏损，必导致奇经受损，治疗上"通补"兼用，注重调补肝肾，用药多选血肉有情之品如鹿茸、紫河车、龟甲、鳖甲等。

（五）扶正培本治虚损

针对虚损病证，叶天士强调扶正培本，博采李杲、薛己、李中梓、赵献可、张介宾等诸家之长，形成了甘药培中、血肉填精、中下兼顾的治疗体系。

（六）化用古方创新方

临床上，叶天士既选用前人成方，也自创方剂，其《临证指南医案》中收载了《伤寒论》《金匮要略》《景岳全书》《医方集解》等著作的大量方剂。他尤其擅长化用古方，扩大其运用范围，对桂枝汤、栀豉汤、乌梅丸、泻心汤、炙甘草汤、大半夏汤、黄芩汤、白虎汤、麻杏石甘汤、麦门冬汤、真武汤、甘麦大枣汤等的临床运用，有其独到心得。

程门雪

一、生平事迹

程门雪（1902—1972），名振辉，字九如，号壶公，婺源下溪源村人，现代新安著名中医学家，溪源程氏医学最为典型的代表人物之一。

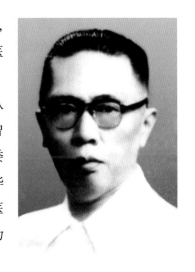

据 1979 年版《辞海》载："程门雪长期从事临诊实践和中医教学工作。新中国成立后曾任上海中医学院院长，上海市中医学会主任委员，第二、三届全国人民代表大会代表，中华人民共和国卫生部科学委员会委员。擅长中医内科，对《伤寒论》和温病学说颇有研究，为中医教学事业作出了卓越贡献。"

程门雪 1902 年出生于新安溪源程氏医学世家，父亲是当地有名的宿儒，家庭富裕。程门雪自幼时便随饱学之士学习四书五经与诗词赋曲，从而打下了根基深厚的徽州传统文化底蕴。受先贤以儒通医、儒医兼修以及"不为良相，则为良医"思想的影响，程门雪立志秉承程氏医学传统法则儒医兼攻。

程门雪的父亲名伯仪，是位晚清秀才，怀才蕴德，一生隐于诗书，无心仕途。程门雪 4 岁即随父诵《三字经》《论语》，6 岁入私塾，随晚清宿儒吴国昌之子吴伟模学习四书五经及诸子百家。程门雪天生聪慧，授之书，上口即能解其意，8 岁时便能咏梅花成句。曾与县邑老秀才同做书院卷，考取第五名，得奖学金四元。村内塾学名曰"雪中书屋"，为村内"八景之一"。据《程氏家谱》之《八景诗序》中记载："程氏世业儒，子姓之肆业者，多致力三冬，每寒窗洒雪，讲习不已，有先世立雪之风，故以雪中书屋曰之。"程门雪与族侄程雪影同窗，虽年龄比程雪影只大三岁，却大雪影一辈，因此雪影每呼门雪为"小叔"。吴伟模先生对二人"冰雪之质"甚为喜爱，乃赠送两人学名"门雪"与"雪影"，勉励二人继承先世"程门立雪"之风。

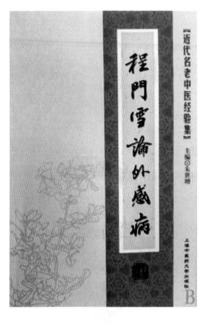

程门雪少年之时，族老程有绳已从军中告老还乡。程门雪少时体弱多病，得益于程有绳的多次医治，并为程有绳高超的医术所钦服。因此，父亲在门雪少年时即意欲让其拜程有绳为师，程有绳却笑曰："我已年迈，恐怕等不及门雪长成，况且不过半医而已。"程有绳见门雪聪慧明智，知书达礼，于是推荐门雪投师当时在上海的溪头程氏女婿汪莲石先生。由于均为族中之人，此事一拍即合。

汪莲石（1846—1924），字岩昌，号弃叟，徽州府婺源县晓起人。汪莲石自幼在祖上开设的药肆长大，药肆无人打理之时，常常亲自炮制药材，对药理性味尤其通晓。后因为自己20岁时染病，时医久治不效，加之不久父亲又暴病身亡，于是立志学习岐黄。"蒙叔父指点，崇古尊经，从《灵枢》《素问》《金匮》《伤寒》入手，融合各家学说以求其源，自力弥苦，如是者有年，而未知其学之成也。"汪师医名益噪，为研究伤寒学的名家，与孟河医派丁甘仁交往甚密，切磋医学。据曹家达（1868—1938）所撰《丁甘仁先生别传》载，丁甘仁先生"初行道于苏州，无所合，复东行之海上，乃大行。既而问业于汪莲石，汪令治伤寒学，于舒氏集注，最有心得"。中医学家恽铁樵（1878—1935）因长子病故而发愤学医，于民国九年（1920）前后求教于汪莲石先生。

民国六年（1917），15岁的程门雪怀揣医学救民兴国之梦，只身前往上海，从师于寓居沪上的新安婺源籍名医汪莲石的门下。程门雪初入汪门，就以他聪慧颖悟的秉性，很快得到汪莲石先生的青睐和口授心传，成为先生最为器重的弟子之一。在汪氏的细心指导下，程门雪潜心钻研，学验长进很快，尤其对伤寒证治的体验深刻，其悉心揣摩，辨证施治，并针对临床病人大都来自劳苦民众的特点，多以大剂方药出入，从而形成了程门雪早年临证用药以骠猛见长和祛病之法大刀阔斧的风格。

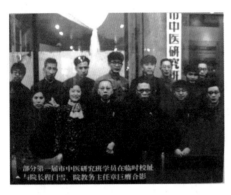
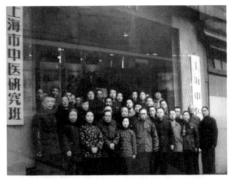

部分第一届市中医研究班学员在临时校址与院长程门雪、院教务主任章巨膺合影

由于时年已近七十的汪莲石先生年事已高，加之诊务繁忙，经汪莲石推介，程门雪到了孟河学派代表人之一、常州籍沪上名医丁甘仁的门下继续拜师学习，并作为丁甘仁先生创办的上海中医专门学校的首届学生就读于该校。丁甘仁先生为常州孟河（费、马、巢、丁）四大医家之一，信从苏州吴门医派的叶、薛的温病学说，且与新安寓居沪上名医王仲奇过往甚密，常聚交流、会诊，商讨医案，被当时上海医界同仁并称"丁、王二氏法古有训，又能够自出新意"。正可谓名师出高徒，程门雪受汪莲石、丁甘仁等大师级导师的教诲与影响，十分重视理论与临床结合，融汇古今，学以致用。

1921年，19岁的程门雪以优异的成绩毕业，并被上海中医专门学校留校任教。不久后又担任学校教务长兼任沪南广益中医医院医务主任，从而初步实现了他立志振兴祖国医学之梦想。程门雪身兼教学与医务，培养后学与为民祛病两不误，最大限度地发挥着自身的潜能，游刃于二者之间。他擅长临证，博采众长，融会贯通，取精用宏，疗效显著，社会影响力逐步提升，医名渐噪，以致很多的富贵人家、名门望族也慕名而来求诊。根

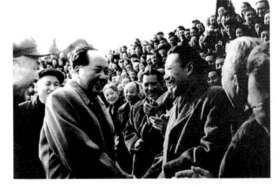

据部分人群的体质"易虚易实"特性，善于通变的程门雪又以张仲景、叶天士、丁甘仁的平淡之法辨证遣方，结合临证，反复研读揣摩仲景的《伤寒论》《金匮要略》以及叶天士的《临证指南医案》等经典医籍医案奥旨，每求新意即加以诠释与按评，承继和运用丁甘仁临证遣方平淡之法，逐步形成并奠定其自身以简洁轻灵为主，善于复方通变之法的新安程氏医学临证特色。

新中国成立后，在党和政府的关怀下，程门雪出任上海第十一人民医院中医科主任；又于1956年出任新成立的上海中医学院的首任院长；还先后担任了上海中医学会主任委员、华东血防小组成员、上海市卫生局顾问等职；并当选为第二、第三届全国人民代表大会的代表，曾多次受到中央领导人和毛泽东主席的接见。

程门雪先生是新安著名的中医临床家，其博采众长，刻苦钻研，取精用宏，灵活通变，治病认真，作风严谨细致，融汇古今，处方简洁，用药精当，尤其擅于糅合若干成方，撮其主药，以温散、疏化、宣导、渗利、祛瘀、清利诸法兼备，攻补兼施、寒热兼用等治疗久治不愈的疑难杂症，且疗效显著。尤其是到了中晚年，他常常接治久治不效的疑难病病人。针对病人虚实寒热错杂、病情复杂的情况，程门雪集多年临证之经验，并一改早期临证遣方的剽猛风格，而以简洁轻灵为主，制定出一套"复方多法"的治疗方案。根据病证主次、标本等具体情况，先后逆从处治，从而提高了临床疗效。在应用复方多法治疗时，他往往取古方、经方之意而不用其方；或用其方而注意小剂量调理；或重药物配伍监制，总以祛邪而不伤正、扶正而不恋邪为目的，使不少病人逐步得到恢复。程门雪清廉高洁，恪守礼仪，专注医道，毕生致力于中医临床和教学工作，对伤寒、温病学说有深邃的理论造诣。

程门雪一生热衷于祖国的中医药事业，治学勤奋而严谨，竭力倡导中医药事业的继承与弘扬。其教育学生首先要在继承上狠下功夫，强调没有继承就谈不上弘扬。引导学生多读经典，抄方写案，学以致用，理论联系实际，为我国的中医教育事业培养后学和学术争鸣作出了积极的贡献。

二、学术思想

程门雪在中医学术上有着很深的造诣，对古今医学经典名著和历代各家学说研究颇深。其主张破除门户之见，兼收并蓄各家之长，反对对前人论著未经深入钻研即妄加评议的不良学风。提倡读书在"化"字上下功夫，以达到能用而不为所惑的境地。

（一）重视经典原著，强调去芜取精

程门雪十分重视对古籍原著的批注，曾反复批注《伤寒论》《金匮要略》等经典医籍，提倡以认真审慎之态度进行推敲，反对急于求成，"愈欲速而愈不达"。程氏认为人的见解会随着时间的推移而起变化的，有当时以为是而后来以为非的，也有当时以为非而后来以为是的。其曾列举《伤寒论·辨厥阴病脉证并治》："伤寒六七日，大下后，寸脉沉而迟，手足厥逆，下部脉不至，咽喉不利，唾脓血，泄利不止者，为难治，麻黄升麻汤主之。"庚辰批："麻黄升麻汤之误甚明……方杂不纯，药不符证，其非真无疑。"五年后乙酉批："前谓此方之误甚明，今觉不然，记于下：此证上热下寒也。因大下之后而至于手足厥逆、泄利不止、下部脉不至，其为下焦虚寒当温之候甚明。所可异者，则咽喉不利、唾脓血一症耳。夫唾脓血可见非虚火迫血之故，与阴盛格阳者不同，况此方合症，更可知矣。此乃簿陷营、寒束热郁之故。故以升麻升提之，石膏、知母、黄芩清之，天冬、玉竹润之，一面更以当归、芍药、桂枝、甘草治其手足厥逆，脉不至，干姜、茯苓、白术治其泄利不止，仿当归四逆、理中之意也。不用附子者，防唾脓血之上热耳。辛凉清润治其上，温通止利治其下，复方亦费苦心，其药似杂乱而实不杂乱，纵非仲师方，亦后贤有得之作，未能一概抹杀也。东垣治吐血有麻黄人参芍药汤一法，即此方上一半之法，可知世固有此等证。然则上实下虚之证，又安能必其无耶？柯氏未之思，遽下断语，不当也。乙酉读此条，得其解，因记其大略于旁。学无止境，勿遽自以为是也，观此可征。"

程氏强调学习中医学应当是在批判中寻找继承，在继承中还须批判。渊博的中医学术中每一部分都有精有芜，对中医学术不要妄自菲薄。不但要继承，而且要发扬，应从取其精华方面着手来去其糟粕。主张对古代经典论著应根据临床实际选择所需要的东西，反对生搬硬套。如《黄帝内经》中的运气学说，每年的寒暑燥湿、太过不及，确与人们的发病有着密切的关系，但

是靠子午卯酉、甲乙丙丁来分配五运六气，对人与自然关系是有距离的。其认为五行学说的"亢则害，承乃制"，尤其是"制则生化"很有应用价值，对许多慢性疾病的治疗是起指导作用的。

（二）主张摒弃门户，综合运用"寒温"

程氏一向主张摒弃门户之见，强调广纳各家之长。其曾说过："局方有局方的好处，丹溪有丹溪的好处，景岳有景岳的好处，赵养葵也不是一点好处都没有的。而徐灵胎、陈修园也各有他的好处。譬如徐灵胎批评人参，喻嘉言赞成人参，徐是以清通为主的，他反对的是滥用人参，喻是主张扶正祛邪的，他主张用参，是与疏利药同用。"程门雪对明、清各家温热学说研究颇深，对叶天士学说致力尤勤，体会最深。其对叶氏的辨证和用药规律阐发极多，并得心应手充分运用于临床，但仍很注意检查自己在学术上是否会走向片面。他曾说："我对阴阳五行学说是重视不够的，但许多人认为我对阴阳五行学说太保守，这等于我对伤寒论很重视，许多人认为我是温病派一样，主客观不一致，溯其原因，当然是主观方面自己努力不够，同时客观方面或者也有了解不够的地方。"

程氏对伤寒与温病之争，不仅强调统一，强调综合运用寒温二说，而且还提出许多具体的独特见解。首先明确指出"伤寒是基础，温病在伤寒的基础上有较大发展""卫气营血辨证是六经辨证的发展与补充"的观点下，进而论证说："伤寒用石膏、黄芩、黄连清热，温病也用石膏、黄芩、黄连清热，没有什么不同。但是温病在伤寒的基础上发展了一个清气热的方法，如金银花、连翘之类；发展了一个凉营清热的方法，如鲜生地、犀角、丹皮、茅根之类。伤寒用下，温病亦用下，不过有轻重、早晚之不同。在神昏谵语方面，温病与伤寒就大不相同了。伤寒谵语多用下，温病增补了清心开窍法，如紫雪丹、至宝丹、神犀丹一类方药，是非常可贵的。"还说："温病偏重救阴，处处顾其津液；伤寒偏重于回阳，处处顾其阳气。救阴分甘寒生津，重在肺胃；咸寒育阴，重在肝肾，更是一个发展。而叶氏的救阴方法，往往从伤寒反面而来，他用阿胶、生地、菖蒲、童便，也是从伤寒论的白通汤脱胎而来的。"程氏认为伤寒温病有可分也有不可分的，但可以统一综合运用。

他曾说："关于伤寒与温病的统一问题，我至今仍保留我个人的看法。从前对立的看法，不外几点，一说伤寒从表到里，是由皮毛侵入的；温病之气，不从皮毛，主要是从口鼻吸入的；因此，伤寒表病之转移，总因表不透或失表早下所致；温邪忌表，只宜清透。一说伤寒足经病多，温病手经病重，伤寒从表入里是横的，温病从口鼻入是竖的，横的分表里、半表里，竖的分上中下三焦，在理论上是有区别的。但是麻黄汤就有麻杏，麻杏不是手太阴肺经的药吗？伤寒首先讲调和营卫，调和营卫不是指上焦吗？转阳明不是中焦吗？转三阴不是下焦吗？温病的栀豉白虎，就是伤寒的太阳阳明的方法，有多少区别呢？区别的是温病学说补充了伤寒所不足的许多方法。"进而程氏提出："寒温二气的不同是可以注意的，寒伤阳，所以伤寒刻刻顾其阳气；热伤阴，所以温病刻刻顾其津液。伤寒热化迟而变化少，温病热化速而变化多"，"既不可能肯定一病之来是伤寒或是温病始终不移，两所用的药物，也是互相错综同用的"，"见热化快而阴伤的，必须从温病学说考虑伤阴；热化迟或反见虚寒症状的，必须从伤寒学说考虑伤阳"。灵活运用，不拘一格，在临床实践上确实是如此。

（三）学倡深广，尤重运用

程氏一生博览群书，谦虚好学，晚年学识与经验并臻上乘。治疗疑难、危重病人辨证精细，分析周密，立方遣药多甚精当。程氏强调于浩如烟海的古籍中力择其适用于我们所遇病例宝贵的理法。他曾不断赞叹："中医一门，要学的东西太多了。脑子里放不下许多东西，我过去主要搞临床治疗的，只要选择我所需要的知识、有用的，这是我当时的主导思想。"程氏常以《黄帝内经》的基本理论指导其临床实践，每每能出奇制胜。如曾治一妇女，素体丰满，去夏浴身时汗出淋漓，浴后骤受风袭，遂即汗出不止、恶风，兼有胃纳不香、胸闷，苔薄，脉濡。即予黄芪、桂枝、白芍、煅龙骨、煅牡蛎、炒白术、鹿衔草、泽泻、陈皮、春砂壳、淮小麦、糯稻根须。服药五剂，诸症大瘥，续于五剂，基本痊愈。此方用鹿衔草等药即取自《黄帝内经》方。他虽自称对"五运六气"的兴趣不大，但对《黄帝内经》的七篇大论认为精辟的内容很多。如六元正纪大论说的"木郁达之，火郁发之，土郁夺之，金郁泄之，水郁折之"等原则在临床治疗上起到极大的指导意义。对其他各论，如痿论、痹论、热论等，程氏认为都有很多好处，大多数是从实际经验中得出来的，值得我们注意学习研究。程氏对《难经》亦甚重视，认为《难经》可以补《黄帝内经》之不足。他曾说："我有许多地方就是服从《难经》不问《内经》的。"他不同意"《难经》是伪书"的说法，指出"书都是前人的经验总结，只问好不好，不问真和伪"。认为二十二难和三十二难基本上解决了是动所生和气血营卫问题，对指导治疗有其积极的意义。

程氏对后世各家学说均十分重视，并将它们与《黄帝内经》《伤寒杂病论》《金匮要略》联系起来研究。他曾说："从后世各家学说中，逐步体会内经的好处。"程氏非常重视对历代医案的钻研，认为医案是反映临床经验的"教材"，如无各家医案作借鉴就会陷入见浅识寡、遇到困难束手无策的境地。他还指导说："对自编的医案尽说好的，我相当怀疑，别人编的不经选择的比较可以看出问题。譬如《王旭高医案》很好，叶天士更好。王孟英的比较灵活，吴鞠通的比较着实，徐洄溪的没有药看不出问题，《寓意草》广开思路是可以的，但不要迷信。我阅读古人医案，对许多特殊的治法，最感兴趣。"

（四）细析理法方药，着眼化而活用

程门雪对诸理法方药都加以认真研究，不仅理解精深，而且反对生搬硬套，始终着眼于一个"化"字。

程氏对许多治法都有精辟阐述。他曾说："热病可以表里同治，解表时必须清里；而寒病则不宜表里同治，应先温里而后解表，温里药不致妨碍外邪而有托邪之功。"又说："温病单用或重用苦寒药的时候较少，因为苦寒药用之不当往往容易伤阴。"温病往往挟湿，湿重时唯一办法是重用苦寒药，因为苦能化湿、寒能清热，这显然是对前人表里关系的发挥。

程门雪遣方不拘一格，除善采众长外，还力求善于变化。他曾说："有人治湿温胸痞用泻心汤，舌苔转焦黑，神昏而恶化。其原因就是不了解伤寒的用泻心都有下利清谷、腹中雷鸣的见症，所以干姜、生姜无害；如果不大便的胸痞苔腻也原方照搬，怎会不出毛病呢？所以辛开苦泄也要看病情，不能

拘守成方。"程门雪曾治两个类似膈症的病，一个是忧郁气结而引起的，胸闷作痛，时时噫嗳，脉沉弦涩，便秘不通。其用心悟启膈见好不愈，进一步用四磨饮法，人乳磨沉香，和入前方而瘥，即乳金丹也。一个是食入脘中刺痛，饮热汤则更甚，呕吐不能纳，脉亦沉弦涩不流利，始用启膈不效，四磨亦不效，改以瘀血着想，用韭汁牛乳加桃仁、丹参、郁金等少效不瘥，适阅《医醇賸义》，见治膈九方原方内有张都加麝香，联想到叶天士治血淋用虎杖散有效，即虎杖草、麝香两味，彼而有效，此亦或然，遂加麝香一厘冲服，果然效果显著。

程氏对处方的用量主张轻灵，反对大剂量用药。其曰："对于处方的分量，当如东垣法宜轻不宜重。我对处方的剂量，是主张轻而不主张重的。药物的作用，是导引，是调整，是疏通，所谓'四两能拨千斤'是也。东垣用每味数分至一二钱而取效姑且不谈，譬如现在热病常用的至宝、紫雪、牛黄等丹丸，不是仅用数分而效果显著吗？以上例彼，即知用药过重完全是浪费的。"

二、临证经验

程门雪善于将《黄帝内经》《难经》理论和"伤寒温病"学说综合运用于临床实践，对多种外感热病及诸多内、妇疑难杂病均有独特疗效。其善宗叶天士法则而化裁之，往往出奇制胜，药到病除。

（一）擅治温热重症

程门雪一生治外感重症甚多，能攻能守，善于应变，以稳扎稳打著称。他吸取叶天士学说精髓，灵活应用于温热重症。其能掌握各症的全局轻重缓急变化，用药进退有条不紊。其指出："凡治外感如无痰浊湿热瘀滞之类，则'体若燔炭，汗出而散'，不致迁延时日；如有痰浊湿热瘀滞内外合邪，则病必纠缠难解，因而必须详细审证，才不失治疗时机。"程氏对春温重症尤擅于透法，初期每以豆卷、桑叶、甘露消毒丹等以清热透气；中期用鲜生地黄、鲜沙参、豆卷、桑白皮、牛黄清心丸等以气血双清；极期撤去豆卷、桑叶等气药，而加入鲜石斛、玄参、鲜菖蒲，改牛黄清心丸为至宝丹以清营开窍兼防痉厥，病情转危为安后则用鲜沙参、鲜石斛、玄参、桑白皮、川贝母、象贝母、竹沥等以养阴清肺化痰，后期则撤去鲜石斛、玄参而用天花粉、芦根等善后调理。对湿热之证，尤善以苔腻厚薄定湿之多少。苔腻在舌的前、中、后部位上、中、下三焦，以色白为挟寒、色黄为化热、色灰或黑为热盛；舌质红为阴伤、质淡为阳虚，参以问诊，口腻、口淡属湿，口干属热，湿多于热则口甜，热多于湿则口苦。于湿热互阻之证，每以小柴胡汤、泻心汤、三仁汤合法应用。程氏还指出："胸痞的主要原因是湿热痞结。三泻心汤中，干姜配黄连、半夏配黄芩，辛开苦降，是治胸痞的主药。参、草、姜、枣是理中之意，可以随症加减。对阳证阴脉的患者可以原方照用，对一般热度较高患者就要注意加减。"

（二）灵通辨治咳喘痰饮

对咳喘痰饮一类病症，程氏在总结前人认识的基础上，作了很多发挥，在综合运用有效方药中取得显著疗效，为当代医家所称道。其善以小青龙汤合射干麻黄汤治支气管哮喘、慢性支气管炎。他认为射干利咽喉、消痰涎，是对症的要药。但要止其痰声，须先宣利肺气，故常用麻黄、细辛、紫菀、款冬花、辛夷、百部等以宣肺止咳。他认为慢性支气管炎在临床上纯寒宜温者有之，温而兼清者亦有之，纯热宜清者就很少。还认为痰饮为水寒之邪，痰饮之疾多见年老或体虚之人，大都恙久根深，不仅须干姜、半夏、厚朴、紫苏子等温化之，多宜用鹅管石温肾纳气，或更入紫衣胡桃、五味子、坎炁共奏其功。阳虚较著者，还每仿阳和汤加以熟地黄、麻黄、鹿角霜、白芥子等药。对饮从热化者，则以温清并用法，常予定喘汤。对老人体虚，喘甚而咳嗽、汗多者，还每用生脉煎化服《太平惠民和剂局方》牛黄丸一粒。

（三）治胃病疗效独特

胃病种种，往往虚实寒热夹杂，每需标本同治、气血兼顾，选方用药尤需深思熟虑。程氏对此皆能左右逢源、灵活应付，因而常获独特疗效。如对胃痛、嘈热、呕吐酸水、畏寒无力者每以仲景乌梅丸加减治之，认为乌梅丸苦辛酸同用、寒热并投，除有驱蛔杀虫功用外，可据寒热偏胜而加减之，以治肝胃胆经寒热夹杂、胃脘胀痛、灼热、呕恶酸冷清水等症。对肝胆热盛挟胃热上升之脘痛、目热、口疮、眩晕、呕恶者则选用枳实栀子豉汤、左金丸、栀子厚朴汤等清上宣中兼疏肝和胃之法。若气机郁滞、脘痛背寒者则除用苏梗、荜澄茄、娑罗子、川楝子、延胡索、佛手柑等疏肝和胃为主外，还常加入桂枝汤以调和营卫。对脾失健运、胃气不和脘痛、便溏、胃纳不馨者则重于调理脾胃，常予香砂六君子汤配左金丸治之，其中木香与左金丸中黄连相配可实大便，这也是程氏左右逢源配伍之一法。对脘痛而胃反呕吐者，程氏则每以旋覆代赭汤和胃安中，还每配以左金丸、煅瓦楞、白螺蛳壳等并治肝经火郁。对胃病疼痛诸症平复后，程氏又常以归脾之类善后，他认为调补气血颇为重要，养血可以柔肝而减少肝之横逆，补气可以健脾能御肝之克犯。

（四）审因精细治不寐

不寐之症可由多种病因病机所致，程门雪以其审因精细、辨证分明每获良效。如其治不寐而胸闷、心悸不安、时噫、纳食不香而久治不效者，给予半夏秫米汤、温胆汤、三仁汤合方和胃化痰湿而获效。程氏分析道："胃不和则卧不安"，其胃不和者包含胃有湿热、痰浊、积滞以及肝胃不和等，治疗时必须分别主次，注意兼顾。又如其治日久不寐而口苦、舌麻、后脑热痛者，给予黄连阿胶汤化裁而愈。程氏认为，对心阴不足、心火有余者仍当以滋阴为主，着眼于治本而兼顾其标，当用黄连阿胶汤加减，黄连用量宜小，当防其苦从燥化，与阿胶同用以得其滋润，与枣仁同用以得其酸制。他主张补心宜用酸，强心宜用辛，故归脾汤、补心丹等方均以枣仁、远志相配，远志交通心肾，解郁开结，辛而不猛。对眠少梦多、心营不足若无心烦不安者常用归脾汤而取效。而对有心烦不安、胸痞不舒者多以泻心汤法治之。若神志不宁，精神失常则又以百合地黄汤合甘麦大枣汤调治。程氏认为，不寐原因颇多，其属于心经者约分烦躁和惊怯两类。烦躁不安而乱梦纷扰者属心营不足、心火有余，用药以清营汤、酸枣仁汤、黄连阿胶汤等为主，而以黄连为清心的上选；虚怯不安而梦多惊噩者属心气不足、心阳不振，用药以桂枝加龙牡汤、补心丹、磁朱丸等为主。《本草新编·十剂》中的重剂，即所谓"重可去怯"的金石类药适用于此症，常用的如龙骨、龙齿、磁石、紫石英等即是。

程氏治病用方，或攻其重点，或复杂而治，有其很多独特见解。正如程门雪先生所言："我对复方的看法，先后是不同的。起初我是赞成罗罗清疏、理法俱足的方剂，后来逐渐有所转变，如小续命汤、麻黄升麻汤等亦粗解其妙。对处方的攻其重点、照顾一般的认识，我所体会的攻其重点的看法，大概有三种，一是致病的主因，二是疾病的主症，三是病症中比较易于解决的弱点，以便逐一击破。但是这还是一般易治的病症，对于真正顽固的复杂重症，一切可能用的方法均已遍投无效，实不能不另寻出路。历来所见各地各家用方，每数十味之多，粗看不惯，细思之亦实有苦衷，所谓不得已而为之者也，每用之亦有效验。出乎常例之外，因思昔人论本草引经文：'五味入胃，各归其所喜攻'一语，果如所说，则寒热温凉、攻补、气血、升降，各行其道，亦大有可能。复杂之症，复杂之治，亦是一法。"

程门雪先生毕生笔耕不倦，著作颇多，为后世留下了许多珍贵的资料。编有《金匮讲义》，后经修订，出版为《金匮篇解》及《伤寒论》批注手稿数种，并撰成《伤寒论歌诀》出版。先生还精细评注喻嘉言《温症朗照》《尚论后篇》，批注各种版本《叶天士医案》。已出版的著作还有《校注未刻本叶氏医案》《妇女经带胎产歌诀》等。其1932年至1971年期间的诊疗验案《程门雪医案》经后人整理于1982年出版。

程门雪先生还十分嗜好诗词、丹青、金石与书法，其以"万花如玉"法画梅，颇能得其神韵。书法则从《史晨碑》《张迁碑》诸汉碑下手，笔力之健，萧鹤难敌。其所著《书种庐论书随笔》《晚学轩吟稿》及由其高足何时希辑《程门雪诗书画集》等，被国画大师王个簃称许"不以诗名，而境界高雅，时手鲜有其匹"，可见程门雪清雅高洁的品性和广博深邃的文化底蕴。美国哈佛大学博士劳格文教授对"新安婺源程氏医学"十分关注，专程来婺源做过考察，并由衷地感叹说，"新安程氏"堪称儒医的典范。

方乾九

一、生平事迹

方乾九（1876—1961），字肇元，早年又称近洲，歙县岩寺镇虹光村忠堂（今属徽州区）人。近代新安医学代表性医家。

方乾九自幼随舅父到江苏兴化学徒习商，20 岁时经舅父介绍，拜兴化名医苏成斋为师，三年师满，返乡开设诊所，悬壶行医。方氏生平治学严谨，白天忙于诊务，夜则潜心研读诸名家医籍，遇夏月昼长夜短，为防止蚊子叮咬和读书时人易发困，仿古意，常双足置水缸中，诵读至深夜。碰到疑难文辞，求教于乡贤长辈，医术日进。对"读书而不能医者有之，决未有不读书而能医者"这句名言，有着深刻的理解。临证善于慎思，一丝不苟。遇疑难重症，从不轻易处方，必查阅医籍，沉思得妥，然后制方处药。

方乾九 1934 年任如皋中医公会监委主席。抗日战争中为负伤难民免费治疗，并赠送医药。乾九擅治内科杂病，尤精调治肺痨咯血，人称"忠堂肺科"，称其为"忠堂先生"。由于父子二人长期在忠堂行医，名旺声扬。方圆百里的百姓一遇疑难重病，便用竹床木椅作为担架，将病人抬至忠堂就诊，候诊厅往往挤满了病人。久而久之，当地遂形成一口头俗语"抬忠堂"，足见人们对"忠堂先生"仁术济世的笃信。这句专用俗语，已传载着"忠堂肺科"兴旺的历史。忠堂先生对于穷苦病人也从不收受诊费，时而还赠药，承续良好医德家风。有无力支付医药费的乡邻病人，常自捕些活鱼，偷放方家鱼池中，以报答援手救助，至今仍流传着"鱼报主恩"的佳话。

1950 年，方乾九出任歙县医师联合会监委。1952 年，参加歙县岩寺区联合诊所，耄耋之年仍坚持门诊。晚年尤重舌诊，潜心脉理。察脉诊病，心神贯注，名噪皖、江、浙、赣，慕名求医者络绎不绝。先后师从求学有：方建光和方在之、方詠涛、殷巨宾、方建民、胡文田、丰文升、丰文涛、丰仁贤、罗仲祥、张洁扬、巴坤杰等。一生授徒 37 人，众门生皆学业有成，名术双收，成为近代新安医学流派之栋梁。

方氏一生诊务繁忙，未暇在学术理论建树，但与多数临床医家一样，着重于临证经验的积累，心系病案的整理传习，生前著有《临证医案》，又叫《忠堂方乾九医案》未刊稿本。据有关资料记载，20 世纪 70 年代末，歙县卫生局编辑印制《方乾九医案》内刊本，但至今未见该本。现所见是用毛笔从右至左竖行楷体抄写本，该抄本"十一集"（一册），共录方脉 93 帧。从方脉病人姓名、地点、就诊日期等信息记载，该未刊本医案应为民国时期所留案例，为乾九亲撰稿本。"忠堂肺科"百余年的兴旺基业，三代人的勤奋经历，见证了近代新安医学的发展。一门之下，名医辈出，故而成为新安世医家族学术链上传承的佼佼者。子方建光和方在之、侄方詠涛等承其业。

二、医学成就

（一）树品牌，创特色

方乾九为医一生，勤奋好学，获验颇丰。对影响百姓身心健康的四大症之一肺痨，精心研究，积累了丰富经验，采用中医中药治疗，取得一定的疗效，在百姓中创立了"忠堂肺科"中医品牌，给予了病人树立战胜肺痨的信心。从所留《临证医案》部分遗稿来看，咳嗽咯血处方 11 张。经方脉分析，我们体会到，方乾九肺痨辨治特色，主以清络保肺法则贯穿于整体辨治思路中，再结合体征对症治疗。他认为，症多有慢性咳嗽史，若阴虚肺火内炽而致肺络迸裂咯血，治则须以祛瘀生新、固络止血与清肺化痰止咳并施。处方用药止血常用仙鹤草、藕节、白及等；清肺火用元参、牡丹皮、生地黄、甘菊、山栀子等甘寒药物；用杏仁、紫菀、款冬花、贝母、瓜蒌皮、旋覆花等以化痰止咳，咳止才可减少肺络损伤，避免暴涌。当咯血止后，重在治其本，则需易以养阴保肺滋肾、培土生金药物予以调治，常用野茯苓、川石斛、琼玉膏、白芍、南烛、山药之类养阴滋肾药物。对纳差、消化不良等，常用谷芽、六曲、薏苡仁、扁豆衣等健脾开胃，培土生金；痰出不畅用冬瓜子、丝瓜络、瓜蒌衣等化痰排脓。方乾九还善于运用川郁金为君药，起到行气解郁、祛瘀生新作用，配伍甘寒清肺、祛瘀生新固络之剂，迅速扭转大咯血症状。对病情重者，要求日服药二剂，一日服四次，及时止血。病久肺肾阴虚，津少乏供，故需以养阴保肺、滋肾生津合法，以改善肺肾阴虚，恢复肺脏清肃功能。早期感染大量咯血，首应祛邪、固络止血，采用清肺化痰、退热固络之剂。由于反复咯血，络裂难固，气阴两伤，阳失外护，自汗频泄，则需用人参、黄芪益气固表，以防虚脱，再予化痰止咳，保肺益肾，培土生金，以弥补空洞。这在当年无胸透等检查条件下，仅凭经验判断来治疗，可见经验医学显得十分重要。

（二）传技能，育人才

方乾九医术精湛，医德高尚，百姓赖以为生，在当地享有较高的声望，因此，邻近有志求学者，纷至沓来，侍学随诊。临证 60 余年，求学者计 37 人，师其学，成为当时歙之邻近习医者之最大理想。不仅培养了一大批中医人才，还扩大了基层医疗从业人员比例。如今"方老到底带了多少学生"，仍是吾医界探讨的话题，也成为新安近代授徒人数无人超越的界线。现将代表性名医介绍如下。

方建光（1900—1968），字与衡。方乾九长子。14 岁随父习医，师满考入杭州省立医专，23 岁返里行医。临证亦精治肺疾、臌胀等内科杂症，与其父同被称为"忠堂先生"。1952 年，任岩寺区联合诊所副所长。1956 年，受聘为安徽省防治血吸虫病研究委员会委员，任歙县血吸虫病研究组副组长，同年调省立医院中医科任主任，后兼任安徽中医学院教师，并两次出席全国中医药学术交流会。

晚年注重于研究慢性肾炎、晚期血吸虫病中医治疗，临证多有创见，多次被评为先进工作者。"文革"时期，受到冲击，曾被囚回家乡批斗改造。1968 年，调入淮南市保健院任职，同年在位病逝。著有《诊疗随笔》一册，"文革"期间遗失。当地门人有张祥霖、许维心等，皆有医名。

方锦筠（1915—2007），方建光之妹。自幼随父方乾九学医数年。出师后，先后在家乡和杭州开设"真无医室"，坐诊行医。50 年代定居杭州，先在杭州协和茶厂职工特约医疗保健单位任中医，后在杭州市第三人民医院中医科工作至退休。

方詠涛（1903—1979），字起沂。方乾九二哥之子。幼读私塾 8 年。1918年至 1923 年，随父至江苏海门中孚典业学徒，因困于哮喘（肺病）屡发，遂于 1923 年至 1931 年，返乡随胞叔（方乾九）学医。詠涛天性聪颖，精研医典，又得叔父真传，医技日精。1932 年，在屯溪柏树街设寓行医，擅内、妇、儿科等，名播开化、淳安、婺源等地。新中国成立后加入医联会，1951年组建屯溪市联合诊所，兼任第四联合诊所（位于老街入口牌坊处）所长。1958 年，联合 6 家诊所组成屯溪市综合诊所，出任所长。1959 年，成立屯溪市中医院，任门诊部负责人。1962 年，应聘徽州行署医院名誉中医师。先后任休宁县、屯溪市人大代表、政协常委，徽州地区中医学会副理事长等职。1976 年，屯溪市中医院组织编印《方詠涛医案》，其部分妇科医案，曾被全国高等中医院校第四版教材《中医妇科学》收载。

方詠涛一生授徒，杭州 8 人，屯溪 5 人。一门皆为医，次女方瑾英承其学，在黄山市中医院内科退休。儿子方元勋，主任医师，曾任黄山市医院儿科主任、副院长等。

方詠涛一生乐善好施，济世利人，待病人如亲人。抗战期间，方詠涛的医寓救治了无数难民，其诊费全免，有的还要资助生活费，体现了医者仁心的情怀。"文革"内乱严重时期，医院停诊，方詠涛只得在家诊治病人。中医院大门复开，方詠涛将数百名病人的挂号费、诊费分文不少地交给了医院，公私分明，不为利所困。每当夏季，其诊室必备有两个竹垫子，一位病人就诊走后，必为下一位病人调换竹垫，为病人消暑纳凉，细微之处尽显真情。这种优良作风，一直在其学生中传承，成为坊间佳话。据《屯溪区志》载：（方詠涛）弥留之际，仍惦念应约的复诊病人。

方瑞英（1931—），方詠涛长女，教授，受医学世家之影响，1953 年，毕业于浙江医科大学药学系，留校任教。曾任药学系药理教研室主任，中国医学科学院浙江分院药物研究所所长，兼任浙江省药学会副理事长，《现代应用药学》杂志副主编。科研成果"草药肌松剂八角枫的药理与临床研究"获卫生部及浙江省科委优秀科研成果奖，国家级新药"长效睾酮制剂——十一酸睾酮注射液"经卫生部批准投产。1976年，主持编著《方詠涛医案》。合编有《药理学实验》。2017年，由方瑞英牵头，浙江几家大型药业捐款，成立"浙江大学药学院方瑞英基金"，支持浙江大学药学院学科发展，资助学院高级人才、紧缺专业人才的培养等。忠堂之优秀家风，方氏之助学精神，仍然在传承，在社会上发挥着重要作用。

巴坤杰（1924—2005），歙县渔梁枫树山人，教授，硕士研究生导师。出身于新安中医世家。15岁，又受业于方乾九门下。生平勤奋好学，寒窗苦读，深得新安医学之精华。1951年在皖南卫生技术人员培训班学习并结业。1959年毕业于安徽中医进修学校。先后工作于歙县医院、安徽中医学院方剂教研室，直至1986年退休。著有《方剂学问难》《食物疗法》《中医临床手册》等著作。1978年被评定为中医内科学副教授，1986年被评定为教授。先后任安徽省政协第四至第六届委员会委员及常务委员，省政协文教卫委员会卫生组副组长，中华方剂学会理事和顾问，省中医分会理事和顾问，省高校教师职务评审委员会中医、中药、中西结合学科评议组组长，全国首批中医师承导师等职。曾多次获得省、学院表彰。

巴坤杰对中医顽疾研究深入，疗效显著，以精湛的医术抢救过无数病人，在中医界享有盛誉，被国务院批准享受政府特殊津贴。子巴执中承其学，由其主持研究开发的"慢咽宁""中草药保健鞋"，成为安徽省优秀新产品。

此外，方乾九不保守，不拒外，广纳可育之才，不同身份学者皆愿聚其门下，聆听教诲。如起源于清中后期的新安医学世家之名医殷巨宾，不计门户，择善求师。再如丰文涛、丰文升兄弟二人，先后皆受业其门下。丰文涛早年成名，病故后，其子丰仁贤承父志，再接续缘，也学业有成。黄忠民（1946—）随其学。又如早年毕业于浙江医学专科学校的胡文田，西医临证多年后，又拜方乾九为师，成为乾九最得意的弟子，后胡文田因精通中西，而名震歙南及邻近浙邑。

歙之"忠堂肺科"，游学于兴化"孟河"，繁盛于徽州"新安"，融汇于杭州"浙医"，历行百年而不衰。正所谓：桃李誉海内，医界述美谈。

第三章

文以载医

●

中医学是中华民族长期与疾病作斗争的经验总结。在历史发展的过程中，中医学不断汲取哲学、文学、历史、地理、天文、军事学等多种自然和人文学科的知识，成为传统文化不可分割的一个重要组成部分和载体，集中体现了中国传统科学文化和人文精神，是保存至今并仍在发挥重要作用的"活化石"，对当代人们的卫生保健依然发挥着不可替代的作用。重要的是，古代天文、历法中很多失传的东西有赖于《黄帝内经》保存了下来。从这个意义上讲，中医是中国优秀传统文化的代表，实不为过。作为古徽州文化的重要组成部分，新安医学伴随着徽学的兴旺发达而有过辉煌的历史。新安医学不仅有庞大的医家群体，宏富的医学著述，其一些学派与学术思想更是曾于明清时期站在了中医学前沿，主导着中医学术发展的主潮流。

中医学是中华民族长期与疾病作斗争的经验总结。在历史发展的过程中，中医学不断汲取哲学、文学、数学、历史、地理、天文、军事学等多种自然和人文学科的知识，成为传统文化不可分割的一个重要组成部分和载体，集中体现了中国传统科学文化和人文文化、科学精神和人文精神，是保存至今并仍在发挥重要作用的"活化石"，对当代人们的卫生保健依然发挥着不可替代的作用。重要的是，古代天文、历法中很多失传的东西有赖于《黄帝内经》保存了下来。从这个意义上讲，中医是中国优秀传统文化的代表，实不为过。作为古徽州文化的重要组成部分，新安医学伴随着徽学的兴旺发达而有过辉煌的历史。新安医学不仅有庞大的医家群体，宏富的医学著述，其一些学派与学术思想更是曾于明清时期站在了中医学前沿，主导着中医学术发展的主潮流。

宋明时期中国学术重心南移，以苏、杭、徽三州为学术中心的苏中、浙中、新安三大优势地域鼎足而立，分处于钱江水系的上、中、下游。以新安地域的新安医学流派为例，弹丸之地的古徽州孕育出具有浓厚地域色彩的著名医学"固本培元派""伤寒派""温病派""养阴清润派""经典校诂派""医学启蒙派"等学术与流派。

明朝中期，是新安医学蓬勃发展的时期，新安祁门县就诞生了不少在中国医学史上具有着重要影响的著名医家。有"固本培元"派的代表人物汪机、编撰百卷《古今医统大全》的御医徐春甫、皇宫救太子的王瑊、本草大家陈嘉谟……而从备受清朝康熙、雍正、乾隆三朝皇帝倚重的保和殿大学士、吏部尚书、军机大臣、太保张廷玉监修主编的《明史》中"吴县张颐、祁门汪机、杞县李大可、常熟缪希雍皆精通医术，治病多奇中"（《明史·方技·李时珍传》）记载来看，汪机为明朝中期名冠全国的四大名医之一，可谓新安医学流派最具典型的杰出代表之一。

据史料记载，新安地域医学以汪机等为代表的"温补培元说"和同样以汪机为肇始的"温病学说"并存，在寒温之争这场较量中，新安的一些伤寒大家几乎保持了一个共识，即温病属于伤寒体系，主张寒温统一、辨证论治的观点。休宁县大御医孙一奎承汪机之再传，首倡"命门动气"之说，以"命门"及"三焦"的研究为独到，将汪机的培元固本思想，从培固脾胃元气发展到注重命门元气，使培元固本的理论更趋全面和成熟。其他著名的医学流派如：以明代方有执为代表的《伤寒论》"错简重订"派、以清代郑梅涧为代表的"养阴清润"派、以叶桂为代表的"时方轻灵"派，以及以汪昂为代表的"医学启蒙"派等。清代歙县的程国彭，首创"医门八法"，总结"八纲辨证"理论，已成为当代中医辨证论治的一大准绳。清乾隆年间歙县人氏吴谦与张璐（江苏吴县人）、喻昌（江西南昌人）并称清初医学三大家（《清史稿》载）。北京中医药大学任应秋教授主编的全国中医高校教材《中医各家学说》所载，明清时期全国72位各大医家中，新安医家就有10人，占全国的14%。新安这块弹丸之地，在历史上出现了上千人之众的医家及家族群体，涌现出了一大批岐黄高手，医界名家，救危起死，一剂而起重疴，被历代社会拥为"张一帖""江一帖""济世良医""仙手佛心""急诊妙手""龙宫妙手"以及"功同良相"等。新安医家在医学领域的这些创见，对明清时期中医学说的演变与发展产生了深刻的影响，新安医学流派站在了明清时期中医学科的前沿，对中医学说的发展与创新起到了引领与推动作用。

一、新安医家崇尚仁者爱人

古新安（徽州）是集儒学之大成的程朱理学（程颐、程颢和朱熹）的祖居地，世称"程朱阙里""东南邹鲁"。程朱理学对古徽州的社会、文化及各阶层人士的各个方面，都有着极为深刻的影响。自宋以来，社会崇尚儒学，儒家学说深入人心，故新安人为官者多理学名臣，为士者多硕儒，为商者多儒商，为医者多"儒医"。在儒学思想的影响下，新安地域出现了70余位御医，自宋以来，尤其在明清时期，形成了新安医学业绩卓著的一个御医现象。

孔孟儒学倡导"仁者爱人"，要求人"正心诚意"。在儒学思想熏陶下的新安御医，能对"医业"有深刻的认识，在这种"医以活人为心"的儒学理念指导下，新安御医总是以病人为上，以病人为本。新安御医的"医德"和"仁心"为世人所称赞，这在御医群体中表现得尤为突出。宋代歙县人张杲（1149—1227）就在其《医说》中提出了医者当自念："人身疾苦，与我无异，凡来请召，急去勿迟，或止求药，宜即发付，勿问贵贱，勿择贫富，专以救人为心。"新安后世医家以此为准绳，"医以活人为心"理念深入人心。明代太医院吏目祁门人氏徐春甫，一生博览医书，仁心济世，不求于利，其主张"医以活人为心，故曰医仁术"，提出"救人如救火"。明嘉靖年间，徐春甫悬壶故里及江浙一带，后迁寓顺天（北京）行医，寓居太师成国公朱希忠官邸。因徐春甫存心以济仁为务，不求于利，活人甚众而医名益噪，其时日日求医者接踵于门，即使皇公贵族也不能即到即治。明嘉靖四十三年（1564）徐春甫被招入太医院，授太医院吏目。明隆庆二年（1568），徐春甫倡导并组织在京的苏、浙、皖、湖、闽等地的太医和名医46人（其中新安医家就有21人）成立了我国历史上第一个自然科学的医学团体——"一体堂宅仁医会"，比世界上著名的意大利伽利略创立的山猫学会早了将近八十年。徐春甫主持制定了团体的会规、会章共22条，要求、提倡为医者应以"仁"为本，为人诊病要有诚意、恒德、忘利、恤贫，"深戒徇私谋利之弊"，"善相劝，过相规，患难相济"，存济世之心，关心病人疾苦，倡导良好之学风。要求入会医生须有良好的医德，"不恒其德，或承之羞"。学会还约定：诚意、力学、明理、讲习、格致、辨脉、审证、处方、规鉴、存心、恒德、体仁、忘利、恤贫、自重、自得、法天、知人、医学之大、医箴、戒贪鄙、避晦疾等22项条款，"仁""德"贯穿医会的全部宗旨之中。在学术上徐春甫坚持穷探《黄帝内经》和金元四大家之奥，尤其重视对李杲学说的研究，主张做良医要务求明白医理，认真审证、辨脉，善于识药、用药，不可泥守于古方，细心辨证遣方用药，而且要兼通针灸，提高医疗水平。"一体堂宅仁医会"的创建，成为新安医学乃至中华医学史上群众性医学团体组织之首创，促进了京都地区乃至全国的学术交流活动，提高了医疗技术水平和医德规范，可谓开创了一代新风。

徐春甫毕生精勤不倦，还著有《医学未然金鉴》《医学入门捷径六书》六卷，以其存世的英名与功绩，在中医学史的长河中激起一朵朵绚丽的浪花，与同里名医汪机无愧为新安"千年杰出人物中的医学界代表"。

二、新安医家习医行事"一以儒理为权衡"

徽州人从小就有爱读书的习惯，有一副著名的对联曰："几百载人家无非积善，第一等好事只是读书。"读书以求仕，如不能入仕，则"不为良相，即为良医"，以医为业，"功同良相"。已入仕途者，亦受"为人子者不可不知医"的儒家"孝道"思想影响，仕而兼医。据有关文献统计，新安医家兼及研医者中，由儒而习医者约占70％。因此，御医者必儒医也。作为儒家文化的具体体现，新安医学的"天人合一"观也是中国传统文化的基本精神，"天人合一"观肯定了人是自然界的一部分，反对把人与自然分割和对立。作为儒医群体的新安御医，其"天人合一"思想是建立在深厚的伦理道德基础上的，通过给自然之天赋予道德的内涵，向人们灌输一种尊天、敬天的意识和天地一体、博爱万物的大情感，使人类带着真切深厚的道德情感和道德意识去关爱天地万物，并把这种追求作为一种美好的人生理想和崇高的精神境界，这种崇高的精神境界可以使人们的物质欲望受到一定的理性控制，把人们的物欲导向精神的追求与创造。新安御医的医德医风，体现了"赞天地之化育"的伟大胸怀和待患若亲的仁爱精神。

新安御医信奉儒学，习医行事"一以儒理为权衡"。不仅以儒家伦理道德为规范，而且将儒理融入医理，援儒入医，以儒解医。其医学思想产生的大文化背景是新安程朱理学。新安御医文化的形成原因主要有三点：一是重人才，二是重教育，三是重经济。也有学者把它归纳为程朱理学、徽商经济、民俗民风。其形成因素是多方面的，有政治的因素，有文化的因素，有经济的原因，也有地理的因素。而古徽州儒家精神文化的影响是文化要素中最有活力的部分，是人类创造活动的动力。精神文化的核心是价值观念，包含哲学和其他具体科学、宗教、艺术等。价值观念是一个社会的成员评价行为和选择目标的标准。它决定人们赞赏什么，追求什么，选择什么样的生活目标和生活方式。它存在于人的内心，并通过态度和行为表现出来。同时价值观念还体现在人类创造的一切物质和非物质产品之中。有学者将徽州精神文化的本质特征归结为保守僵化与开放创新并存、艺术与环境结合、吸收外地文化和向外扩张徽州文化并举、刚勇好强与文质彬彬兼备等四大特性，将其总结为丰富性、辉煌性、独特性、典型性、全国性五大特点。新安御医文化充分体现了儒学、儒教的精神。其中一个重要思想就是"不为良相，则为良医"以及"为人子者，不可不知医"之理性追求。明代著名医学家孙一奎（1522—1619），字文垣，号东宿，别号生生子，休宁县海阳人氏，生于嘉靖、万历年间。孙氏早年遵父嘱与堂兄一同经商，后有意弃贾而事医术，师从汪机（明嘉靖年间四大名医之一）的门人、黟县的黄古潭专研医学。为寻师访方，孙氏不辞辛苦，远历湘、赣、苏、浙等地，遍访名师，广询博采，凡闻所长，均往请益，不问寒冬酷暑，三十年如一日，故而学验俱丰，治病能决生死，名噪当时。孙氏受到《难经》有关论述以及《易经》哲学思想的影响，认识到"五行异质，四时异气，皆不能外乎阴阳，阴阳异位，动静异时，皆不能离乎太极。人在大气中，亦万物中一物尔，故亦具此太极之理也"。孙氏认为，"易医同源"，且十分赞同孙思邈"不知易者不足以言太医"之说。他倡导用《易经》太极理论解释"命门"，强调人体"理气合一"，注重人与天地之生生不息。从"命门动气"和"三焦相火"两个方面作了突出的中医理论贡献。著有《赤水玄珠》《孙文恒医案》《痘疹心印》等重要医著，并于1583年在日本刊行，于1790年被朝鲜太医康命吉摘录编入其《济众新编》，对日本、朝鲜医学产生了很大的影响。

三、新安医家"医以活人为心"

在儒学思想的影响下，新安地域出现了1000余位医家和通医者，自宋以来，尤其在明清时期，形成了中医界业绩卓著的一个医家群体，不仅有800多部医著推进中医学事业的发展，而且以杰出的儒医风范、对中医学医理医术孜孜不倦的追求、对儒学的创新性思考等特色，至今给人们以深刻的教益。

北宋以后，新安地区政治的安定为徽商经济的繁荣提供了平台，新安人重视文化教育催生了徽州文化的昌盛。因此，新安的郡、县均设有府学、县学、书院、书墅、书堂、书斋、学仓、学田、学会、谈经阁、藏书阁、御书楼等文化教育中心，各地学社数以百计。据统计，自明迄于清，仅进士出身达1684名（包括赐进士，《新安志》载）。历次乡试皇榜公布仅新安一郡同榜进士十名者比比皆是，而历代翰林、修撰、学士无以数计，故古徽州流传有"同科十进士，十里四翰林"之称。就连清乾隆皇帝南游徽郡，有感于风化之醇，也写下了"孝慈天下无双里，仁爱江南第一乡"之联句。是故文风所及，几乎达到了登峰造极的地步。孔孟儒学倡导"仁者爱人"，要求人"正心诚意"。在儒学思想熏陶下的新安医家，大多能对"医业"有深刻的认识。明弘治、嘉靖年间歙县名医江瓘提出，作为医生，第一是救人如救火，或救人甚于救火，"凡来请召，急去无迟"，而且要不避风雨；第二是"勿问贵贱，勿择贫富，专以救人为心"。江瓘生于儒商之家，由儒而医，潜心研习中医文献，用了20年的时间，编成我国第一部总结历代医案的专著《名医类案》12卷。

正是由于新安医家大多都把治病救人看作是行仁做好事，许多医家一般都不把医业作为赚钱发财的职业，而是本着儒家行仁济世的理念，让百姓广泛掌握对付病魔的方法，成了他们的一个共同的努力方向。至于明嘉靖、万历年间歙县名医吴崑，为了学得救治百姓病痛的医术，竟先后在三吴、浙、鄂、冀之间，遍访中医名家，拜师"不减七十二师"。他行医于安徽的宣城、当涂一带，活人甚众，撰写了《黄帝内经素问吴注》24卷等许多部医著，其《医方考》是我国第一部注释医方的名著，影响深远，并在朝鲜、日本等国刊行。更有明代新安名医汪机，受父所告诫的"过去范仲淹立志，不为良相，即为良医"的启发，致力于攻读医学诸书，不拘泥于一格，精研历代名家学验，借力儒学功底，复参以哲理，潜心研究，故"遐迩以疾来请者无虚日"，以致"求者甚众，所应益博，活人至数万"。因此时人有言，"病之见石山也，如饥者得食而充，渴者得饮而解，弱者得援而登巅，危者得扶持而安"，足见时人对新安医家的推崇。

坚持"医以活人为心"的新安儒医也大多能做到"不受为廉，不污为洁"，不以医病赚取不利之财。总是悉心看病，不计诊费，为穷人治病，不取分文。有的还在家中设置施药室给病人无偿施药，当邑中疫病流行时，又以大锅煎药，沿家发放，救治了许多乡亲百姓。他们大多淡泊名利，拒绝朝廷的封官而悬壶乡里为百姓治病。新安医家坚持"医以活人为心"，在大灾难面前能以百姓苍生为念，表现出儒学"天下为公"的济世胸怀，在古新安的医学上留下了许许多多动人的佳话。

四、新安医家攻于临证、勤于笔耕

作为中医药学尤其是明清时期中医药学的缩影和典型代表，新安医学恰恰以名医辈出、医著宏富、流派纷呈而著称。新安医学代表了明清时期中医学的最高水平，是中医药"宝库中的宝库"，明清时期中医药人才的"硅谷"。自宋元至明清，在临床各科上都有一流的大家，不仅有张扩、张杲、汪机、孙一奎、吴崐、方有执、江瓘、程国彭、郑梅涧等庞大的儒医群体和医学世家，而且有吴源、陆彦功、徐春甫、王琠、吴谦、汪必昌等为代表的新安籍御医群体，从而筑就了璀璨的新安医学文化与异彩纷呈的新安医学流派。如南宋张杲所著《医说》10卷，内容丰富，采摭颇广，是我国现存最早的医史传记；明代江瓘所著《名医类案》是我国第一部总结历代医案的专著，起到了"宜明往范，昭示来学，既不诡于圣经，复易通乎时俗"的作用；方有执所著《伤寒论条辨》，重新编次《伤寒论》，开创了《伤寒论》错简重订之先河，从而把伤寒学派推向了伤寒学中卜的兴盛期。章太炎先生曾言："《伤寒论》自晋太医令王叔和编次，逮及两宋，未有异言。"就是说，宋代以前的伤寒研究家，都是以王叔和等编次的仲景伤寒为真传本，唯有至明代方有执首倡"错简重订"，和者竞起，百家争鸣，大大促进了伤寒学理论与实践的发展。

孙一奎"首重明证"，其认为凡证不拘大小轻重，俱有"寒、热、虚、实、表、里、气、血"八个字，且病变多有始同而终异的情况，故而治法不可执一而无权变。孙氏十分重视三焦元气的保护和治疗，既反对滥用寒凉，又指出过用辛热、疏导及渗利之剂的危害，强调纯阴苦寒之剂不但可致脾胃虚弱，而且还损耗元气。其治疗气虚中满，主张温补下元，而治肾虚气不归元，却又反对"滞于温补之说"，可见孙氏"首重明证"不拘一法，读其医案，可见一斑。《医述》的编撰者程杏轩，20岁始研读岐黄，之后集其毕生之精力钻研医学，上自《灵枢》《素问》，下至清代的古今320余家的医学书籍和40余种经史子集刻苦攻读，删繁就简，取其精华，自成一家。其师古而不泥，临证常于虚实之间，疑似之处，得其要领，精确分明，且常出新意。

尤其是对伤寒、温病、复杂外感以及危急重症的治疗，可谓是随机应变，如珠走盘，常常是立竿见影，效如桴鼓。杏轩不仅医术精湛，且医德高尚，为人谦和，学习钻研，孜孜不倦。其在《医述·卷二·医则》中说："人之所病病疾多，医之所病病道少。"告诫学医之人应虚心而好学，刻苦钻研，努力学习理论知识，打下牢固的基础，日积月累，方能在临证时面对千变万化的疾病运用自如，圆机活法。故而前往求诊者接踵而至，医名益噪。另有明代歙县人吴崑所著《医方考》，是我国第一部注释医方的著作。清代郑宏纲所著《重楼玉钥》是我国第一部喉科专著。明代祁门人陈嘉谟以七年工夫，五易其稿，著成《本草蒙筌》（12 卷）于 1525 年刊行，早于李时珍的《本草纲目》问世 25 年。李时珍称赞陈嘉谟《本草蒙筌》，"部次集成，每篇具有气味产采，治疗方法，创成对语，以便记诵，间附己意于后，颇有发明，便于后学，名曰《蒙筌》，诚称其实"。《石山医案》的作者祁门人汪机（1463—1540）是明代嘉靖年间全国四大名医之一，《医宗金鉴》的编撰者、清乾隆年间歙县人吴谦称之为清初医学三大家之一。孙一奎所著《赤水玄珠》，清代汪昂所著《汤头歌诀》《本草备要》（世人赞扬《本草备要》"卷帙不繁，而采辑甚广，宜其为通世脍炙书也"）以及程国彭所著《医学心悟》，吴澄所著《不居集》，叶天士所著《临证指南医案》等，都是临证习中医者的必备参考书，被中医高等院校编入教材。而张杲的《医说》、汪机的《石山医案》、程充的《丹溪心法》、徐春甫的《古今医统大全》、孙一奎的《赤水玄珠》、吴崑的《医方考》、江瓘的《名医类案》、陈嘉谟的《本草蒙筌》、程应旄的《伤寒论后条辨》、汪昂的《本草备要》等 14 部医籍不仅早在明清时期便已在国内大量刊行，并在日本、朝鲜等一些国家广为流传、刊刻、发行。多少年来，其重要的历史地位和学术价值，一直受到海内外有识之士的广泛关注，影响十分深远。

新安医家以儒医群体构成，是典型的儒医，这也是新安医学流派基本教育模式之一。他们或先儒后医，医而好儒，或儒而兼医，亦儒亦医。受儒家文化的影响，大都具有较高的职业道德修养。不仅注重精湛的医疗技术，而且勤于笔耕，著书立说，为我们留下了大量的医学著作。20 世纪 80 年代，上海中医药大学赵英魁、何传毅教授在《中医杂志》1986 年第 10 期发表了

《中国医学全书学习札记》，首次提出了中国古代"十大医学全书"之概念。"十大医学全书"中出自新安医家之手的就有明代徐春甫的《古今医统大全》、清代吴谦的《医宗金鉴》和程杏轩的《医述》三部，与唐朝以来以孙思邈的《千金方》、万密斋的《万密斋医学全书》等为代表的古代中国医学著作并论，可谓皇皇巨著，厥功至伟。

五、高密度的新安御医现象

新安御医文化现象是明清时期中医学的代表，具有博大精深的内涵和历久弥新的魅力。其丰富的医学文化及和谐思想，体现了仁爱、诚信、乐善好施、重义轻利的精神。新安御医文化还是新安医学及徽州文化的缩影，体现了"天人合一"的和谐之美。徽州人重视自然与人文的和谐，民风淳朴，人与人之间求同存异，和睦相处，团结友爱，同心同德。其"天人合一"思想是建立在深厚的伦理道德基础之上，通过给自然之天赋予道德的内涵，向人们灌输一种尊天、敬天的意识和天地一体、博爱万物的大医情怀，使人类带着真切深厚的道德情感和道德意识去关爱天地万物，并把这种追求作为一种美好的人生理想，一种崇高的精神境界，体现了"赞天地之化育"的伟大胸怀和待患若亲的仁爱精神。它是中国近古社会文化的生动标本和全息缩影，其精华是时代先进文化的代表，这种精神对于当代和谐社会建设具有积极的意义。

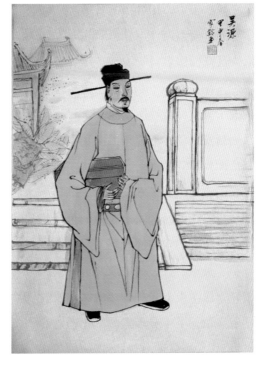

新安医家自幼好儒者众多，先儒后医，亦儒亦医，他们深受儒家文化的影响，崇尚儒家伦理道德，具有较高的职业修养与道德风尚。不仅注重钻研精湛的医疗技术，而且追求高尚的医德医

风价值理念，主要表现为宅心仁慈，待患若亲，纯朴诚信，谦恭明理，乐善好施，恒德忘利。新安御医的特点就是在好儒、通儒的高文化素质的民众基础上形成了高密度、高水平的儒医群体。

深厚的文化底蕴是新安御医形成的基础，程朱理学的忠孝礼仪、义利观等儒家思想，以及朱子的"存天理"等观点都成为新安御医著书立论的基础以及从事医业的行为准则规范。因此，新安地域除有庞大的儒医群体之外，尚产生了众多的御医，在这块不大的弹丸之地，据文献资料不完全统计，宋代以来尤其是明清两朝，新安名医在京都太医院任御医或为医官的就有74人。而有着"御医之乡"美誉且人口不足20万的祁门县，明清两朝就出现了御医22人（明21人、清1人）。甚至在明代祁门县南乡的贵溪，一个小小村庄内竟然有胡氏一门胡文昭、胡文信、胡道立三御医之奇事。既有父子御医，又有兄弟御医，个个声名显赫，建树良多。徽州府所在地歙县，宋、明、清共有御医24人（其中宋4人、明15人、清5人）。南宋御医吴源，人称"神医"。南宋孝宗时（1163—1189）太医院医学博士、被孝宗皇帝授予"医博"的歙县"黄氏妇科"之始祖黄孝通造就的"医博世家"，代代薪火传递至今800多年，相继26代，代不乏人，成为灿烂辉煌的新安医学中一朵妇科学奇葩。明嘉靖、万历年间祁门东皋人徐春甫存心以济仁为务，不求于利，活人甚众而医名益噪。清乾隆年间歙县儒医吴谦被招入太医院不久就提升为院判（副院长），其谦逊好学，为人正直，医术精深，活人无数，并因主持编撰了大型综合性医学全书《医宗金鉴》而名垂青史。

新安医学在近千年的医学发展历程中，不仅有庞大的医家群体、医学世家，而且有着高密度的新安御医群体及宏富的医学著述，一些学说学派曾主导着明清中医药学术发展的主潮流。古籍文献凝聚着先人的智慧，无数先辈以亲身实践的经验为中医药的传承作出了卓越的贡献，他们是不应该被遗忘的人。吴源、黄孝通、陈安国、陆彦功、王珫、汪宦、徐春甫、胡文昭、孙一奎、吴谦、汪必昌、江之迈、程杏轩等一大批新安医家群体，谱写了一幅幅新安医学史上光辉灿烂的医学文化与史章，为新安医学乃至祖国中医药医学宝库留下了十分珍贵的文化遗产。

六、新安医学御医文化典故与传说

（一）吴源积功德

吴源，字德信，南宋年间安徽休宁县凤山人氏。生年不详，卒于乾道庚寅（1170）。吴源祖上四代均以医为业，活人无数，传到吴源时已经是历经五代，为民诊治疾苦，医术精湛，民间称之为"神医"。吴源不仅精熟医道，而且博学多才，工诗词散文，并常以诗文著名于世。1131 年（绍兴年间）经黟县人枢密使汪勃的保荐，吴源赴京参加全国医生考试。考试的内容包含了《黄帝内经》《难经》等。参加考试的医生有数百人之多，而吴源一举夺魁，被朝廷封为御医，后又晋升为"翰林医官"，就任于太医院，服务于皇宫上下，享誉甚多。吴源医术高超，尤擅长治疗当时尚属绝症的肺痨（肺结核），用药其效如神，治病擅于辨证。当年，都中一位重臣的妻子黄氏患了急病，太医院名医均治不效，无奈中有人提议让当时还很年轻的吴源诊治，吴源诊后断其为"饥中伏暑"，三剂药下病情便见好，大臣十分惊喜，盛赞吴源医术。一日，吴源行路途中，见一着破衣烂衫的男子手捧肚子倒在路边满地翻滚，疼痛难忍之中发出阵阵哀鸣。吴源见状便上前救治，通过望诊、把脉，诊断该男子为"虫症"。吴源即刻取出灸针以针刺之，不一会儿，那男子吐出痰涎及虫子后便不再疼痛。于是乎男子万分感谢，吴源却嘱咐其后淡然离去。1162 年，已届晚年的吴源辞去医官返回故里，过着隐居的山田生活。其与文人为伍，共赏江南秀色，著有《南熏诗集》，载诗千余首，并自号"南熏老人"。其整日吟诗咏词，教子修性，作有训子诗词，云："五世活人功已积，一经教子意难忘。尔曹好展摩云翻，伴我黄花晚节香。"

1169 年，乾道癸巳冬，建康（今南京）留守洪枢密使一场大病不起，都中名医均被召集为洪诊治，且一一束手而退，于是派车马火速请吴源进都。吴源来后诊治洪为"惊气入心"，洪枢密使更是十分惊讶，便向吴源道出了自己不久前受到了一场大火的惊吓而后病倒的原委。洪枢密使服下了吴源开出的方药，不久便转危为安。洪枢密使万分欣慰，于是备厚礼答谢款待，且百般挽留吴源留在建康任职，吴源均婉言谢绝，答曰："吾无春脉也。"尔后，吴源告辞建康返归故里。1170 年，也就是回归故里的第二年初春，吴源便在家中安然逝去。

（二）王琠妙手愈皇子

历史上的新安地域，不仅名医辈出，而且有很多的宫廷御医，仅祁门一县，明清两朝就先后出现了 21 名御医，且个个医名籍籍。大凡宫廷御医有通过太医（署）院教育培养的，有通过全国层层考试录取的，而明代祁门的王琠，则因皇子病剧，诸医不效，中宦荐王治之立愈，被皇帝授予直圣济殿御医而名扬至今 460 多年。

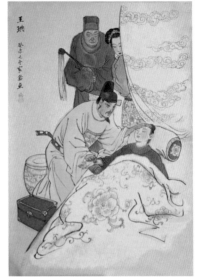

王琠，字邦贡，号意庵，别号小药山人，生于明弘治丁巳年（1497），新安祁门历溪人。王琠原乃新安当地单方草药郎中，在邑中悬壶，因其聪颖好学，笃志方书，常奔走于皖南徽州、池州和江西景德镇等地，凡所遇怪症奇疾，每有独道。《古今医统大全》（明代祁门人徐春甫编著）记载王琠："笃志学古，肆力诗文，究《素问》诸子之书，得医之奥，治疗辄有神效，有济甚多。"

明嘉靖十一年（1532）前后，王琠离开祁门去北京行医。由于王氏医不泥古，医技卓著，很快便名播京城。嘉靖二十九年（1550）四月，皇子患病，腿痛而瘸并日见加剧。太医院的御医们均诊治无效，个个束手无策，惶惶不可终日。值此皇宫上下焦急之时，宦官中有人向嘉靖皇帝禀报京城街巷所闻，举荐王琠治之。时年 53 岁的王琠医术精湛，其奉诏入宫，面对皇子病症，悉心切脉，辨证施治，精心遣方，真可谓药到病除，几天后皇子便康复痊愈了。王琠医术如此神奥，博得嘉靖帝大悦，于嘉靖二十九年（1550）四月十六日亲自书写诏书，授王琠为太医院御医，并曰：国家简置医，属而又慎，择其尤者，以曰值禁近，调护朕躬，厥任至重，非谨敏详恪之士，朕敢以轻授哉？尔太医院吏目王琠，夙究儒书，爰精仁术，比膺遴选，供事内庭，志励清修，功多利济，最书来上，朕甚保嘉。兹特进尔阶登士郎，赐次敕命。尔尚益恒乃心，慎乃业，以广朕保和惠育之仁，腾嗣有显，擢岂尔斉（《历溪琅琊王氏宗谱·明太医院御医直圣济殿事王琠加授登士郎制》载）。

王氏遗有其所治内、外、妇、儿各科病症医案 87 例，颇为珍贵，后被整理成《意庵医案》，为明代善本医书。原著为明万历三十六年（1608）的棉纸手抄本，其中部分医案被收录于明代江瓘的《名医类案》和清代魏之琇《续名医类案》，江苏科技出版社曾于 1976 年出版发行。王琠还著有《医学碎金》一书

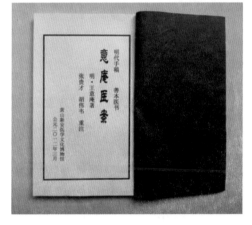

（王乐匋《新安医籍考》载），但未见刊本。其常与祁门名医李楼相互论医，并于嘉靖二十二年（1543）校正李楼所著的《怪症奇方》，且为该书添加附录。王琠的医案论断分明，方药精炼，理法方药切中辨证论治要点，且叙事生动，文笔流畅，体现了王琠善用仲景等前人治法之经验老到之处，且自成一体，别具一格。如其拟桃仁承气汤化裁治喷血"一服即止"；十枣汤抢救痰厥；猪胞硝汤治愈高年便秘，此乃新安医家中最早使用中药灌肠的记载。王氏还用精神疗法"一言散"治愈气厥；用麦门冬甘草膏治愈肾虚无子等。在京城期间，王琠为皇帝、内宫嫔妃和宰相、参议、尚书太史、大理寺、通政司、户部、锦衣卫等文武大臣及外国酋长提供医疗保健服务，并抢救治愈了大量危急疑难病症，因其"之见如神，之胆如斗"而名誉京都。

嘉靖四十四年（1565）前后，近 70 岁的王琠由京城告老还乡，受旨在牯牛降山脚下的故里祁门历溪建造了"五凤楼"（又名合一堂）王氏宗祠祠

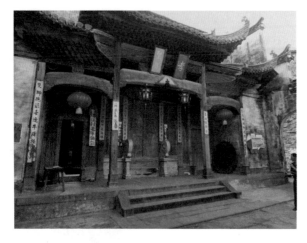

堂。祠堂结构奇特，分上层、左上层、右上层 3 部分，由 120 根方柱支撑。正厅横梁雕饰龙凤呈祥、五兽车马等图案，楼顶四角上翘呈鱼尾状，宛若老凤偕四只雏凤鸣翔九天，正门两侧立空心雕凿汉白玉石鼓一对，精雕细琢的吉祥物有"龙狮戏球""麒麟送子""独角龙兽""紫鹿银羚"等。460 多年过去了，此楼如今雄风犹存，昭示着新安御医历史的功绩。

（三）存世作《古今医统大全》，徐春甫医名流芳

徐春甫资性敏颖，少年时便通达儒学，因身体多病，故而师从于祁门本邑名医汪宦，以儒通医。其广泛涉猎各家医学著作，博览群书，精通内、妇、儿科，勤于实践，治病多奇中。其在新安医学乃至中华医学史上名垂史册、医名流芳的原因：一是其创立了我国医学史上第一个医学团体——"一体堂宅仁医会"，二是为当今世界留下了不朽之医学著作——《古今医统大全》100 卷。

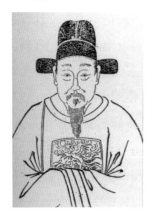
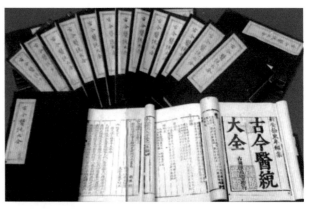

春甫医术高明，明嘉靖年间悬壶故里及江浙一带，后迁寓顺天（北京）行医，寓居太师成国公朱希忠官邸，其时日日求医者接踵于门，即使王公贵

族也不能即到即治。嘉靖三十五年（1556），经过长期的精勤不倦，上下研索，广征博采，究其精义，上采自轩岐《灵枢》《素问》，下及汉、唐、宋、元、明的 200 余家医籍文献近 400 部，著辑成《古今医统大全》100 卷。《古今医统大全》全书列叙历代名医、内经、脉候、运气、经穴、针灸、外科、妇科、胎产、养生、房事、优生、痘疹、方剂、本草、炮制、伤寒、正骨、五官、杂病等共 165 门，内容极其丰富，既引古代圣贤之说，又有本人理论之阐发，是一部卷帙浩繁的大型综合性医学全书。于明嘉靖三十六年（1557）古吴陈长卿刊行，明隆庆四年（1570）太师朱成国重刊，后东传日本，于日本明历三年（1657）翻刻刊行，影响深远。至今中医学术界仍评价其"以高妙的手法，处理了纷杂零乱的大量医药知识，资料丰富，选辑精当，条分缕析，系统完整，已具有现代形式之医学全书特点，参考价值颇高"，为"融古通今博大精深的皇皇巨著"，对临床应用和理论研究有着很高的参考价值。

因春甫存心以济仁为务，不求于利，活人甚众而医名益噪，于嘉靖四十三年（1564）被召入太医院，授太医院吏目。明隆庆二年（1568），其倡导并组织在京的苏、浙、皖、湖、闽等地太医和名医 46 人（其中新安医家就有 21 人）成立了我国历史上第一个医学团体——"一体堂宅仁医会"，比世界上著名的意大利物理学家伽利略创立的山猫学会将近早 80 年。春甫主持制定了团体的会规、会章共 22 条，要求与提倡为医者应以"仁"为本，为人诊病要有诚意、恒德、忘利、恤贫，"深戒徇私谋利之弊"，"善相劝，过相规，患难相济"，存济世之心，关心病人疾苦，倡导良好之学风。在学术上要穷探《黄帝内经》和金元四大家之奥，尤其重视对李杲学说的研究，主张做良医要务求明白医理，认真审证、辨脉，善于识药用药，不可泥守于古方，细心辨证遣方用药，而且要兼通针灸，提高医疗水平。"一体堂宅仁医会"的创建，成为新安医学乃至中华医学史上群众性医学团体组织之首创，促进了京都地区以及全国的学术交流活动，提高了医疗技术水平和医德规范，可谓开创了一代新风。

徐春甫毕生精勤不倦，还著有《医学未然金鉴》和《医学入门捷径六书》6 卷，以其存世的英名与功绩，在中医学史的长河中激起一朵朵绚丽的浪花，与同里名医汪机无愧为新安"千年杰出人物中的医学界代表"。

（四）陆彦功医名卓著

陆彦功，生活于明成化、弘治年间，新安歙县人氏。彦功的六世祖陆梦发与南宋末大臣、文学家、民族英雄文天祥为宋理宗宝祐四年（1256）同榜进士，官至大府丞，可谓门庭显赫。其后世以医鸣世，享誉徽歙。陆彦功父亲陆晓山，儿子陆厚载，外甥张政鸿、吴以顺等皆为医（另据安徽省博物馆所藏《陆氏家乘》所载，陆家明时尚有陆乔梓、陆省吾等名医）。陆家医术传至彦功时，得以发扬光大而医名更为卓著。据清康熙三十八年（1699）《徽州府志》卷十七《方技》载：陆彦功，歙人，三世以医名，而彦功尤精，治疾辄效。

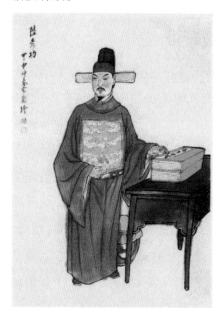

彦功自幼聪颖，喜爱研读父亲医稿手迹，成名后，仍于临证抽暇而习之，内、妇、儿诸科杂症，无不究心。治病不拘成方。同时，陆氏医馆还开有"保和堂"药铺，医药并行而相得益彰，为文献中所记载的新安最早的药店。远近求诊者众，可谓门庭若市。《新安陆氏家乘·新安陆氏保和堂引》曰："新安以保和堂丸散弘济斯人也久矣。在宋已盛行各省，而其时文、谢诸名荐绅多为之序记文章以传后世。"清道光《徽州府志》亦载："彦功于诸科杂症，无不究心，治病不泥《局方》，疗效极著。不计报酬，远近求治者丛集。"其诊治"宣通虚实，轻重涩滑燥湿，各以其证，用是全活甚众，遐迩德之"。由于陆彦功世代为医，且闻名遐迩，前后两度征召进京。首次为明成化年中期（1480年前后），明宪宗朱见深下旨将陆彦功召进京师，入太医院为医官。"其入宫之后，治愈中宫之疾，大显国手之功，保和堂丸散复大行冀北，一时名公巨卿无不称奇，赐其冠带膳帛，为之作《保和堂记》以继述之善者。而陆氏之岐黄益以有名于天下。其制合丸散，非特经一二人之心思，三五年之撰造。凡其先达诸公无不研究斯道，阅数百年升卢扁之堂者前后相望。"(《新安陆氏家乘·新安陆氏保和堂引》载)。后因母丧，彦功竭力请辞，返归故里。皇宫再次召陆彦功入京，是在明弘治年中，但彦功以年老而不能赴京婉言拒绝。

彦功遵明代医家黄仲理《伤寒类证》之门类，并将金代医学名家成无己所著《伤寒明理论》之条文，书于各类之首，对各家研究《伤寒论》多有发挥者，录于各条旧注之下，广附众说，以补阙疑。陆彦功采集了宋代医学家朱肱的《南阳活人书》20卷以及宋代太平惠民和剂局编写的《太平惠民和剂局方》、新安医家陈良辅的《胎产药方》、元代著名儿科医家曾世荣的《小儿伤寒药方》，还有金元四大家之一的李东垣《此事难知》中221方，对先父遗稿中缺疑之处，附会众说，一一加以补遗，于明弘治十二年（1499），编写了《伤寒类证便览》11卷（又名《伤寒便览》）。《伤寒类证便览》还布运气、诸图于前，以便学者因门寻证，因注绎理，因法治病，因方制药，故名之曰"伤寒类证便览"。陆彦功同邑唐高仁在《伤寒类证便览》一书序中言："同邑陆氏世以医鸣，至彦功甫益工所业，诸科杂证罔不究心。至伤寒，闯仲景之室而尽其奥。人之有疾而造焉者，络绎不绝，其门如市。"医技确已达到较高水平，且其以治病救人为务，抱定新安儒医崇尚儒家道德理念之追求，坚持"医以活人为心"，而从不乘人之危以贪图之利，致使其医名益噪，传遍京城。《伤寒类证便览》由其子陆厚载，甥张政鸿、吴以顺等人协助校对，三易其稿，方始付梓刊行于世。此书今存有明弘治年间刻本（四川图书馆藏书）、抄本（上海中医药大学图书馆藏书）。

（五）品学兼优话吴谦

吴谦，字六吉，新安歙县人氏，清代著名医家。生活于清康熙、乾隆时期，据民国赵尔巽《清史稿》载：吴谦与江苏吴县人张璐（字路玉）、江西南昌人喻昌（字嘉言）并称为清初医学三大家。

吴谦自幼聪敏，研学儒家四书五经，博学多才，后弃儒攻医，临床经验丰富，可谓德艺双馨，是与他一贯谦虚好学，不耻下问，且熟读古今医籍，善于临床总结分不开的。相传吴谦早年行医曾遇一骨折病人，由于久治不愈，

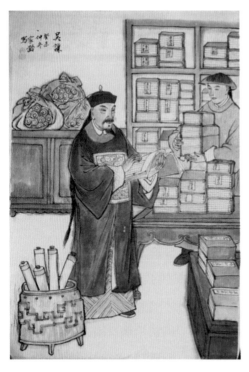

吴谦深感歉疚。后来吴谦听说一位民间医生治愈了其疾，便不辞劳累，几次翻山越岭步行50多里地去登门求教，学习治疾的技艺。一般来说，民间医疗技艺作为当家的吃饭技艺也是不外传的，但吴谦的谦逊与好学感动了那位山间乡医，于是授之以整骨手法及药方。此后，吴谦受此启发，又先后师事十多位民间医生，博采各家之长，从而为练就、丰富自己娴熟的技法，打下了深厚功底，为他后来进入太医院及主持编纂《医宗金鉴》大型系列丛书奠定了扎实的基础。

乾隆元年（1736），清高宗亲政。这个时期城市手工业中已经有了资本主义的萌芽，社会生活出现了许多新的现象与内容，虽仍有抱残守阙之人，但大多医家能顺应形势，在继承基础上敢于创新，注重理论与实践相结合，尤其是大批知识分子弃儒从医，极大地推动了医学的发展。

清乾隆元年，清政府举行全国会试，招考太医院御医。吴谦品学兼优，一路过关斩将而入选太医院，成为宫廷御医。不久吴谦又升任太医院院判（太医院副院长，官阶正五品）。由于吴谦医术精湛，医德高尚而深受朝廷上下广泛赞誉与喜爱。加之吴谦屡屡治愈皇亲国戚们的顽疾，就连乾隆皇帝也对其十分赏识和器重。乾隆帝曾经对身边的大臣们说："吴谦品学兼优，非同凡医，尔等皆当亲敬之。"清政府为了顺应社会发展的需要，于乾隆四年（1739）十一月十七日，下诏编纂医籍，要求太医院组织编写一部大型综合性医学全书，称"尔等衙门该修医书，以正医学，钦此"，"臣等闻命之下，曷胜惶惧欣跃。医道废弛，师范不立久矣。皆因医书驳杂，人不知宗。今我皇上圣慈仁心，视民如子，欲其同登寿域，德意之厚，与天无极，此乃万世寿民公事"。太医院使（院长）加光禄寺卿衔臣钱斗保等接旨后，召集太医

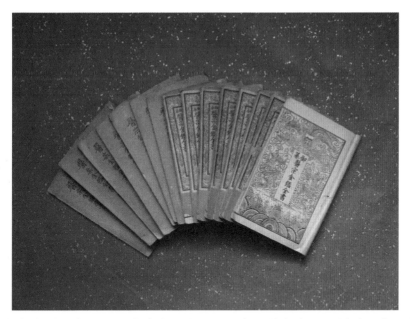

院医官们商讨研究，组织搭建编写班子，拟定了执行办法，同时上奉要求将皇宫内珍藏的所有医学书籍全部交由太医院点校整理，并通令全国征集各地地方及家藏的所有医学书籍和民间单、验方。方案上呈后，经乾隆皇帝御批，并且钦定由吴谦与同宦刘裕择为医书总修官（主编），开始整理编辑大型医学类丛书。根据编写计划，吴谦等"分门聚类，删其驳杂，采其精粹，发其余蕴，补其未备"（全书卷首奏疏），采取历代各家论述之长，系统加以整理，前后历时 3 年，于乾隆七年（1742）将医书编写完成。乾隆皇帝看了吴谦等花费了 3 年时间编辑整理出的大型医学全书，甚是喜悦，并为该书赐名为《医宗金鉴》。

《医宗金鉴》全书包括医学各科共 15 种，90 卷。全书的内容十分丰富完备，叙述系统而扼要，议论精确而明了。有叙说，有图谱，有验方，有议论，便于学者记诵，力求学以致用，为内、外、妇、儿、眼、伤、针灸各科之完备的巨著，是我国集古今医籍文献之大成。其中《订正伤寒论注》17 卷和《订正金匮要略注》8 卷为吴谦亲自编辑校注。吴谦在深入研究张仲景的《伤寒论》和《金匮要略》基础上，参阅了乾隆以前上自三皇以至当朝的 20 余位著名医家的论述和心法要诀，自为删定，修正错误，详审注释，从而以歌诀的体裁概括各种疾病诸证的辨证论治理论与方法，阐发了原文的深奥之秘，不仅切于实际，而且易学易用。吴谦认为旧本《金匮要略》词精义奥，又"遂多伪错"，不易理解，旧注虽多，但"随文附会，难以凭信"。所以他博采元代医家赵以德（字良仁）所衍义的《金匮玉函经》、清代医家徐彬（字忠可，浙江嘉兴人）的《金匮要略论注》等众家医说之精粹，相互参合印证，同时结合自己的临床经验进行重订、注释，并将各家注说分列于自己的注释之后，便于启迪后学，不为俗说所误。吴谦勘误补删，辨审精核。如《金匮要略》原文中"凡错简遗误，文义不属，应改、补、删、移者"，皆详审精辨，一一予以订正。吴谦不仅对《金匮要略》中二十八条疑难条文一一进行辨析，而且对方详证略或证详方略之原文进行深入的探讨，以方测证，以证测方，对证候有相似之处的病证，进行比较鉴别，发挥经旨，说理透彻。

吴谦是研究《伤寒论》《金匮要略》最深刻的一人，订正《伤寒论》《金匮要略》水平较高，能精确地析以己意，使后学读《伤寒论》《金匮要略》时能慎思明辨，扫除障碍。故清代著名医家徐大椿（字灵胎，江苏吴江人）评价《医宗金鉴》，"此书条理清楚，议论平和，熟读是书，足以名世"。被视为《四库全书总目》续编的《郑堂读书记》赞誉《医宗金鉴》"酌古以准今，芟繁而摘要，古今医学之书，此其集大成矣"。1935 年，曹炳章先生将此书编入《中国医学大成》。1956 年以来，人民卫生出版社、上海科学技术出版社相继再版刊行。

《医宗金鉴》于 1742 年一经刊行，深受当世与后代中医界的重视，给予此书很高的赞誉，清政府也曾将此书作为太医院的必修教材。福建中医药大学教授、当代中医学家、中医医史学家、教育家、国家级中医药专家、全国首批"继承老中医药专家"学术经验指导俞慎初在《中国医学简史》中赞扬《医宗金鉴》为"一部很好的入门书，200 多年来一直沿用，至今还是医者必备的重要参考文献"。

（六）御医汪必昌

汪必昌，字燕亭，号聊复，清乾隆道光年间歙县城中人，生于 1764 年，卒年不详。汪必昌在嘉庆六年被选召入太医院，任职御医 9 年，并曾在嘉庆皇帝五十寿辰时受到封赏，其父也获赠官职。汪必昌是一位儒医，他研究中

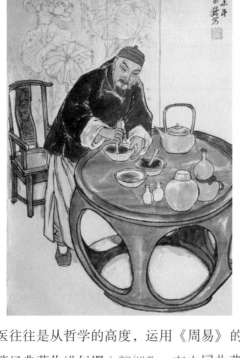
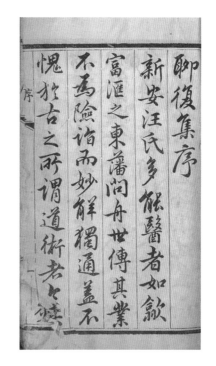

医往往是从哲学的高度，运用《周易》的相关知识对《黄帝内经》《伤寒论》等经典著作进行深入的剖析。在中国收藏家协会书报刊收藏委员会中国古籍研究中心顾问樊正伦看来，汪必昌秉持读书人"读万卷书，行万里路"的信念，游历了吴越，经过齐鲁到燕赵，最后到北京。嘉庆十五年（1810），汪必昌离开太医院返回家乡，在临行前根据其所学写出《聊复集》一书，同年由京都琉璃厂韫宝斋刊刻而广为流传。汪必昌丰富的阅历、广博的学识和在实践中积累的临证经验，都在他的著作中得以展现。"该稿本不仅具有学术价值和实用价值，也是文化的载体，体现了近代医家的思维方式，闪耀着中国传统文化的智慧。"

汪必昌于清嘉庆年间为御前太医，对历代名医诸书能认真攻读，并深深赞叹古代名医：立言广，发前贤之未备，足开后人之学术，各逞家技，不一而足，分门别类，寒热消补，

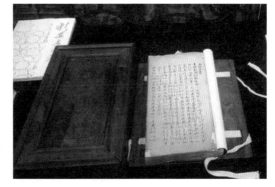

而治之不为不详矣。赞叹之余，汪氏认为各书犹未尽善，遂萌发纂辑医书之念。汪氏著述简而明，浅而易，使学者察而精之，则临疑似之证，即有下手处，一定不可移。他以此为平生最大之乐趣，主要著作有《伤寒三说辨》，自刊于嘉庆二十一年（1816）；《医阶辨证》一卷；《医阶诊脉》一卷；《医阶辨药》一卷；《眼科心法》一卷；《咽喉口齿玉钥》一卷，此书抄本又名《喉齿科玉钥全函》。上五种于嘉庆十五年（1810）以《聊复集》五卷刊刻问世。汪必昌还将《伤寒杂病论》中有关妇科内容汇辑成《伤寒妇科》，既有益于伤寒研究者，也利于从事妇科临床医家参考。在新安医家中如此专题研究《伤寒论》尚属少见，惜该书目前未发现见存。

　　汪氏著述重视分门别类，以利医家择选习读，从《聊复集》五书书名可知，各书内容互不间杂，又浑然一体，辨证、辨药、诊脉等各有范围，眼科、妇科、口齿咽喉等分科叙述，其间又互相联系，所辑诸书还重视疑似证的分析比较。汪必昌为御前太医，临证经验丰富，理论造诣较深，所著之书对人启发良多。如在《医阶辨证》中，对阴分潮热三证的区分，汪氏分辨为：阴虚潮热，午后潮热，夜半止，其热下体甚；血虚潮热，遇夜身微热，早起如常，其热胸胁甚；大肠有宿食潮热，入暮作，平旦止，其热大腹甚。汪氏从潮热的发作与歇止时间，热的程度及热甚的部位将三种不同原因所致潮热的临床特点，简明扼要地点出，此对临床辨析不同原因的潮热是有助益的，可指导正确用方选药。又如关于心烦一证，有内因火动、外邪内入二因所致，何以分辨？汪氏认为外邪内入者，心烦不得眠，或呕，或渴，或下利；内因所致者，心烦卧不安，或头痛气短，或心忡口燥。又如喘与上气二证的分辨，他说：喘之状，促促气急，喝喝痰声，甚者张口抬肩，摇身撷肚而不能自已是也。气上冲之状，咽不得息，喘息有声，不得卧者是也。其病机乃为喘由肺气上壅，气上冲由冲脉厥逆所致。

　　凡此举例，均可证汪氏著述绝少空乏浮辞，诚如其在《医阶辨证》自序中言，对疑似之证辨认后"再用前贤诸方，虚则补之，实者泻之，寒者温之，热者清之，不致疑误，而病者不致含冤于地下"。汪必昌著书意在为业医者铺一阶梯，以登济世救人之堂奥。

　　2017 年，汪必昌所著《聊复集·怪症汇纂》手稿在北京被发现。"从其纸张、文字避讳与内文修改增补状况，以及初步文内两次出现'汪燕亭'之名等多方面因素综合分析判断，这是清代嘉庆年间御医汪必昌的手稿真迹无疑。"中国中医科学院医史文献研究所研究员郑金生审阅后说。"此稿本属于孤本，文献价值极高，从版本学上来说，珍贵得不得了。"国家文物鉴定委员会委员、全国古籍保护专家委员会委员陈先行对此稿本进行了细致的鉴定分析后介绍，该稿本所用红格稿纸明显是清代旧纸，此册稿本比较接近写样待刻稿，内文涂改的文字，明显不是抄错，而是作者的修改。《聊复集·怪症汇纂》中记载540种（约650个）偏方秘方，令人们大开眼界。而此次发现的未刊稿本的四个部分，皆未见于已刊本《聊复集》之中。这四部分是《怪证汇纂》7卷、批注《陶氏杀车三十七槌法》、《针灸论》与《怪证方法》。其中《怪证方法》篇幅最大，占整个稿本的四分之三有余，收录御医整理的秘方、偏方，涉及各类疑难杂症，其中不乏"癌症""肿瘤""尿血吐血"等。中国中医科学院余瀛鳌教授表示，我们现在应该继承弘扬汪必昌的学术经验，尽力搜集他的遗著，把当前已经找到的遗著下工夫进行汲取，把汪必昌的学术经验系统地整理出来，"他（汪必昌）在中医领域是个不该被遗忘的人"。

（七）新安澄塘"吴氏三杰"

有着新安医学发祥地之称的歙县西域的澄塘（今属黄山市徽州区潜口镇的一个行政村），明清时期分属歙县孝悌乡和睦里及十五都，古称澄溪、澄潭、承唐，方言叫"忠"塘、"井"塘。澄塘原有吴、潘、余三姓，虽清末又有绩溪胡氏和陈村张姓迁入，吴氏仍为澄塘望族，集中居住在村的西边。这儿历史上自然环境相对封闭，交通不便，但在以精神文化为内核的徽州文化的熏陶下，澄塘人世代遵循着"良相、良医"之准则，保持着其在意识形态、思维方式、思想观念、行为准则、伦理价值方面的丰富性、独特性、典型性。因此民间民俗浓郁稳定，学风昌盛，人杰地灵，在"不为良相，即为良医"的思想启示下，历代很多的新安儒士或在科举不第，或父母及亲人患病医治不效，或见庸医误人而毅然决然弃儒弃贾，纷纷转而走上岐黄之路。新安人重视文化教育，从而催生了徽州文化的昌盛，许多人都是从小熟读经史儒学典籍，由儒而医，"一以儒理为权衡"，不仅能从深厚的儒学修养中培养出高尚的医德和令人钦佩的敬业精神，而且将哲学精华加以弘扬，在学习探索中医医理及医技方面的悟性极高，创新意识和发展观念很强，故而有许多新的发明与创建，著书立说而名垂医史。明清两朝澄塘吴姓医名籍籍者众，仅载入《中医大辞典》（人民卫生出版社）的吴氏家族医家就有明代的吴正伦、吴崑，清代的吴楚等，在新安医学流派史的长河中，留下了永不停息的赞歌。

1. 以布衣应诏治愈明神宗的吴正伦

据《中医大辞典·医史文献分册》载：新安歙西澄塘吴氏医学，早在16世纪便因吴正伦治愈了不少王公重病而名噪一时，其曾为襁褓中的明神宗治愈疾病，又为穆宗的贵妃治好了疾病而颇受穆宗皇帝的赏识。

吴正伦（1529—1568），字子叙，号春岩，明嘉靖、隆庆年间新安歙西澄塘人氏。由于早年吴正伦家境较为清贫，加之其幼年丧父，因而家里无力供其从师学习。但吴正伦天资聪敏好学，为了读书，养鸡售蛋，换钱以购书。受"儒业必登第仕宦而后能济生利物，不必登第仕宦而能济生利物莫如医"思想影响，吴正伦早早就有了"弃儒业不事，专精医"的念想。有时为了购得一卷经典医书，甚至典衣以补不足。就这样，日积月累，吴正伦15岁时便已博览群书，并坚定了岐黄学的志向。青年时期，吴正伦告别母亲，慕名前往浙江德清县名医陆声野（字鹤鸣）先生处正式拜师学技。几年的随师临证，加之少时寒窗苦读积淀的博学理论功底，吴正伦很快医技大进，且医名渐噪。但其求学欲望不减，继而又不辞劳苦，东入齐、北入燕而游学名师，负笈请教。在山东期间，其见当地人民不善摄生而作，于是在临证之时，每每提示病者注意养生以防病，还专门撰写了《养生类要》2卷。上卷为导引诀、卫生歌及炼红丹、秋石之法；下卷论四季诸证宜忌、食用方法，兼涉道家之说。此书一经刊行，一时畅销齐鲁大地。

吴正伦步入壮年，医术如日中天，携时年15岁次子行简（字居敬）以授岐黄，寓居北京行医。在北京期间，吴正伦为很多王公贵卿治愈了重症，享誉京师，穿过紫禁城高墙，连穆宗皇帝也闻其名。隆庆二年（1568），皇贵妃患病，太医院久治不效，穆宗宣召吴正伦入宫为已弥留贵妃诊之。正伦诊脉遣方，应手而效，一药治愈了贵妃的病。穆宗十分高兴，嘉奖之余赏赐甚丰。

吴正伦医技精湛，且重视医理的研究，尤其强调治病必须"脉、症、治、方"四者俱功，倡导"脉明才能识症，症明才能论治，治法明才能议方"。他遵崇《黄帝内经》和《伤寒论》之旨，旁参各家，

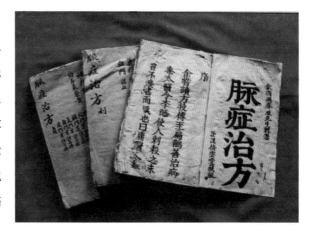

博采古人经验，而又从不执泥。其归纳《伤寒论》的病理"表、里、虚、实、阴、阳、寒、热"8 个字及"有表实，有表虚；有里实，有里虚；有表里俱实，有表里俱虚；有表寒里热，有表热里寒；有表里俱热，有表里俱寒；有阴症，有阳症"12 句话。同时指出："病各不同，要辨明而治之。"此论对后人很有启发。他在审证立法方面指出："治法多端，不可或谬。"果为温病、热病及温疫也，则用河间法；果为气虚、伤食及内伤也，则用东垣法；果为阴虚及痰火也，则用丹溪法；果为正伤寒例病也，则遵用仲景法。故而在 400 多年前治疗杨梅疮一症，重用土茯苓二两，辅以木通、白藓皮、五加皮、金银花、皂角刺、芭蕉根等药以利湿解毒，抑制梅毒螺旋体，用药竟有如此独到之处，实在可贵。为此，吴正伦除著有《脉症治方》4 卷外，还附《医案》一卷。著述其理自浅至深，其言自简至备，俾初学者见之了如指掌，岐黄家多奉为绳尺。此书秘藏于其子孙处百余年，直到清顺治十年（1653），新安名医程敬通索读此书，越宿作序，勉其曾孙吴冲孺梓行，康熙十二年（1673）才刊于世。

吴正伦业医 20 余年，除著有《脉症治方》4 卷外，另有《养生类要》《活人心鉴》《虚车录》等医著存世。

其次子吴行简、侄孙吴崐、曾孙吴冲孺、玄孙吴楚等承其学，且均为新安一代名医，各有著述问世。

2. 我国医学史上第一部系统注释方书之专著者吴崐

吴崐，明嘉靖、万历年间新安歙西澄塘人。吴崐出身于儒门之家，其祖

父元昌、父亲文韬，"俱修德而隐者"。叔祖吴正伦，堂叔吴行简，均为新安名医，对其影响颇深。

吴崐自幼聪颖好学，善读诗文，辞藻横溢。吴氏家中所藏医书很多，受家庭熏陶，其很小就对医学产生浓厚兴趣，常常"日夕取诸家言遍读之"，15岁便通读了《素问》《灵枢》《难经》《伤寒论》等经典医籍，精晓刘河间、李东垣、朱丹溪等名家医著，为其日后行医和著书立说打下了良好的基础。

吴崐25岁时，参加了举人考试，因未中举而听从了长者"古人不得志于时，多为医以济世"的劝导，"投举子笔，专岐黄业"，拜邑人余午亭（新安名医）为师学习医术，很快便学有所成。为了更多地学习掌握医术及各家之说，三年师满，余师勉其出游，去师医道贤于己者。于是吴崐不畏艰辛，足迹遍历江苏、浙江、湖北、河南、河北等地。正如其在《针方六集》一书的自序中所写道"未及壮年负笈万里，虚衷北门，不减七十二师"，于是其医学大进。由于吴崐热心治病救人，先后在安徽宣城、当涂、和县等地行医，以医活人无数，所至声名籍籍。吴崐学识渊博，医学理论功底扎实，学术、临床上颇有建树，尤其表现在他对病证机理认识上的透彻，很多都符合现代医学的定义。如其治疗哮喘病就倡"气利痰行"之治疗大法，且治疗手段多样，对待不同的临床症状，通过辨证分型，采用或探吐，或外敷，或汤液等治法。

吴崐33岁时（万历十二年），深感业医者知识贫乏，不明方义与方证关系，不明药物升降浮沉之性，盲目执方用药疗病，危害性极大，于是"揆之于经，酌以心见；订之于证，发其微义"，从历代方书中选出常用方剂700余首，按病症分为中风、伤寒、感冒、暑湿等72门，每门下列一证，先论病因，次列诸家治疗方法，再汇集名方，著成《医方考》6卷。

《医方考》是我国第一部系统注释医方的著作，在中医方剂学研究中占有突出地位。虽汇集群方，却不追求方剂数量，而是严守质量，重在阐发分析，譬取形象，说理透彻，密切联系临床，故而深受后世医家欢迎。《医方考》对后世医家影响十分广泛，明末清初新安名医汪昂（安徽休宁人）盛赞吴崐《医方考》："分病列方，词旨明爽，海内盛行。"清乾隆政府授命吴谦等编辑的大型医学丛书《医宗金鉴·删补名医方论》中，也引录吴崑方论，充分肯定吴崑《医方考》在方剂学的突出贡献，后世很多医家都崇《医方考》所开之学风。自 1584 年出版后，连续刊刻 10 余次，于 1586 年流传于朝鲜，在朝鲜有刻本存世。1619 年在日本刊行，受到日本医学界的高度重视，掀起了研究吴氏方书的热潮，并相继出现了十余种方剂研究的专著和一批颇有影响的人物，极大地推动了中医学的国际学术交流。

吴崑为我国明代著名医家，乃一代医学宗师，著作丰硕，除著有《医方考》，尚有《脉语》2 卷（1584）、《黄帝内经素问吴注》24 卷（1594）、《针方六集》6 卷（1618）等，分别是中医脉学著作、注释《黄帝内经》和集古之针灸大成风格独具的精品。另有《十三科证治》《参黄论》《药纂》《砭考》等，可惜已佚。1999 年吴崑医学著作列为国家新闻出版署"九五"重点图书之一，由中国中医药出版社组织编辑整理成《明清名医全书大成·吴崑医学全书》出版发行。

3. 奇验如神的"奇士"吴楚

到了清代，歙西澄塘吴氏业医者要首推吴楚。据《中医大辞典·医史文献分册》载：吴楚，字天士，号畹庵，清代医家。为名医吴正伦之玄孙，吴崑之侄孙。

吴楚幼攻儒学，通晓诗文，受家风熏染，对医学颇为爱好。康熙辛亥（1671）之夏，时祖母七十有四，因病食后怫郁，胸膈日渐不舒，每日饮汤半碗，粒米不下，延请了许多医家诊之，咸谓火结在胸，均以芩、连、栀子及花粉之类药遣之，祖母愈服愈剧，气息奄奄。由于其父远客江汉，虑不及待，吴楚就昼夜不息查阅高祖吴正伦所遗医书，微会以意，于是诊其祖母之疾。吴楚以为祖母之症是木乘土位，进而给祖母以扶脾制肝之剂，立起沉疴，一剂而效。由此吴楚感叹医之为道系人生死，岂可目为小道而忽之乎？于是其究心医理，苦读经典，正业之暇专致捧读先辈高祖正伦之遗著《活人心鉴》《脉症治方》《虚车录》及叔祖鹤皋公诸集。加之细读《黄帝内经》等经典医籍，竭岁月之力，息心静气，专志探研，故而得其微奥，获益甚丰。至康熙二十年（1681）岁暮，经过十年的医学理论研修后，吴楚开始兼理医事，医名日噪。

吴楚系新安温补培元派的主要医家之一，治学严谨，凡平时诊治验案，均随时笔之于书，并将病案之疑难而易错误者，另录一册，以资研讨。其临证十分重视温补，擅用大剂参芪，喜用附桂，所治之案多为疑难误治之案。并根据本人治疗诸病经验整理成帙，于康熙二十二年（1683）撰成《医验录初集》上下 2 卷。是书不曰《医案》，而曰《医验录》，其意如在"凡例"中所云："录之以自考验，而非有意立案以示人也，务期有功而无过耳。"吴楚临证遣方，喜习偏重温补，所载之案，用寒凉而验者十之三四，用温补而验者十之五六。《医验录初集》于康熙二十三年（1684）刊刻，乾隆六十年（1795）、嘉庆五年（1800）、咸丰三年（1853）多次重刊。

康熙二十九年庚午（1690）的夏季，吴楚入京应试科举。这次应试虽未中第，但在京城一个多月时间，吴楚为众人疗疾，每每立起沉疴，奇验如神，受众者竞相传颂，被称为"奇士"，医名一时盛于京师。诸先达都慕其名，欲留吴楚于京邸，并要求代为其刊刻书稿《医验录二集》。吴楚以家乡父老乡亲为念，谢绝了众人的挽留回归了故里。

康熙三十九年（1700）春，吴楚将多年来临证的数千奇案，取其中一二之精粹，撰成《医验录二集》。《医验录二集》全书五卷，以伤寒、内伤、杂证等按证分类。卷首为"医医十病""破俗十六条"等关于医德的论述。有王绅、胡作梅于康熙庚午年（1690）的序文，还有汪士鋐于康熙庚辰年（1700）的序文和自序，最后有康熙己卯年程铨的跋文以及康熙辛巳年（1701）曹恭云的跋文。全书卷一为伤寒验案；卷二为内伤验案；卷三、卷四为杂症验案，系吴氏总结康熙二十四年（1685）以来的临证验案而成，并由其次子贯宗（字芳洲）校订，海阳任允文（字公鲁）评阅，孙日熙（字文企）、日蒸（字霞起）等编次。康熙辛巳年（1701）刊刻发行了卷首与卷二（内伤验案）。乾隆十八年（1753）由祁门人汪宽为答谢贯宗之德，将卷一之伤寒验案出资刊刻。惜因资力不足，尚有卷三、卷四杂症验案，终未予刊行。

另据《中医人物辞典》载，吴楚还辑有《保命真诠》，于乾隆六十年（1795）刊行。所述为医理、脉法、本草、证治、医案等，并附有《前贤医案》。

新安澄塘"吴氏三杰"在医学上的成就只是新安医学流派的一个缩影，

其产生、发展与繁荣离不开博大精深的徽州文化大背景，离不开徽州商业经济的繁荣以及精湛的徽州雕刻、印刷技术，而程朱理学，江戴哲学，"不为良相，则为良医"，将良医与良相并论的儒家治学思想为新安医学的发展奠定了深厚的思想理论基础。同样，新安医学的产生与发展也为古徽州的政治、经济社会的发展和进步起到了积极的推动和保护作用。所以说新安医学文化与徽州文化水乳交融，相互促进，与以地域产生的哲学、宗教以及科学、文学、艺术、民俗等观念性文化，构建了博大精深的徽州文化的一种独特文化精神内核。

（八）新安著名药物学家陈嘉谟

陈嘉谟，今安徽祁门县二都（西乡石墅）人，有文献记载称其曾任明朝御医（但史料不详）。

陈嘉谟年少时天性聪颖，攻读儒学，且博学多才，在诗、词、赋和书法等方面均有建树，后因体弱多病，遂钻研医药学知识，并终以医药造诣深厚且颇有建树而著称于世。

陈嘉谟由儒入医，尤其喜好金元四大家的医学著作及其学术思想，受李杲和朱丹溪思想的影响最大。其毕生精研医学，以医鸣世，虽几度乔迁，总为从游者甚众。其善于通过临证实践，悉心进行经验总结，他认为《大观本草》"意重寡要"，明代著名医家王纶的《本草集要》"词简不赅"，而明嘉靖年间四大名医之一、新安祁门人汪机的《本草会编》对本草的记述虽力求详细，但"杂采诸家而迄无的取之论，均未足以语完书也"。因此，他对前人之本草著述进行整理，结合自己的心得和经验加以补充，于明嘉靖三十八年（1559）开始撰写，历经了7年时间并且五易其稿，于嘉靖四十四

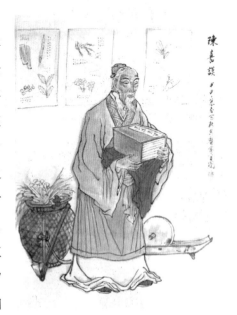

年（1565）在其80岁高龄时撰写成书，名《本草蒙筌》。《本草蒙筌》是陈嘉谟用来教授弟子的本草讲稿，意为童蒙作也。筌者，取鱼具也，渔人得鱼由于筌。正如他在"自序"中写道："予少业举子，寻以体弱多病，遂留意轩岐之术。于凡三代以下诸名家有裨卫生者，罔不遍阅精择之。"陈氏特别重视本草学，说"不读《本草》，无以发《素》《难》治病之玄机，是故《本草》也者，方药之根柢，医学之指南也"。

《本草蒙筌》共12卷，又名《撮要便览本草蒙筌》，是新安医学乃至祖国中医药学的重要文献著作之一。全书叙述了药性总论，收载了药物742味，系统地记述了各类药材的产地、收采、储藏、鉴别、炮制、性味、配伍、服法等。并按草、木、谷、菜、果、石、兽、禽、虫鱼、人10部分类，附有其本人之按语，其中447种药材还绘有药图。具有消食功能的鸡内金、行气止痛的青木香、止血散热的血余炭等特效药，均首见于该书，至今仍为中医临床上的常用药。陈嘉谟还十分强调药物产地与药效的密切关系，说"地胜药灵"，推崇蕲州艾、绵黄芪、上党参、交趾桂、齐州半夏、华阴细辛、宁夏柴胡、甘肃枸杞、新安白术、怀庆山药与地黄等"道地药材"。其认为虽为同一种药，但颜色、产地等不同，疗效也就存在差异，例如：术分苍、白，

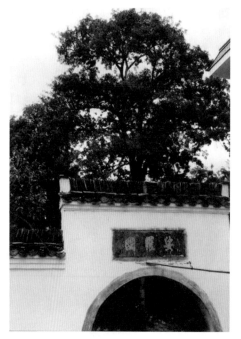

白者能补，有敛汗之效，苍者有发汗之能；当归有马尾当归与蚕头当归之分；芍药有赤、白二种，赤芍药能泻能散，白芍药能补能收；风寒咳嗽南五味为奇，虚损劳伤北五味最妙。该书内容不少是采用韵语对仗写成，不仅便于弟子及后学者记诵，而且对于后学临证用药提出了严谨的科学理论与用药方法。

《本草蒙筌》还对后代中药炮制的发展产生了较大影响，书中明确论述了对加入辅料炮制药物所起的作用，在介绍历代名家经验的同时，遵

古而不泥，提出了自己的独创与见解。更为可贵的是，陈嘉谟第一次在理论上提出了中药的炮制原则及"火候"是中药炮制领域中核心的基础理论之一，首倡"紧火"的运用。其认为中药炮制是否得法，直接影响中药的临床疗效，故提出："凡药制造贵在适中，不及则功效难求，太过则气味反失。"这些都是中药炮制方法分类的开始。

《本草蒙筌》由歙人许国作序，王肯堂校刊，于嘉靖四十四年（1565）及万历元年（1573）相继刊行，首刊比李时珍的《本草纲目》（1590年）问世早了整整 25 年，其一些宝贵经验被李时珍的《本草纲目》以及名医缪希雍（江苏常熟人）的《炮炙大法》全文辑入，不仅对我国的中医中药事业产生了较大影响与促进，而且藏书于日本的杏雨书屋的几个不同版本，对国外医药学的提高起到了积极的推动作用。1935 年，曹炳章先生重校并将其编入《中国医学大成》。北京中医药大学、中国中医科学院、北京图书馆、上海中华医学会等均藏有明代不同时期的《本草蒙筌》刻本。李时珍在《本草纲目》第一卷开头所列出自己曾经参考过的"历代诸家本草"书目中，陈嘉谟的《本草蒙筌》赫然在目，并且评价《本草蒙筌》"每品具气味、产采、治疗、方法，创成对语，以便记诵。赞赏该书间附陈氏己意于后，颇有发明，便于初学，名曰《蒙筌》，诚称其实"。陈嘉谟也因此书被称之为古代新安著名的药物学家。

（九）大顺妙手治皇母

汪大顺，清乾隆年间歙县富楬人，父亲汪世渡、祖父汪元珣皆以医著名，家族世代相传，普济百姓疾苦，尤以大顺宫中救治皇母，成为新安医学中流芳后世的美谈佳话。

大顺业医，好博考群书，不泥成法，自幼继承祖传，接受庭训，刻苦钻研，精益求精，每每诊病，应手奏效。后寓居京城悬壶。乾隆四十二年（1777）七月间，皇帝的母亲患了一场大病，经太医院的太医们诊治均无效果，眼看着皇太后病情一天天危笃，太医院及皇宫上下惶恐不安。正当焦急之时，有人举荐汪大顺，于是乾隆皇帝急召汪大顺入宫为皇母看病。果然，汪大顺名不虚传，医技超群，经其认真把脉，并"望、闻、问、切"四诊合

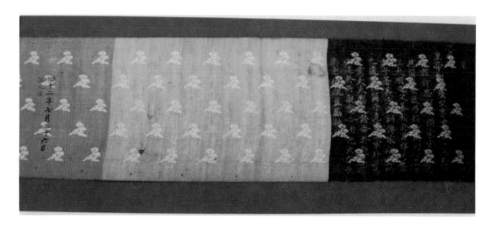

参，运用"八纲辨证"开出处方，汤药服下，很快便见效果，日渐好转。乾隆帝十分欣喜，当即赐予汪大顺捐职州同加五级，并于四十二年（1777）七月二十六日颁发"奉天诰命"之圣旨，特封汪大顺之父汪世渡为中宪大夫，封大顺之嫡母鲍氏和生母黄氏为恭人，同时赐予汪大顺名贵红豆树苗两株。于是，汪大顺即刻告别了京都，携带圣旨及红豆树苗返回新安故里，建造了"娑罗园"，将御赐红豆树苗栽于园中。大顺之子昌泰、孙宗锦、曾孙鹿石均承其家传医业，历经7代，保留着古徽州文化的新安医学遗风。至今时间已过去了230多年，两株红豆树苗早已长成了参天大树，春去春来，花开花落，仍生机益然，绿茵葱郁。

当年乾隆皇帝颁发给大顺的长5尺、宽1尺的"奉天诰命"圣旨，至今仍为其后人完好地保存，圣旨为黄白彩绢，分别用汉、满两种文字书写，汉字为金色，满文为黑色，各加盖有御玺，昭示着汪氏家族悬壶济世曾经的辉煌。

乾隆皇帝颁给汪大顺的圣旨

奉天诰命

奉

天承运

皇帝制曰：资父事君，人子笃匪躬之谊。作忠以孝，国家宏锡类之恩。尔汪世渡乃捐职州同加五级汪大顺之父，善积于身，祥开厥后，教子著义方之训，传家裕堂构之遗。兹以尔子克襄王事，封尔为中宪大夫，赐之诰命。於戏！殊荣必逮于所亲，宠命用光夫有子。尚宏佑启，益励忱恂。

制曰：奉职在公，家教劳之有自，推恩将母，宜锡典之攸隆。尔鲍氏乃捐职州同加五级汪大顺之嫡母，壸范宜家，夙协承筐之懿。母仪诒谷，载昭画获之芳。兹以尔子克襄王事，赠尔为恭人。於戏！彰淑德于不瑕，式荣襄服。膺宠命之有赫，永贵泉墟。

制曰：奏绩在公，已慰勤劬之念。推恩及下，宁遗鞠育之劳。尔黄氏乃捐职州同加五级汪大顺之生母，持躬以慎，箴能贤无忝所生。常念属毛，而离襄永锡尔类，俾能尽分以达情。兹以尔子克襄王事，封尔为恭人。於戏！特申母以子贵之文，用昭善则归亲之义。颂兹休命，励乃芳规。

乾隆四十二年七月二十六日

（十）新安医学大家程杏轩

近代倍受推崇的"中国┃人医学全书"，是指唐朝以来以孙思邈的《千金方》等为代表的古代中国十部医学著作，仅明清两代新安地域历史上，就出现了明代徐春甫编撰的《古今医统大全》、清代吴谦主编的《医宗金鉴》以及程杏轩著作的《医述》三部列入其中，可谓新安医学医著浩繁，厥功至伟。

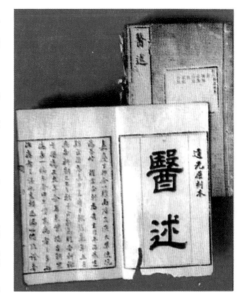

《医述》的编撰者程杏轩自幼好学，早年攻读儒学，工于诗文，博学多才，有诗抄两卷。

程杏轩是新安医学临床家，以内、儿、妇科见长。其师古而不泥，临证常于虚实之间，疑似之处，得其要领，精确分明，且常出新意。尤其是对伤寒、温病、复杂外感以及危急重症的治疗，可谓是随机应变，如珠走盘，常常是立竿见影，效如桴鼓。杏轩治"火"，必分阴阳虚实。其以为实火为有余之火，其势虽猖而周流不滞，但宜以寒凉清之，其火自退，故而其治多易。而虚火为不足，多因阴虚而起，需先补其虚则火方自退。如若不分虚实，遇火证便投以寒凉之剂清之、泻之，往往致使阴愈虚，火愈炽，而元气大伤。受丹溪养阴派学术思想的影响，杏轩还十分重视脾胃正气在治疗中的作用，主张调养气血，培护脾胃元气。其指出："百凡治病，胃气实者，攻之则去，而疾易愈。胃气虚者，攻之不去。"强调了治病必须细察胃气的有无，病人邪甚而胃气不虚者，可以祛邪，邪去则病疾自愈。而胃气虚者，虽有实证也不可轻易使用攻法，攻之则病益甚，盖因胃气本虚，攻之胃气益弱，胃气弱又不能行其药力，攻之亦无功。同样脾气充足，则运化正常，脾运正常则所纳饮食可随食随化，不致聚而生痰。此即不治痰，其痰也自化。因此，杏轩治湿痰主张："治痰不效，专补中气"，"治痰先补脾，脾复健运之常，而痰自化矣"。另外，杏轩对于病情重症险恶病人每易出现的假象，大实似虚，大虚似实，真寒假热，真热假寒等，临证总一眼觑定病之真情，治重病须先用药探之，切忌鲁莽，胆小细心，抓住时机，或泻其实，或补其虚，往往一发中的，使久病渐愈，危症转安。

杏轩不仅医术精湛，且医德高尚，为人谦和，学习钻研，孜孜不倦。其在《医述·卷二·医则》中说："人之所病病疾多，医之所病病道少。"告诫学医之人应虚心而好学，刻苦钻研，努力学习理论知识，打下牢固的基础，日积月累，基础扎实，方能在临证时面对千变万化的疾病运用自如，圆机活法，故而前往求诊者接踵而至，医名益噪。

杏轩于乾隆五十七年（1792）始，至道光六年（1826），历经35年之考订，辑先圣经义650余条，前哲名论5000余款，共分130门，570类，选辑医案280余则，附方197道，寓"述而不作"之意，辑成《医述》16卷。《医述》全书共计65万字，分为：《医学溯源》2卷；《伤寒提钩》《伤寒析疑》各1卷；《杂证汇参》8卷；《女科原旨》《幼科汇要》《痘科精华》《方药补考》各1卷。《医述》各论提纲扼要，郑重详实，遵古而又不泥古，使后学有道可循。此书始刻于道光十年（1830），前后历经了4年于1833年方才刻成，清光绪十七年（1891）在汉口重刊。1959年及1981年安徽省卫生厅、安徽中医学院又几次组织校点、重刊。中国中医科学院教授耿鉴庭先生在重刊《医述·跋》中盛赞程杏轩"既胸罗四部，又博极医书，义达真存，便人心析"，实为新安医学之宝筏。

程杏轩还著有《杏轩医案》3卷，分《初集》《续录》《辑录》3部分。《初集》刊刻于清嘉庆九年（1804）；《续录》成书于道光六年（1826）；道光九年（1829）《辑录》成书后始将《初集》《续录》《辑录》一并付刊。光绪六年（1880）由其子北恒再刊于汉口，光绪十七年由泾县朱氏将《杏轩医案》与《医述》合并刊行。1936年，《杏轩医案》刊于《珍本医书集成》，被曹炳章先生编入《中国医学大成》。1959年，安徽省卫生厅组织了第六次校点，重刊长宋繁体竖排宣纸线装及凸版纸平装两种版本。1986年，国医大师李济仁先生第七次对《杏轩医案》逐案研释，发其未发之隐微，校注正讹，再付刊行。

《医述》与《杏轩医案》乃程杏轩毕生医学理论研究及临床经验之结晶，多为疑难验案，对真寒假热、实证类虚、阴极似阳等证辨析尤其精当，且立方遣药多变灵活，堪为后学楷模。

（十一）新安医家重"证"取"量"

新安婺源溪源程氏内科第二代传人程士禄，为新安医学程氏医家颇具特色且有代表性人物之一。程士禄早年随父程北聪在汉口行医，挂牌于汉口的"奎星楼"，主要为来往于汉口的徽州商贾诊治。由于医术精湛，口碑渐佳。据《武汉中医志》记载："武汉三镇中医沿袭传统从师授业，学术观点和治疗方法均各遵所师，虽不存门户之争，但流派自成。在学术思想和临床实践上深有影响的流派，可分为经方、时方、温热、寒凉、攻下、滋阴、补土、综合等。"汉口名医汇聚，使得新安溪源程氏有机会不断和当地的名医名家相互交流探讨，也是推动各门户医学流派医术不断进取的原因之一。

早在明代中叶汉口开始崛起，至清代康熙乾隆年间成为我国甲于全楚的四大名镇之一，素有"九省通衢"之称。其中盐商新安绩溪胡氏一族势力最大，建有新安会馆并置地买房扩充路径，建造"新安街"。徽商贾而好儒，崇尚文化的精神促进了汉口码头商贾繁茂，文风昌盛，八方中医云集，名医辈出。市面上有游医、儒医、世医，聚各医术流派之长，形成各具特色的医药类别。从串铃、悬壶、坐堂到寓医以及善堂寺观送诊施药，甚至于街头习武卖艺推销民间跌打损伤医药的，可谓五花八门，多种多样。新安溪源程氏医学世家也正是在这个历史时期伴随着徽商的兴盛而行医于汉口。由于程士禄之父程北聪早先在汉口军营中"治军书"，秘书兼军医，且擅治时疫及枪箭跌打损伤，深受将士们拥戴。士禄受父影响，立志岐黄，以儒通医，自小得父所传，且博览群书，穷究诸家之论及临床验证，故医道益精，遣方独到，用药如神，内、妇、儿科病证，治之多奇验。

当时武昌有个杨氏家族，在昙华林周边的贡院街（今楚材街武昌实验中学一带），为行医15代的医学世家，历时百余年，在武昌地区久负盛名。杨氏家族自杨世泰开始行医，其贡院街老屋（杨氏医寓）、武昌贡院等街房多地大，前院大厅为候诊室，设有诊疗室4间，为当时武昌最大的医疗寓所。每天看病的人很多，而且杨氏对贫苦人送诊施药，故百姓感恩其德。当时杨家的传人，擅治疑难杂病，汉口许多官宦士绅多请其诊治。杨氏用药多以二陈汤加减，种类少而疗效高，一般多在八九味，故人称"杨八味"。

当年汉口军营有个官员患病，胃脘疼痛，请杨八味诊治。吃了几天药，病情没见好转，杨八味觉得自己的辨证精确，方药切合病人病情，于是二诊又让这个武官继续服用上方，可是几天之后，依然不见好转的迹象。因新安程氏的开山鼻祖程北聪，曾经在汉口军营中服役过，军中名声极响。于是，这位武官持着杨八味开的方子求诊于程北聪之子程士禄。程士禄仔细诊断病情后，和悦地说："此方甚好。"又提笔将方中两味药的分量稍作更改，嘱病人回去按此方服用。一剂药下去，官员病情就明显好转，再服用两剂，病人竟全然没事了，一时间传得沸沸扬扬，家喻户晓。因为程北聪医而通儒，又曾经在汉口军营中兼军医，早前和武昌杨家父辈也有过交往，杨八味这个人对医学痴迷，人也谦逊，尊程北聪医名，便亲登程门请益。程士禄也就毫不保留地对杨八味说："你用二陈汤加上香附子、高良姜治疗这个病人胃脘疼痛的毛病也算切合病情，香附子理气，高良姜去寒，只是你用的两味药剂量相等，而病人虽然有气滞，确为胃脘受寒引起，故我把高良姜剂量加重，病邪一去，病人自然康复。"杨八味听完这番话后叹服地说道："都说医学不传之秘不在药方，而是药物的剂量，今天总算领悟了，新安名医果然名不虚传啊。"从此，江夏很多名医都对新安儒医刮目相看，程杨两家同业也自此世代交好。

（十二）尚书府走出来的新安医学世家

新安医学以家族链为传承，是其教育模式与基本特色。而在众多的世医家族链中，从尚书府中萌生并走出来的医学世家却颇为鲜见。

走进皖南绩溪县的龙川村，有一幢三间两过厢的黛青色泥粉墙的徽派建筑，耸立在明代抗倭名将、兵部尚书胡宗宪宗祠的左侧，由绩溪名儒程宗鲁先生题写的"是亦杏林"四个苍劲砖刻大字，镶嵌在那高高的门楼上，彰显出与众不同的气度及其主人的身份。这就是从尚书府中走出来的新安胡氏名医世家第 10 代传人胡震来先生的故居。

据史料记载，绩溪龙川胡宗宪宗族早在四百多年以前就开始设置了医馆。胡母信奉观音，一生念佛吃斋。胡宗宪的父亲乐山公就在医馆药店干活，为人乐善好施，深得百姓口碑。从胡氏 24 世太二公时起便在医馆坐堂义诊，传承家风，常免费为贫困者治病施药。其药号"余庆堂"早于后来绩溪胡里的胡雪岩在杭州开办的"胡庆余堂"四百多年，据说是胡雪岩慕其名声，有意

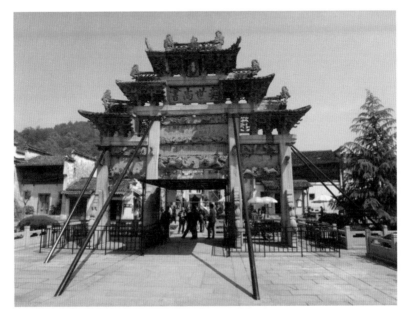

借光，故而将"余庆堂"字序上稍作调整，"余庆"改为"庆余"，再加上姓氏而已。龙川胡氏25世士贵公行医于苏州，28世公永泰则在宫廷太医院供职。直至到了近代的胡震来，已经是龙川"胡氏医学世家"第10代传人了。

胡震来（1896—1943），字雨田，乃龙川胡氏仲伟公的第8世孙。嘉庆《绩溪县志》载：胡仲伟，清朝名医，字环溪，世传外科，医术精深，尤精大小方脉，"屡获扁鹊名"。仲伟公之子雪仲、侄景陶等后世多承其医业，研习岐黄。受先祖仲伟公的影响及家风熏陶，胡震来很小的时候便立下了"不为良相，即为良医"的志向，少时即跟随伯父学习岐黄之术。为了打好基础，除了随师临证，胡震来小小年纪便能自律，闭门苦读，足不出户，一坐就是三四年，不仅熟读了伯父要求读的《黄帝内经》《伤寒论》《金匮要略》《温病条辨》等中医经典著作，并能整卷地背诵出《汤头歌诀》《崔氏脉诀》《药性论》等全书的内容。功夫不负有心人，几年的勤奋学习为其日后的临证打下了坚实的理论基础。

临证之初，胡震来先生便以其深厚的医学功底，察微知著的锐利目光和灵活善变的遣方用药，解决了一些疑难病症，于是名声渐起，短短五六年时间，医名就飞跃出龙须山脚、登源河畔，远播至邻县歙县、宁国及浙江昌化、临安等地。

临证十余年，胡震来先生医术日臻精湛，诊病出神入化，常挽狂澜于既倒，使许多垂危病人重获生机，慕名求治者络绎不绝，颂先生"妙手回春，恩同再造"，深得广大百姓的信赖。许多曾经先生诊治过的病人都将他的处方长期珍藏，甚至一些危重病人称：能得先生高手一诊，虽死而无憾。特别是在歙县南乡一带，只要有先生的一纸处方，足可以平息因医疗引起的闹丧风波。

20世纪30年代末的一个秋季，一清早急匆匆来了一个人，请求先生出诊。病人是几十里外临溪镇上一个做木材生意的程姓老板，已一周未进食，且身热重炽，神昏谵语，几个医生面对其症都束手无策，方急邀震来先生诊治。待先生赶到临溪时已是中午，病人僵卧在床，已奄奄一息。震来先生不紧不慢，先是询问了其家人程姓老板的病起症状，而后仔细诊脉，反复观察病人周身情况，隔一会儿再诊一次脉，却迟迟不开处方。这时家属早已燃起了炭炉，等待煎药，但望着神闲气静的"慢郎中"，病人家属是心焦如焚。在一旁陪待的临溪中药铺胡老板是震来先生的朋友，忍不住开了口："震翁，病人命如悬丝，危在旦夕，为何迟迟不遣方下药？"震来先生答道："胡兄有所不知，此病乃阳明属实，火灾如赢之候，痞满、坚症已具，但脉未沉实，尚不到攻下火候，请少安毋躁。"就这样胡震来先生一直守在病人身边观察诊脉，直至下午二时，先生见脉已沉实，急嘱用大承气汤荡涤。果然，半小时后病人矢气频转，泻下硬粪近十枚，当晚病人身热渐退，神志转清，再经调治而愈。

一天，震来先生赴扬溪清水塘出诊，途经高枧村口，忽然村中一人奔跑上前拦轿求治。停轿一问，原来是家住高枧的叶勉干医生的妻子患病身热不退，且不思饮食，已经半月有余，勉干医生多次用药皆无效，渐致卧床不起。正焦急万分之时，听说震来先生途经村口，便拦轿求治。震来先生诊后开出药方，嘱其服药一帖，明日再来复诊，并告知勉干：药后病人定会出汗，汗如玉米粒大小，汗后病即转轻，但切不可再受风寒。勉干医生听了心有疑惑，心想：药后出汗相信你震来先生有此经验，但汗如玉米粒大小恐怕有些悬乎。不想病人服下汤药后不到一个时辰，果然出汗，且汗液黏稠，积聚成一颗颗汗珠，小者如绿豆，大者如玉米粒。随后病人体热渐退，全身顿觉轻松。第二天震来先生前去复诊，加减药方，只服三帖，其妻病就痊愈了。勉干医生惊叹不已，百闻不如一见，对震来先生更加佩服之至。

胡震来先生谙熟药理药性，对病人服药后的反应和预后判断亦是十分精确。不仅擅治伤寒、温病，治疗时疫也有独到之处。

震来先生宅心仁厚，在龙川时常常利用晚上，无论再忙再累，也不管风雪雨霜，总要提着马灯挨户上门去巡视村里的病人。震来先生医者仁心，对四乡百姓也同样关爱有加，凡村民就诊，一般不收诊金，特别贫困者还代付药费。

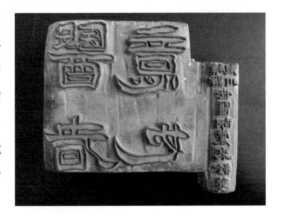

1942 年冬到 1943 年春，抗日战争处在最残酷的岁月，绩溪县境内又暴发流行性脑脊髓膜炎，百姓的日子是雪上加霜。震来先生在报纸上公示处方，呼吁民众用"防风通圣散"进行预防，而自己 12 岁的幼子胡汉如却不幸染病身亡。震来先生强忍丧子之痛，仍日以继夜地抢救病人，他常常整月不能上床睡觉，只能在轿中闭目稍息，以至臀部皮肤被轿凳磨破，到病患家中不得不蹲在椅子上问诊开方。一次出诊，先生因过度劳累在轿子里睡沉，结果从行进的轿子上滚落在地，头面部受伤。因身心过度疲惫，免疫力下降，加之接触病人过多，1943 年 4 月 14 日，震来先生不幸染疫病逝，时年 48 岁。

胡震来先生共育有五子四女。其长子胡树人（又名木如）、次子胡节君（又名竹如）、四子胡煌玙（又名煌如）、五子胡何如均禀承家传医业，个个声名籍籍，学验俱丰，乃遗家父之风，为清初新安名医胡仲伟第九世孙。

（十三）新安海派代表王仲奇

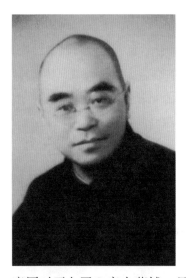

王仲奇（1881—1945），名金杰，晚号懒翁。歙县王家宅人，后迁居富堨。15 岁随父养涵（新安王氏医家）学医，22 岁时因父亲去世便正式悬壶乡里，以善治温热病而著称。

仲奇先生医术精湛，诊务十分繁忙，不仅在当时徽州的各县，远及沪、杭以及武汉等大城市都常有病人慕名前来就诊或请其出诊。王仲奇夜以继日的诊务严重超负荷，每天都要坐诊 10 多个小时，当时这个仅有 2000 余人口的不大村镇，为了应对王仲奇先生的配方业务，竟同时开办了 8 家中药铺，足以见得王仲奇先生诊务之忙碌。1923 年秋季，王仲奇举家移寓上海，虽然他不挂牌、不登报而隐姓埋名，但还是不久便以擅治内伤杂病而驰誉沪上，慕名求医者络绎不绝。他常与名医丁甘仁先生一同会诊，交流经验，被上海医界同仁并称"丁、王"二氏法古有训，又能够自出新意，亦有与名医陆仲安先生并论，有诗云："吾党数陆王，盛名久洋溢。"当年北京的名医施今墨先生南下上海，闻其名后便乔装打扮前往就诊试探，见后佩服王仲奇善用经方，妙手回春。由于求诊病人太多，往往是接踵而至，他不得不采取了限号的办法，不仅是上海市及周边的病人，就连英、美、法、日等国的一些驻沪领事馆官员也前来找他看病，还应邀赴港澳等地出诊。一位日本医药界人士就诊后盛赞王仲奇医术，产生了拜师学习的想法，问道："先生是否愿收东洋人为徒？"王仲奇行医40余个春秋，诊治了病人近百万人次，足见其饮誉海内外之一斑。其不仅成为近代新安医学巨擘，而且是寓居上海的一代名医。

仲奇好学深思，熟谙中医典籍，博采众长，融会贯通。他远宗仲景，旁及东垣、好古、天士诸家，乐于勤读细研吴谦著作，推崇徐灵胎、朱丹溪的学术思想。他认为：治病之道，贵在明阴洞阳，用药宜酌盈济虚，补偏救弊，辨证立方，通变化裁不为前人所囿。他注意选择有针对性的药物，灵活运用经方与时方，或以单方参入复方，辨证用之，每获良效。在治学上，仲奇一生严谨，既幼承庭训，又广征博采，理论联系实际，通理古今，学贯中西，处方多以轻灵见长而自成一家。临证首重望诊，对初诊病人除察貌观色外，且悉心倾听病人的主诉，详尽向病人解释，从不单以切脉述病，故神其技，充分体现了王仲奇先生的高尚医德。曾有某君经仲奇先生诊治后，即兴赋诗一首："入门先减三分病，接座平添一段春。"

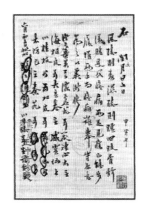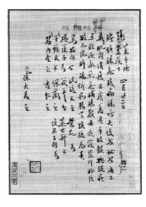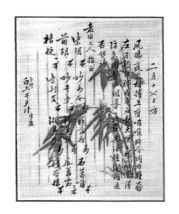

王仲奇处方手迹

王仲奇先生崇尚气节，坚持正义，敢于同反动势力作坚决斗争。1929年，针对国民党代表余云岫提出的"废止中医"案，王仲奇拍案而起，慷慨激昂地给予批驳。他支持抗日救亡的爱国运动，对贫困百姓病人给予免费赠药治疗，而当日伪势力进驻上海租界，他立即宣告停诊，称病不出，自号"懒翁"以示抗争，并拒绝有着"温州之虎"之称的伪军长的邀请及恐吓。仲奇先生毕生诊务繁忙，自己无暇著作，却为甘仁先生出版的《丁甘仁医案》写序，给陈存仁主编的《中国药学大辞典》作跋。他工于书法，得赵松雪之三昧，处方守法挺秀，笔墨精良，深得著名画家黄宾虹先生赏识。现如今王仲奇先生当年的处方手迹、医疗资料等已作为珍贵的艺术品及文物被新安故里的百姓、中医院以及中国（上海）中医药博物馆所收藏。

（十四）现代喉科名家郑渭占

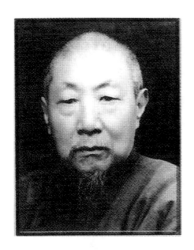

早在清朝道光年间，为了救济平民百姓疾苦，郑氏西园喉科就在村里先后开办了几处中药店铺，一曰"涵春堂"，一曰"养真堂"。"涵春堂"与"养真堂"药铺均为前店后坊，尤其是"涵春堂"药铺做得很大，生意特别兴隆，而且对一般百姓是不收费的，这是郑氏西园早年行医的一条定律。由于过去药材销售都为统货，需要药铺店员、药工自己加工炮制，方可用于配方，药铺就需要较多的技工人手。为了将统货药材切片、蒸煮、晾晒，很多道地药材加工炮制需九蒸九晒，加工程序之繁可以想见，仅"涵春堂"一铺就有员工八九人。为保百姓安康，郑氏西园沿袭先辈世代为民免费诊病，而且药铺原本也不收钱，平日里为贫困病患人家施舍药材，每遇大灾之年疾病流行还以大锅熬药沿街奉送，暑天送消暑汤，寒冬来时送御寒汤。直到清朝末年，因郑家外埠商铺均已关门停业，断了资金来源，家境陷入贫困，不得已以方行医售药维持生计。但每遇极贫者，郑氏西园医者仍无偿诊治并施以药材，不取分文。这种早已形成的不成文家规，是印在了历代郑氏西园从医者心灵上的烙印。

民国年间的一个初冬，郑渭占先生去几十里外的富竭村出诊。当年大凡新安名医出诊他乡，只要路途远都是由自家轿夫抬轿出行。这一天，当郑渭占先生的轿子途经路边一座旧庙时，隐约听到从庙里传出了一阵人的呻吟声。

声音虽说很微弱，但做医生的敏锐让郑渭占感觉到这是病人的呻吟。于是郑渭占先生让轿夫停下，走进了旧庙。只见一个乞丐躺在旧庙的一个角落，曲卷着身子，发出断断续续痛苦的哀叹。郑渭占上前摸了摸乞丐的额头，热得有些烫手，按了其脉搏也很快，凭经验，郑渭占先生判定为饥饿加感受风寒所致。于是，渭占先生开了药方，吩咐两个轿夫回去抓药，并嘱咐煎好药后带上些吃的送来旧庙让乞丐服下，自己步行去富堨村出诊。其实郑渭占先生从郑村出来走得还并不远，离富堨村还有不少的路，轿夫面露难色。渭占公也看出了轿夫的心思，于是说："救人要紧，你俩赶紧回吧。"轿夫也很了解先生的性格，认准的理儿谁也别想说动他，于是三人分头而去。

几天后，服了渭占先生开的药后，已身体痊愈了的乞丐找到了郑村西园宅院，在西园院门外等着郑家的轿子。太阳就要西斜的时候，轿子才回到西园。郑渭占先生刚一下轿，乞丐就跃步上前，双膝"扑通"一声跪在了郑渭占先生的面前，连连叩拜。渭占先生有些茫然，一边扶起那人，一边问道："你有何事，为啥跪拜？"当那人抬起头来，泪眼汪汪，渭占先生似觉有些面熟，可一时又想不起来，因成天看病，接触的人太多了。接着乞丐说道："几天前恩公在破庙给我看病，未收分文还嘱咐家人给我抓药煎药送药，治好了我的病。本人无家可归，实在是无以回报，感恩不尽，因为贫穷，没有什么礼物相送恩公，请收下本人一点小小心意。"说完从胸前衣襟内掏出一个大大的泥团，那似被火烤的泥团还散发着一股灼热的泥土气。渭占公见此人虽穿戴贫寒，但一脸敦厚坦诚之意，不忍心让其心冷，于是乎接过那个泥团。回到家中，渭占先生让家人敲开了那个泥团，揭开包裹着的一层荷叶，一只油红透亮的烤鸡，热腾腾浓郁的香味扑鼻而来，原来是民间传说的"叫花鸡"。

郑村的老人至今仍清楚地记得发生在 20 世纪 40 年代初的一件往事，那是在 1942 年前后，抗日战争处于最残酷的岁月。当时 56 岁的郑渭占先生正值壮年，医术处在鼎盛时期，医术精湛，常以举手之劳而使重疾妙手回春，可谓是隔着门缝吹喇叭，名声早已在外。这一天，郑渭占先生如常坐诊，给四邻八乡的病人诊病，其六弟打理着郑家药铺，按方遣药，诊室内秩序井然。突然间，进来了一帮子国民党官兵，为首的是位中校副官，冲着郑渭占先生问道："先生可是郑渭占郑先生?"郑渭占先生看着来人严肃的神态，不紧不慢地答道："本人正是，请问你们哪位看病?"副官上前一步，行了个军礼，说道："请郑先生随我们走一趟，有位危急病人，请先生救治。"听了这话，渭占先生有些为难，因为还有不少的病人在门外候诊，得看完了这些病人吧。可来人不由分说，要渭占先生随他们立马就走。真是秀才遇到兵，有理讲不清。看这架势不去是不行了，于是渭占先生只得向候诊的病人说明情况，表示歉意。之后叫上了六弟，带上常用的器械及药品同官兵们出了家门。

汽车跑了一天一夜，第二天天亮时到了一处城镇外围，上了一个小山坡，不多会儿工夫，郑渭占和六弟被士兵们领进了一栋房屋内，只见屋内灯火明亮，摆设十分讲究，大大的真皮沙发上半靠着一个人，此人身穿黑色绸缎便服，微微臃肿的身体显得有些发福，一群军官围拥着他，个个人脸上都显得有些惶恐不安，四周卫兵荷枪实弹。渭占先生心里想，此人定是位高官，于是走上前去，向副官简单询问了一下病情。看着病人那肿胀得已合不上的嘴巴，急促地喘着粗气，整个脸憋胀成青紫色，生命已是危在旦夕。渭占先生看了一眼，心里早已有数，凭着多年的经验，此症为喉痈。所谓喉痈，乃喉间及附近部位脓肿的总称。凡脓肿生于喉结之外，红肿胀大，容易累及喉头的，则称为"锁喉毒"；凡肿塞疼痛，逐渐影响到咽喉，妨碍呼吸和饮食的，则称为"锁喉痈"。锁喉毒和锁喉痈都有红肿疼痛，破溃流脓之症，均属"痈"的范畴。喉痈病情发展迅速，每致咽喉肿塞、吞咽及呼吸困难等病势严重的急性症状，不及时诊治处理往往会危及生命。凭着祖上传下来的绝技及多年的临证经验，渭占先生不紧不慢，沉着冷静，右手把脉，左手轻轻托住那病人的下巴仔细察看。诊察完毕后，郑渭占先生转过身去，背对着病人解开了器械包，从中拿了一把手术刀具，用酒精消了毒之后藏于右手袖中。渭占先生走上前去，嘱咐六弟托盆辅助。他用左手轻轻托起病人下颌，让其尽力张开嘴巴。只见脓肿已占满病人口腔，足足有鸡蛋大小，阻塞其咽喉，呼吸十分困难，加之好几天未进食，几个夜晚未合眼，病人的身体已很虚弱。先前请来的浙江、江西等地的中、西医生都束手无策，一个个站立在一旁眼睛直楞楞地看着郑渭占先生。这时只见郑渭占先生抬起了右手，十分麻利地对着脓肿最高突处轻轻一刀下去，说时迟那时快，随即一股脓血喷涌而出，六弟迅速以盆接住。瞬息，只听得病人"唉"的一声长长出了一口气，说道："是谁救了我一命？"在场的军官和医生们无不惊讶，向渭占先生投去了钦佩的目光。手术完成，渭占先生又给他外吹了冰硼散，之后让六弟拿出了处方笺，研墨开方。渭占先生引经据典，写道："男左"（男左女右，因不便问病人姓名），将病因病机以及辨证论治写了满满八张处方笺。方中以黄连、黄芩、生栀子清实热，金银花、连翘、生甘草解毒，防风、荆芥疏风，玄参养阴消肿，大力子、桔梗利咽消肿，大黄、玄明粉清里实以解热毒。并另加用紫荆皮、浙贝母、紫花地丁、蚤休等药以祛痰消肿散瘀。病已诊治完毕，渭占先生心里想，奔波了一天一夜，看的这个病人到底是什么大人物，这又是在什么地方，全然不知，完全是一头雾水，不能就这么稀里糊涂地看了病吧？于是渭占先生灵机一动，对那副官说："这中药材是有讲究的，一定要道地药材，错了可是非同小可，治不好病尚小，吃坏人可就是大事了。你们不懂药，我这个六弟是专门搞药的，精通药材真伪好坏，让我六弟随你们一同去抓药吧。"副官觉得渭占先生说得有道理，于是答应六弟一起去了街上的药铺。

过了好一会儿六弟抓药回来，悄悄对兄长渭占先生说道："哥，你知道这是哪里呀？"渭占先生抬头看了看六弟那诡秘的神态，轻声问道："哪里？""江西的上饶。""叮铃铃"，这时一阵电话铃响，随之副官接听电话，只听到说什么战区司令长官身体尚好，请对方放心之类的话。渭占先生也很有心计，进一步试探副官说："手术做了，药也开了，但病人一时还不能吃米饭，除了弄些稀粥之外，请你们给他准备一些甘蔗汁，可以益气补脾，和中下气。"副官爽快答道："这没问题，马上让人去准备。"渭占先生看甘蔗汁难不倒那位副官，于是又提出了让他准备当时很是稀有的豆浆，给病人调补身体，可以促进其早日痊愈。那副官听后，仍旧答道："好的，一切遵照先生嘱咐办。"这么一来，渭占先生心想此人绝非等闲之辈。看他那阵势，莫非是国民党三战区司令长官顾祝同。

几天后，病人已完全康复，渭占先生与六弟准备告辞返乡。临行前，副官带着两名卫兵，捧着两个盖着红绸布的托盘来到了渭占先生的面前，说道："我们顾司令长官感谢先生妙手回春，特给予先生嘉奖。"渭占先生心中的疑虑终于解开，病人果然是顾祝同司令长官。副官掀开了一个托盘的红绸布，满盘银灿灿的大洋分外刺眼。副官说道："顾司令长官特嘉赏先生四百块大洋，请您笑纳。"渭占先生一听连连摆手，说道："不妥、不妥，本人只是一个医生，区区几天时间看好了病，哪能收受四百块大洋。"于是吩咐六弟按照郑家的出诊收费标准，从盘中拿了几块大洋作为几天的出诊费用。副官见郑渭占先生神态自若，如此不为金钱所动，也就只好作罢。于是副官又掀开了另一个托盘的红绸布，只见一套二杠一星的少校军服呈现在渭占先生的面前。"顾长官加封先生为国民党第三战区少校军医。"副官大声地说道。渭占先生听副官这么一说，更是连连摇头说："使不得，使不得，家中上有老下有小，加之乡里八邻都找我看病，实在是不能远行。"渭占先生嘴上这么说，其实心里是直打鼓，去年刚刚发生在泾县茂林震惊中外的"皖南事变"，就是你顾祝同下令并指挥国民党第三战区部队围剿了新四军，如今我怎么能与你们搅在一起，得千古骂名。于是渭占先生千推万辞，副官看实在强求不了，也只好作罢，如实回去禀报。

回到郑村，郑渭占先生一直不敢就此事对外声张，并嘱咐六弟，去江西上饶给顾祝同看病之事，尤其是加封少校军医一事千万不能对外人说，六弟也就守口如瓶，所以此事外界也都无从知晓。之后在"文革"初期，工作组不知如何得知这个消息，于是兴师动众前来责问郑渭占先生："你是国民党的少校军医？你必须老实交代，否则要你劳改的。"郑渭占先生此时就是浑身是嘴，也解释不清楚了，为此受尽了苦头。

随着时光的推移，到了改革开放十年后，大约在1988年前后，郑渭占先生已故，其为顾祝同诊治危症及加封少校军医一事又有了别样的说法和全新的注解。歙县潭渡中学的教导主任叫吴德甫，写了一篇文章，曰：郑渭占"医者仁心，医术了得，四百大洋而不受，少校军医不动心"，刊登在了当年的《歙县文艺》刊物上，以颂扬郑渭占先生救危起死的高超医术和大医情怀。

北宋以后，新安地区政治的安定为徽商经济的繁荣提供了平台，新安人重视文化教育催生了徽州文化的昌盛。而作为中医药学尤其是明清时期中医药学的缩影和典型代表，新安医学恰恰以名医辈出、医著宏富、流派纷呈而著称。童光东教授《明清时期徽版医籍刻印及其影响》一文指出，新安"著作医籍之多，实为国内少见。据不完全统计，在这个时期内，全国刻印的医籍现存有 2200 种（部），而新安一个地区就有 270 余种，占总数的八分之一"。从医史文献评述的角度，新安地域医家留下了具有中外影响之名医及医著，如南宋张杲所著《医说》10 卷，内容丰富，采撷颇广，是我国现存最早的医史传记；明代江瓘所著《名医类案》是我国第一部总结历代医案的专著，起到了"宜明往范，昭示来学，既不诡于圣经，复易通乎时俗"的作用；方有执所著《伤寒论条辨》，重新编次《伤寒论》，开创了《伤寒论》错简重订之先河，从而把伤寒学派推向了伤寒学史上的兴盛期。章太炎先生曾言："《伤寒论》自晋代太医令王叔和编次，逮及两宋，未有异言。"就是说，宋代以前的伤寒研究家，都是以王叔和等编次的仲景伤寒为真传本，唯有至明代方有执首倡"错简重订"，和者竞起，百家争鸣，大大促进了伤寒学理论与实践的发展。其他如《医说》《名医类案》《本草蒙筌》《医方考》《诸证析疑》《医林纂要探源》《重楼玉钥》《医学心悟》以及《本草备要》《医方集解》《汤头歌诀》《临证指南医案》等，皆盛行于世，影响深远。除此之外，还有许多稀于流传的著作，或为历代世医家族所珍藏，或者散布于全国各地。由于徽州自古闭塞，历代文化、文物古迹破坏较少，各类文物收藏（包括民间收藏）颇丰，保存的新安医家孤本、抄本、手稿、遗墨，无论在学术还是文物方面都极具价值。如明代吴正伦的《脉证治方》抄本，明末程敬通的《仙方遗迹》临摹本，清代唐竹轩的《舟山医案》手稿，叶馨谷的《红树山庄医案》，黄予石的《妇科衣钵》抄本等。

有一副著名的对联可以印证自古徽州人有着爱读书的习惯，即："几百载人家无非积善，第一等好事只是读书。"读书以求仕，如不能入仕，或被免官，或告老退官者，很多人"不为良相，即为良医"，以医为业，"功同良相"。已入仕途者，亦受"为人子者不可不知医"的儒家"孝道"思想影响，仕而兼医，乃至执医为业。据有关文献统计，新安医家兼及研医者中，由儒而习医者占 70％，另 30％是继承家传的专科医生。由于受当地人文思想的熏陶，亦有着好儒发奋读书的习俗，从而构成了高密度、高水平的儒医群体。北京中医药大学任应秋教授主编的全国中医高校教材《中医各家学说》所采辑的明清时期全国 72 位各大医家中，新安医家就有 10 人，占全国的 14％。他们或先儒后医，医而好儒，或儒而兼医，亦儒亦医，这在新安本土及寓外新安医家中也得到了充分的印证。新安医学源远流长，医家甚多，本文所列举的虽只是新安医家中的一部分，但他们为丰富新安医学文化宝库，完善、发展祖国的中医药学作出了不可磨灭的贡献。

第四章

学思流芳

新安医学形成于宋元，鼎盛于明清。宋代既是程朱理学的诞生期，也是我国古代科技发展的高峰期，为医学科学的学术繁荣奠定了科技基础和做了思想准备。「儒之门户分于宋，医之门户分于金元」，以金元四大家为代表，宋元时期医学空前发展，学术争鸣异常活跃。在科技发达与理学昌盛两股合力的作用下，在金元医学的启发下，加之徽商的崛起，强劲地助推着新安医学的快速前行，明清两代迎来了新安医学的繁荣发展时期。进入明代以后，尤其是以16世纪为标志，名医名家迭出，著书立说成风，气血阴阳双补、固本培元，伤寒条辨重订、三纲鼎立，本草蒙筌发明、水火炮制等，学说观点、临床发明犹如黄山日出般喷薄而出，开启了新安医学的学术创新历程。

新安医学形成于宋元，鼎盛于明清。宋代既是程朱理学的诞生期，也是我国古代科技发展的高峰期，为医学科学的学术繁荣奠定了科技基础和做了思想准备。"儒之门户分于宋，医之门户分于金元"，以金元四大家为代表，宋元时期医学空前发展，学术争鸣异常活跃。在科技发达与理学昌盛两股合力的作用下，在金元医学的启发下，加之徽商的崛起，强劲地助推着新安医学的快速前行，明清两代迎来了新安医学的繁荣发展时期。进入明代以后，尤其是以 16 世纪为标志，名医名家迭出，著书立说成风，气血阴阳双补、固本培元，伤寒条辨重订、三纲鼎立，本草蒙荃发明、水火炮制等，学说观点、临床发明犹如黄山日出般喷薄而出，开启了新安医学的学术创新历程。

新安儒医秉持新安理学"格物致知"的思维传统，好读书，善读书，勤思考，不盲从，"于书无不读，读必具特异之见"，"独创之巧"，创新意识强烈，"推求阐发"，"驳正发明"，"意有独见"，"发群贤未有之论，破千古未决之疑"，严谨治学，理性探索，敢于突破，大胆创新，不断地融会贯通，引申发明，推演深化，总结归纳，发现了许多新的客观事实和实用知识，提出了不少新的名词概念和理论学说，在基础理论、病因病机、诊断辨证、治则治法、本草方药各个方面新说迭出，异彩纷呈，极大地推动了中医学术的进步，充实和丰富了中医药学的科学内涵，为中医药学理论体系的构建和完善作出了不可磨灭的贡献。现从医学社会背景、理论实践基础、学术内容、历史意义和现代价值等方面，对其中创新学说加以梳理、凝练和阐述，力求阐明其学术内涵的精华所在。

新安儒医秉承新安理学格物致知的治学传统，好读书，善读书，勤思考，不盲从，严谨治学，理性探索，在医著编撰中密切结合临床，提出了一系列带有基础性、根本性和普遍性的学术命题和创新观点，拓展和充实了中华传统医学的学术内核，巩固和完善了中医基础理论体系，有力地推动了中医药学术的进步和发展。

一、固本培元

所谓固本培元，即固先天之本，培后天元气。始创于明初新安名医汪机，其独创的"营卫一气说"与"参芪双补说"为固本培元治法体系奠定了坚实的理论基础。而后其再传弟子徐春甫与孙一奎，分别从阐发"脾胃学说"与强调"温补下元"两个不同的方面，充实与丰富了固本培元理论，尤其孙一奎创"命门动气说"，将培固后天元气推展到先天元气，为新安固本培元派确立了鲜明的学术主线。此后的罗周彦创"元阴元阳说"，清代吴澄的"理脾阴说"补偏救弊，进一步完善了这一治法。明清众多的新安名医与医学世家，均连续不断地加入这一阵容，并在各自的临床实践中不断地丰富和发展温补培元之治的理论与临床，形成了新安医学中学术主张明确、阵容强大、传承有序、历史悠久、特色鲜明、影响力较大、公认度最高的一个分支学派——固本培元派。自明初至清代，新安固本培元派前后相续400年，具有广泛的认同度与巨大的影响力，是新安医学中最具代表性的学术流派。

1. 营卫一气说

营卫一气说是明代祁门新安医家汪机为修正和完善朱丹溪"养阴说"而提出的。

元末明初，江南地区朱丹溪滋阴学说盛行，当时富有影响的医家如王履、戴元礼、虞抟、王纶等都力主丹溪学说，王纶专著《忌用参芪论》，力辨过服人参、黄芪之害。朱丹溪"阳有余阴不足"之说，本是对南宋滥用《太平惠民和剂局方》香燥流弊的纠偏，但王纶倡言后盛行过度，一些医家理解不深，株守滋阴，盲从于"气常有余、血常不足""气有余便是火"诸论，"视参芪不啻鸩毒"，凡遇"虚热"之证，动辄滋阴降火，过用苦寒滋腻，戕伤元气，矫枉过正而渐成新的时弊。由于过用苦寒滋阴药，导致病人元气受损，很长一段时期医家都没有觉悟，病家也不认为有什么过错。但随着虚寒阴证病人的增多，明代成化、嘉靖年间，私淑朱丹溪的新安汪机，与苏州薛己、四川泸州韩懋等少数医界精英率先觉醒，开始倡导温补，以补偏救弊。

在丹溪学说占统治地位的时代和地区，如何破解实践与理论之间的矛盾，解除思想上的禁锢，这引起了汪机的深刻反思。反思必定会带来变化，大反思必定带来大变化。汪机在《辩〈明医杂著·忌用参芪论〉》一文中，反复列举朱丹溪治疗血虚有火而"率以参、芪等剂治之而愈"的案例，有同时代的另一位新安医家江瓘所著《名医类案》为证，书中就载有朱丹溪医案339则，其中应用人参、白术、黄芪者就有203则。当时求诊汪机者，多曾遍试诸医，历尝诸药，非发散太过即降泻偏多，非伤于刚燥即损于阴柔，尤其滥用苦寒而致脾胃正气受损的案例颇多。《石山医案·营卫论》就指出了胃虚气弱多用四物汤反致胸腹痞闷之害，发出这样的感叹："何世人昧此，多以阴常不足之说横于胸中，凡百诸病，一切主于阴虚，而于甘温之药一毫不敢轻用，岂理也哉？"为了疏通和化解理论与实践相冲突的矛盾和困惑，纠正滥用苦寒之时弊，汪机专著《营卫论》一文，以《黄帝内经》气血营卫立论，煞费苦心地从中找到"营气"这样一个沟通阴阳的切入点，根据"清者为营，浊者为卫"，"其浮气之不循经者为卫气"，"其精气之行于经者为营气"等论述，吸收另一位金元大家李东垣的培补元气说，重新解读朱丹溪"阳有余阴不足"理论，对养阴说进行了一番推陈出新的大改造，提出了"营卫一气"新说。

首先，《营卫论》开言就将朱丹溪"阳有余阴不足"解释为"论人之禀赋也"，系专论人在生命进程中阴气不足而阳气有余，"而非论治阴虚之病"，"未尝专主阴虚而论治"，也"不专主于血"。生理发育过程中阴精难成而易于亏乏，情欲无涯而相火易动，摄生延年必须保养易损之阴精。汪机又补充了人生多劳倦伤阴、七情伤气，故而阴常不足的认识，发明了病理状态下阴气易伤之论。

其次，汪机将朱丹溪"阳有余阴不足"统归为营卫阴阳，认为"阴不足"是指营气而言，"阳有余"是指卫气而言，由此把滋阴说引向补营气。营为水谷之精气，各种疾病都可耗伤营阴之气；卫为水谷之悍气，慓疾滑利，"阳有余者，指卫气也"，正常情况本是有余的，一旦不足就是虚脱，就有生命危险，往往标志着生命的终结，并无药物可救。关键是营卫同源，营卫一气，异名同类，相互依存，营阴依靠卫阳才能营昼夜、利关节，卫阳依附于营阴才能固护于外，两者一虚俱虚。所谓阴不足，当指营阴不足，包括营气之虚，而且临床上营气亏虚致卫阳散失者更为常见，"使阴气若虚，则阳亦无所依而飞越矣"，可从营之阴气角度入手治疗，认为这是朱丹溪念念不忘补阴的原因。

再者，根据"太极"阴阳互根原理，营非纯阴，营中有卫，营兼气血，营中亦有阴阳，只不过在各经的分布有气多血少与血多气少之别，营血中的营气即是阴中之阳，化生、推动营血而发挥功能，此中阳气可虚可补矣。《营卫论》分析说："古人于营字下加一气字，可见卫固阳也，营亦阳也。故曰血之与气，异名而同类。补阳者，补营之阳；补阴者，补营之阴。"这样就在滋阴理论与温补气血方药的运用之间架起了一座桥梁，"是知参、芪补气，亦补营之气，补营之气即补营也，补营即补阴也"，论证了人参、黄芪"不惟补气亦能补血"，具有补气又补阴的双重实际疗效，从这个意义上来理解，"人身之虚皆阴虚也"。

"营卫一气"论关键是对营气的阐述，更明确地说就是"营气论"。汪机紧紧扣住营气的"气"字大做文章，巧妙地把"补阴"定为"补营"，再把"补营"转成"补气"，阳生阴长，补气也就成了补阴的基本原则，扩大了朱丹溪"阳有余阴不足"的内涵和外延，冰释了滋阴学说与实践的自相矛盾，阐发了"补营"具有补阴和补气的双重价值，修正和改造了朱丹溪养阴理论和临床应用，使补养阴气变得更为重要而广泛，故其再传弟子孙一奎云其"深有功于丹溪者"也。

"营卫一气说"的提出，同时还受到李东垣学说的启发。汪机父亲汪渭亦为当地名医，对朱丹溪滋阴说的局限性也有所认识，尝谓："东垣主于升阳补气，丹溪主于滋阴降火，若阴虚阳亢，当合东垣、丹溪两法治之。"受父亲影响，汪机同样也推崇李东垣，重视脾胃元气。《营卫论》指出，"营气卫气皆藉水谷而生"，"诸病亦多生于脾胃"，人参、黄芪味甘性温为"补脾胃之圣药也"，强调"脾胃无伤，则水谷可入，而营卫有所滋，元气有所助，病亦不生，邪亦可除矣"。

汪机以营气为切入点和共同环节，通过一番推陈出新的科学改造，将李东垣胃气不足生内热、元气不足则阴火亢盛，与朱丹溪阴气不足而相火有余两者联系起来，指出"丹溪以补阴为主，固为补营；东垣以补气为主，亦补营也，以营兼血气而然也"。由苦寒滋阴过渡为甘温补气，沟通了朱丹溪补阴与李东垣补气之说，实质上是"引李入朱"，在朱丹溪补阴的名义下倡言李东垣补气思想，不仅使朱丹溪养阴说与李东垣补气说熔为一炉，也为其倡立"参芪双补说"奠定了理论基础，最终形成"调补气血、固本培元"的特色治法，开创了新安医学"固本培元派"。

由此形成了"调补气血，固本培元"特色治法，破除了当时社会对养阴学说的过度迷信，打破了医界不敢越"养阴"雷池一步的思想禁锢，掀起了一场思想解放的大争鸣，临床上也走出了一条新的道路。"营卫一气"说作为固本培元治法的第一个理论依据，奠定了汪机新安固本培元派开山始祖的地位。

汪机弟子门生众多，均追寻其步履。《病用参芪论》就是弟子程廷彝为补充《营卫论》而作，并补入老师著作之中的；族侄汪宦强调惜元气、重根本，临证善用参芪救治气衰诸证，适当配伍肉桂、附子、干姜；弟子汪副护自号"培元子"，著《试效集成》阐发"参芪"补元的经验；歙县吴洋曾受业于汪机，"生平治病以补中气为本"，临证重用人参、黄芪；歙西余傅山私淑汪机，强调凡元气虚先顾元气，善于用补气健脾之法；汪宦弟子徐春甫更私淑李东垣，其在北京开设"保元堂"应诊，强调"治病不查脾胃之虚实，不足以为太医"，一生倡导培补脾胃的"王道"之法，作为汪机的再传弟子，徐春甫固后天之本、培"脾胃元气"之治用，较之先师可谓有过之而无不及；汪机的另一位再传弟子孙一奎，临证多言元气受病，多从三焦辨治，其《医旨余绪·问十二经脏腑命名之义》指出："三焦以焦而言，犹三才也。三才之用，重于中焦。滑伯仁曰：三焦始于原气，用于中焦，散于膻中。上焦主内而不出，下焦主出而不内，其内其出，皆系中焦之腐熟。"

2. 命门动气说

命门动气说是明代休宁新安医家孙一奎吸收太极非阴非阳思想而创立的。

与徐春甫同出一门的孙一奎，师从汪机另一位高足黄古潭。孙一奎医学功底极深厚，辨治有法，不落俗套，治病多应验，远近闻名。他在医疗实践中体验到了生命"活力"的重要性，于是锁定"命门"作为"科研攻关"的突破口。他以宋代理学的太极说和中医经典《难经》的元气论为依据，吸收了太极非阴非阳的思想，结合道家内丹术等认识，提出"命门乃两肾中间一点动气"的观点。他以豆子发芽来比喻命门动气与两肾的关系，认为在生命之初、男女还未能分辨的时候，就先生出了二肾，就如豆苗发芽出土时两瓣分开一样，而中间所生之根蒂，内含一点真气，是为生生不息之机，这就是动气，是有生之初从父母那里得到的，一个新生命就是由此诞生、从无到有的。在他看来，生命的中枢不是心也不是肾，控制人体生长发育和功能协调的是命门动气，由此发明了"命门动气说"。

"命门"一词首见于《黄帝内经》，其位置是指目或睛明穴，又有"七节之旁，中有小心"之论，后世有指其为命门者。《难经》一改而提出"左肾右命门说"，认为"命门者，诸精神之所舍，原气之所系也"，"男子以藏精，女子以系胞"，同肾属水；又言"诸十二经脉者，皆系于生气之原……谓肾间动气也"，似有指"肾间动气"为命门。晋代皇甫谧《针灸甲乙经》在两肾俞穴中间径有命门一穴；宋铸"铜人"命门穴亦在两肾之间。金元时期，刘河间《黄帝内经宣明论方》根据道教《仙经》"心为君火、肾为相火"说而立命门相火说，明确"右肾属火不属水"，突破了两肾属水之论。朱丹溪《格致余论》则首次引进理学太极概念，专论肝肾相火。宋明时期理学昌盛，面对命门具体部位、脏腑属性、阴阳水火属性众说纷纭的局面，理学功底深厚、易医兼通的孙一奎，吸收理学集大成者朱熹"太极自是太极，阴阳自是阴阳"的思想精髓，著《医旨绪余》一书，创"命门动气说"，以探明生命的本原。

《医旨绪余》开篇即引用朱熹"万物各具一太极"之语，以豆发芽为喻，指出生命之初，"男女未判，而先生此二肾，如豆子果实，出土时两瓣分开，而中间所生之根蒂，内含一点真气，以为生生不息之机，命曰动气，又曰原

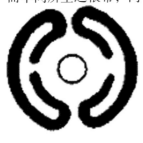

气，禀于有生之初，从无而有"。进而在《难经》原气论的启发下，结合佛学"圆觉"和道家"金丹""玄牝之门"等认识，明确提出此生生不息之肾间动气即是命门，乃人身"太极之本体"、阴阳之根蒂，即先天之太极，生命由是而生。在孙一奎心目中，命门动气比五脏六腑层次更深，生命的中枢不是心也不是肾，控制脏腑生长发育和功能协调的是命门动气。

"命门动气说"否定了左肾右命门说，使命门从两肾之中分离出来，而处于两肾之间、独立于脏腑系统之外的命门动气，显然是难以用脏腑阴阳属性

来定性的。为此，孙一奎进一步以《黄帝内经》原旨为依据，指出命门是无形的动气，非水非火，非有形之脏腑，并无脏腑表里经脉之连属，也无十二经之动脉可诊察。《医旨绪余》曰："命门乃两肾中间之动气，非水非火，乃造化之枢纽，阴阳之根蒂，即先天之太极。五行由此而生，脏腑以继而成。若谓属水属火、属脏属腑，乃是有形之物，则经络动脉而形于诊，《灵》《素》亦必著之于经也。"由此认定，肾间动气应属《周易》之"坎"卦，两肾包括右肾属水无疑，命门应为阴中之阳，一阳而居二阴间而为坎，"坎中之阳，即两肾中间动气"。命门无形，生命之根，原气所系，非脏非腑，非水非火，乃坎中之阳，造化之枢纽，生殖活动的调节中枢，生生不息的生命动力，"五行由此而生，脏腑以继而成"。此说逻辑严谨，一理贯通，堪称是典型的"太极（命门）→阴阳→五行（脏腑）"的生命演化模式。

孙一奎临证注重补养命门元气，推崇温补肾阳，既擅用补中益气汤治疗元气不足，又长于以人参、黄芪合用附子、肉桂等，益气温阳以调治内伤杂病，更创制有壮原汤、壮元丸等温补命门元气的代表方，以纠正当时滥用寒凉而损伤元阳的时弊。在临证中他体验到了生命"活力"的重要性，创说"命门动气"，又据十二经配脏腑的原理，相辅发明"三焦相火为元气之别使"的观点，否认肝肾相火论，指出"命门不得为相火，三焦不与命门配"，三焦为相火而由命门源源不断地提供火力（能源），推动生命的正常运行，并继承汪机"营卫一气说"，倡言"原气（命门动气）—宗气—营卫之气"相互为用，认为先天元气推动宗气，后天宗气滋养命门元气，宗气又推动营卫而不离营卫，后天化生之营卫之气也同样反哺滋养命门元气，形成了一个维系生命动力与能量的链条。孙一奎的阐发将培元固本从脾胃元气扩展到命门元气，完善了温补培元治法的理论基础，成为继汪机之后的第二位固本培元派代表性医家。

"命门动气说"是明代"太极—命门"理论研究之发端，是医易合流的第二次高潮时创造的新学说，引发了明清两代的学术创新，明代张介宾、赵献可等均有进一步阐发。孙一奎融儒、释、道之说而发明"命门动气说"，既有物质基础又有哲学内涵，切合生命科学的复杂性和统一性，实际上是充分运用古代哲学对中医人体调控机制进行的简明阐述，是中医学术发展进程中的重大理论创新。

3. 三焦相火元气别使论

三焦相火元气别使论是明代休宁孙一奎以《黄帝内经》为宗旨提出的相火新说。

"相火"概念出自《黄帝内经》,《素问·天元纪大论》曰:"君火以明,相火以位。"上焦心君之火普照全身,公正无偏,三焦其他五脏之火温养自身,各安其位,共同维持生命的正常运行。宋代陈无择《三因极一病证方论·君火论》将"相火"释为"人之日用者",即手足少阳三焦和胆二经,启发后世以"君火""相火"论述生理病理。金元之后"相火"逐渐成为关注的议题。刘河间最先明确提出命门相火说,《素问病机气宜保命集》指出"右肾属火,游行三焦,兴衰之道由于此"。张元素承袭此说,《脏腑虚实标本用药式》云:"命门为相火之原,天地之始,藏精生血,降则为漏,升则为铅,主三焦元气。"李东垣称"相火"为系心流肾乘土位之"阴火",《脾胃论》云:"心火者,阴火也。起于下焦,其系系于心。心不主令,相火代之。相火,下焦胞络之火,元气之贼也。火与元气不两立,一胜则一负,脾胃气虚,则下流于肾,阴火得以乘其土位,故脾证始得",相应提出"甘温除热"之法。朱丹溪认为"惟火有二,曰君火,人火也;曰相火,天火也",指定相火"寄于肝肾之阴",为龙雷之火,一方面"天非此火不能生物,人非此火不能有生",另一方面"相火易起,五性厥阳之火相煽则妄动矣。火起于妄,变化莫测,无时不有,煎熬真阴,阴虚则病,阴绝则死",倡导用滋阴降火法治之。由于各家理解不同,相火实质始终未能分明。

孙一奎沉酣《黄帝内经》,不满于前人所论三焦与相火,在《赤水玄珠》《医旨绪余》创造性地提出"三焦相火"论:一是大力倡发三焦有经无形,"乃上焦、中焦、下焦三处地位合而名之",上焦主纳不出、治在膻中,中焦腐熟水谷、治在脐旁,下焦分别清浊、治在脐下,可各呼为三焦;二是从《黄帝内经》出发,探究君相之火相成之理,认为君火犹君主,应君之德,至尊而无为,唯正火之名;相火犹宰相,奉行君命,守其位而司其职,故君火在人身即为心火,乃人体之主宰,而相火则为包络、三焦之火。因为包络为血母、为里，三焦为气父、为表，两者相为表里，然其相配不同于其他脏腑，只因俱属于经，均藏相火而以类相从。三焦相火和包络相火共同主持气血协同作用，以维持人体的正常生理功能。"营卫出于二焦，而所以营于中、卫于外，大气搏于胸中以行呼吸，使脏腑各司其职，而四肢百骸莫安者，孰非相火斡旋之功哉？"

针对前人所论相火，孙一奎据理驳斥。对命门相火论，他认为命门内藏元气（动气），其性质"非水非火"，乃"阴阳之根蒂，即先天之太极"，本身并非相火，故"命门不得为相火，三焦不与命门配"。但命门却是"三焦之原"，三焦内寄之相火，始于命门的元气，为"原气之别使"，借助命门元气提供的火力能源，推动生命进程的运行。对朱丹溪肝肾相火说，他认为并非真正的相火，而是"阴火"，肝藏血、肾藏精，何以能寄存自然界外来之所谓"天火"？二者并无相火，"肝肾虽皆有火，乃五志之淫火，而非五行之正火"，故肝肾火动，可"致人疾而为元气之贼"。如果说汪机"营卫一气说"是对朱丹溪"阳有余阴不足论"的扬弃，那么孙一奎"命门动气说""三焦相火（正火）说"以及"外邪火、五志淫火"论，则是对朱丹溪"相火论"的彻底否定。

金元之后在"火热"学说影响下，世医多用苦寒之品，孙一奎特别指出：若不参考时令节气滥用寒凉之剂，或妄以命门阳气为相火，动则投滋阴降火之剂，是不明"火"的特点以及治"火"的原则，往往会导致阳气伤损，从而加重病情，甚至致使虚损病人重笃而亡的严重后果，应将人身之阳气与阴精置于同样重要的地位。孙氏的相火理论与实践，体现了新安固本培元派的学术特点，是对当时医学主流寒凉学派的挑战，客观上起到了纠正滥用寒凉而损伤阳气之时弊的作用，为丰富中医理论、指导临床实践作出了重要贡献。

孙一奎受业于黟县名医黄古潭，亦是汪机再传弟子。孙氏创"命门动气说""三焦相火（正火）说"，以命门动气为元气，以三焦为"相火之用""原气之别使"，认为疾病的发生多由命门元气不足，三焦相火衰微，临证重视命门、三焦元气的温补。孙一奎将汪机的参芪培元与薛己的温补下元有机结合起来，甘温益气与辛热温阳兼用，脾肾并治。其《孙氏医案》载398

案，以命门元气之生生不息为根本，诸如气虚肿胀、中满、虚劳、肾消、癃闭、遗溺、小便失禁、痿证等下焦元气虚寒之治案多多。

如消渴一证，自古以来多认为阴虚为本、燥热为标，以清热润燥、养阴生津为基本治则，而时医更拘泥于滋阴降火，偏用苦寒，多有反伤脾肾阳气、日久迁延不愈者。孙一奎则认为，肾消属"腰肾虚冷""病由下元不足"，当"暖补肾气、温暖下元"。而消渴尿多、有膏脂者，更"宜多多服黄芪，黄芪乃补气之要药"。在《医旨绪余》与《孙氏医案》中载有多例使用肾气丸与"桂附"大补下元的成功验案。

又臌胀一证，孙一奎认为多因火衰所致，起于下元虚寒，治宜先温补下元；不可过用通利之药，导致疏导太甚，耗损元气。他在《赤水玄珠·胀满门》中创制有温补命门元气的壮原汤（主治膨胀）、壮元丸（主治痿证）等代表方。即使如喘证、痰证、眩晕、中风脱证、泄泻等内伤杂病，亦多从下元不足入手，从三焦分治，突出脾肾同治，如补中益气治中满，温补蒸腾化湿气，大补真元治痰证，纳气归元治虚喘，甘温扶阳治血痢，风寒湿痹温肾元等。他在《赤水玄珠》中自述"歙友仿予用温补下元之法"，可见在当时新安一地很有影响。

元气关乎先后天脾肾两脏，将孙一奎的学术思想与汪机、徐春甫二人比较：汪机以人参、白术、黄芪为"补脾胃之圣药"，用以补营气、胃气之不足，如其治臌胀，认为系因湿热而致，病位在脾胃，病机主要为中气不足，治当健脾固元、清热利湿，明显不同于孙一奎；而徐春甫固本培元更侧重于后天之本，如其治水肿，认为因脾虚不能制水，当以人参、白术补中宫为大法，更有异于孙一奎。孙一奎则以温补下元为重，先后天并举并治，固本培元从脾胃元气扩展到命门元气，充实和完善了固本培元治法，开辟了固本培元的新领域，完成了"固本培元"固先后天之本、培脾肾元气的递嬗之变。

从汪机到徐春甫、孙一奎，以汪机众多弟子门生为主体，以"营卫一气说"和"命门动气说"等学说为理论基础，新安固本培元治法学派蔚然形成。而这三位医学家也被后人公认是明代的著名医学家、新安固本培元派奠基人。

4. 参芪双补说

参芪双补说是明代祁门汪机及其弟子针对弘治年间（1488—1505）礼部郎中王纶"忌用参芪论"而提出并得到后世新安医家赞同的药物作用原理新说。

明代王纶遵从朱丹溪养阴说，著有《忌用参芪论》，倡言过服人参、黄芪之害，一些医家理解不深，"视参芪不啻鸩毒"，动辄滋阴，过用苦寒。汪机在《辩〈明医杂著·忌用参芪论〉》一文中，反复列举朱丹溪治疗血虚有火而"率以参、芪等剂治之而愈"的案例加以反驳，其《石山医案·营卫论》更是发出"何世人于甘温之药一毫不敢轻用，岂理也哉"的感叹。为了进一步从理论上驳斥王纶的过激言论，他在《营卫论》中紧紧抓住"营气"这个概论，以月禀有日之阳相比喻，认为营气是"阴中有阳，阳中有阴，阴阳一气也，周子（周敦颐，宋朝儒家理学开山鼻祖。引者注）曰阴阳一太极是也"，从而在滋阴理论与温补气血方药的运用之间架起了一座桥梁，"是知参、芪补气，亦补营之气，补营之气即补营也，补营即补阴也"，在阐明运用人参、黄芪符合朱丹溪养阴学原理的同时，论证了人参、黄芪"不惟补气，亦能补血"，具有补气又补阴的双重实际疗效。进而又从《黄帝内经》"阳生阴长"的理论出发，在张仲景"以人参为补血者"，"气虚血弱，以人参补之"和李东垣"血脱益气"观点的启发下，论证了人参、黄芪可以通过补气补阳而发挥出补血补阴的作用。《营卫论》指出："经曰阴不足者补之以味，参芪味甘，甘能生血，非补阴而何？又曰阳不足者温之以气，参芪气温，又能补阳。故仲景曰：气虚血弱，以人参补之，可见参芪不惟补阳，而亦补阴。东垣曰血脱益气，仲景曰阳生阴长，义本诸此。"

汪机之后，明代新安医家多受其影响，亦多重视参芪培元益气。歙县吴洋治疗半身不遂之症，认为"宜用参、附大补为主"。歙西余傅山临证常请教于吴洋，认为治痨瘵"有火则元气虽损犹有根基"，"无火则元气颓败根基无存"，治产后"须防元气虚脱，宜用大补元气之剂，而急甚者可加附子，以行参芪之功，使气易于复原"。徐春甫临证善补脾胃元阳，其《古今医统大全·瘤冷门》继余傅山之后，又重申"附子以行参芪之功"，强调瘤冷者"惟贵乎温补，不可太刚"。徐春甫也不否认《难经》先天元气之义，所编

《老老余编》《养生余录》均认为，保养元气关键在于保养肾精，其要旨在于培护元气，诸如"人生元气之所禀""大凡住生，先调元气"之类的言谈，随处可见，所列186首药膳食疗方，脾肾方119首（其中脾胃方69首），投人参、白术、黄芪者无计。

对应用参芪可能出现的偏颇，新安医家善以灵活配伍变化来制约，《石山居士传》转述汪机的意见："人参虽温，杂于酸苦甘寒群队之中，夺于众势，非惟不能为害，而反为之用矣。"其学生程廷彝在《病用参芪论》中指出："又谓参、芪性温，只恐积温成热；又谓参、芪补气，尤恐气旺血衰。殊不知有是病用是药，有病则病当之，何至于积温成热、气旺血伤乎？且参、芪性虽温，而用芩、连以监之，则温亦从而轻减矣；功虽补气，而用枳、朴以制之，则补性亦从而降杀矣。虑其滞闷也，佐之以辛散；虑其助气也，辅之以消导，则参、芪亦莫能纵恣而逞其恶矣。"明歙县余午亭有《论不宜服参者多用成害》专篇，对滥用人参的危害有所认识。明祁门徐春甫《医学捷径六书·药性歌赋》强调，"人参：益元气以补三焦，肺火颇忌；生津液而止烦渴，热嗽休求"。

清代休宁汪昂也认识到人参配伍的多样性作用，他在《本草备要》中阐述说："人参得升麻，补上焦泻肺火；得茯苓，补下焦泻肾火；得麦冬，泻火而生脉；得黄芪、甘草，乃甘温退大热。"并指出由中气不足所致胸膈逆满作胀者，宜以人参、白术塞因塞用，补之正所以导之，少用反滋壅，多服则宣通而胀自除。清代叶桂养胃阴、吴澄补脾阴也每每配伍人参，均深化了人参双补作用的内涵。

"参芪双补说"阐明两药既补气又补阴的双重价值，前者现代可以从血管内白细胞的免疫性、穿透性并需要营养支持等生理中得到印证，后者也得到中药双向免疫、正常化和适应原样作用等药理实验结论的支持，极具实证性。

5. 元阴元阳说

元阴元阳说是明代歙县罗周彦首次以元阴元阳细分元气并用以指导疾病辨治的创新学说，是"元气论"在中医诊疗领域的具体运用和拓展发挥。

元气是指产生和构成天地万物的终极本原，"元气论"是我国古代以

"气"来探求宇宙本原、阐释天地变化并解释万事万物运动变化规律的哲学学说，《难经》首次将元气引入医学领域，用以阐明生命的原始动力，强调元气源于先天，化生于命门。金元时期，李东垣汇通真气、元气，而又视胃气为元气，有"真气又名元气"和元气即"胃气之别名"两种含义，从此医学临床实践运用中有了先天元气与后天元气两个含义。朱丹溪将太极引入医学，有"相火乃元气之贼"论。从明代汪机起始修正朱丹溪之偏，其门生及后学承其学说，在罗周彦之前就已形成一大批以温养气血、培补元气为治法的新安培元派，如程廷彝倡说《病用参芪论》、汪副护自号"培元子"、徐春甫自设"保元堂"、孙一奎自号"生生子"、吴崐以"针药保元"等，尽管在或补脾或固肾或脾肾同治上有种种不同，但治疗上都善用人参、黄芪或合干姜、附子共用。新安固本培元实践突显了元气的实用价值，但治病范围有限，仍停留在未病培元、既病保元、病后复元、防伤元气以免加重病情甚或导致不治的范畴。

罗周彦幼年多病而学医，禀赋薄弱应是其关注元气的最初动因，所著《医宗粹言》14卷（1612），开宗明义首列《元气论》2卷，指出"元气论乃根本要语"，并"立元阴元阳之门"，首次将元气分为元阴、元阳，认为元气犹如太极，有阴有阳，有体有用，水为有形之体，火为无形之用。在罗周彦看来，太极阴阳是一体的，对两者作为世界和生命起源两个阶段的区别视而不见。同时置"先天后天之辨"，认为先天元气禀受于父母，附藏于肾和命门；后天元气起源于"受生之初"，附藏于脾胃，"受生之初"禀母之脾胃谷气，由受孕母亲提供营养，有生之后复藉于己。先天无形元阴即肾水，其本体深藏于左肾；无形元阳即命火，其体则附藏于右肾命门。后天元气有化生营血卫气之功，其有形元阴为营血之母，有形元阳为卫气之母。两神相抟，合而成形，先身者为先天，后身者为后天，先后天元气均属"天赋自然之真"，但离不开脾胃谷气之充养。

《医宗粹言》还专立有《元气空虚致生百病论》，系统地将元气不足作为病因看待，指出先天不足，后天失调，皆可耗伤元气而致生百病。《黄帝内经》虽早有"百病生于气"的病因说，宋明时期分外感病邪之气、内伤失常之气，内伤已有气机升降出入的生理病理认识与应用，但其仅限于气的运行失常、气化失宜，虽有"正气存内，邪不可干"之论，也仅作为宏观整体的把握，气虚致病的具体论述尚属空白。罗周彦详细分析说，先天元气亏损起始于"受生"前之父母，后天元气亏损起始于"受生"后之母养。先天元气耗伤多为重笃之病，难治难养，非久治久养不能斡旋造化；而后天元气不足，六淫从皮毛而袭，多为营血卫气为患，易治易愈。诸病论治当以先天、后天元气亏虚为根本，脾胃谷气生化弥补为要领。其《元气论》指出："脾胃之谷气实根于先天无形之阴阳，而更为化生乎后天有形之气血"，"肾命之真阴元阳不足，固不能为十二经气血以立天根；脾胃之谷气不充，更不能为肾命之真阴元阳以续命"。即使是先天元阴元阳之虚，也需要补脾胃以助其生化，所谓"先天元阴元阳，全赖中气滋培而施生化也"。正因此，后天之症较先天易治，治疗上有"先入为主"的优势。

元气为病，多属不足，病涉五脏，证候纷繁，《元气论·元气与气血所伤不同论》指出："苟有所伤，不可以寒凉药治，不可以辛热药治，不可以汗吐下治，不可以针灸治，不可以毒药治，唯宜温存以养，而药用甘温、甘寒之剂治之。"罗氏总分先天元阴、后天元阴、先天元阳、后天元阳4类，列出各类不同的病症表现，并创立了4首基本方。甘温甘寒存养元气，理法方药一"气"贯通，突出了元阴元阳论治百病的主体地位。先天无形元阴不足，则虚火内燔，燥其真阴，魂魄不安，宜用补水益元汤，并称其中熟地黄、生地黄、当归、白芍"上四味大补真阴元精之圣药也"；后天有形元阴不足，则吐血、衄血、嗽血、便血、骨蒸烦热、津血虚少，筋脉痿弱，肢体懈惰，形容憔悴，常用滋阴益元汤，并称当归、白芍、沙参、麦冬、熟地黄等组方药物"是为滋阴养元方略之要"；先天无形元阳不足，则形寒肢冷，精神短少，脉象微弱，常用益火复真汤，并称其人参、附子、当归、白术、黄芪等组方药物"皆甘温大补阳气之圣药也"；后天有形元阳不足，或自汗，或呕吐，或泄泻，或遗尿，或滑精，常用益元冲和汤，并称其中黄芪、人参、白术、干姜四味为"大补阳气之圣药也"。

罗周彦以元气亏虚为切入点，剖析了元气损伤的病机特点及其与各具体病证间的关系，从元阴、元阳的划分开始，由抽象到具体，细分出4类内涵明确的辨证概念，并有针对性地分类提出具体可辨的证候特征、实用可行的治法方药，提高了临床诊疗的可操作性，彻底摆脱了元气无所不在却无所指定、无所不能却无所使用、临床上难以措手的尴尬窘境，深化和提高了元气的临床实用价值，形成了从元气辨治疾病的完整学术体系。

6. 理脾阴说

理脾阴说是清代康熙、乾隆年间（1662—1795）吴澄从脾论治虚劳病提出的治法新说。

"脾阴"观念在《黄帝内经》已有体现，《素问·平人气象论》曰"藏真濡于脾"，《刺法论》曰"欲令脾实，气无滞，饱无久坐，食无太酸，无食一切生物，宜甘宜淡"。张仲景注重保养脾阴，《金匮要略》载"虚劳诸不足，风气百疾，薯蓣丸主之"，重用山药即有滋补脾阴之意；又如括蒌瞿麦丸重用山药、茯苓，白虎汤用粳米，十枣汤用大枣且嘱糜粥自养，五苓散以白饮和服等，都是顾护脾阴的临床典范。元代朱丹溪言"脾土之阴受伤，转输之官失职"，是"脾阴"一说的最早出处。其与刘河间"五脏六腑，四肢百骸，受气皆在于脾胃，土湿润而已"之论，均强调了脾阴的重要生理作用。自明代起，脾阴理论作为脾胃学说的一个分支，逐渐受到重视。然而对于脾阴虚的证候特征及治疗方法，仅有零散论及，缺乏完整的理论。

吴澄是虚损病诊疗大家，所著《不居集》50卷是一部论治虚损的专著，书中将调理脾胃作为治疗慢性虚损性疾病的首要大法。他指出："虚劳日久，诸药不效，而所赖以无恐者，胃气也。"故一旦虚损，必须时刻护卫脾胃之气。然而自李东垣"脾胃内伤论"创立后，温补升阳之法逐渐统治脾胃病，而滥用温补会造成伤阴化燥的弊病。鉴于此，吴澄呼吁"脾虚有阴阳之分"，临证应当细加辨析，分别治之。《不居集·脾经虚分阴阳》中，对脾阳虚与脾阴虚的辨证要点及治疗原则作了明确的阐述："脾胃之元气者，多因思虑伤脾，或因劳倦伤脾。脾虚胃弱，中宫营气不和，肢体困倦，饮食日减……此营气虚消之阳虚也，以温补为先。如六脉数而不清，滑而无力，大便闭结，嘈杂，中消多食易饥，此脾阴虚，本经血虚胃热，以清补为主。"不仅肯定了脾阴虚的存在，同时提出脾阳虚、脾阴虚的不同治疗大法，弥补了李东垣重脾阳而略脾阴的缺憾。

在脾之阴阳中，吴澄尤重脾阴。《不居集·吴澄治虚损法》曰："古方理脾健胃，多偏补胃中之阴，而不及脾中之阴。然虚损之人多为阴火所烁，津液不足，筋脉皮骨无所养，而精神亦渐羸弱，百症丛生焉。"他认为，临床单纯的脾阴虚较为少见，常常表现为脾的气阴两虚或与其他脏腑相兼为病，症情复杂。若养阴过于滋腻，则又碍于脾，健脾过于温燥，则又助虚热，故用"忠厚和平之品，补土生金，燥润合一，两不相碍"，"中土安和"，则虚损易愈。故自制理脾阴的九张方剂，因证施治，形成脾阴虚证候的系统治疗体系。

①治中虚气弱，脾胃大亏，痰咳失血，食少泄泻，不任黄芪、白术、当归、熟地者，用中和理阴汤（人参、燕窝、山药、扁豆、莲子肉、老米）。

②治痰嗽失血，食少泄泻，遗精，不任人参、黄芪者，用理脾阴正方（人参、紫河车、白芍、山药、扁豆、茯苓、橘红、甘草、莲子肉、荷叶、老米）。

③治遗精、盗汗、自汗、血不归经、怔忡、惊悸者，用资成汤（人参、白芍、扁豆、山药、花神、丹参、橘红、甘草、莲子肉、檀香、猪肚）。

④治寒热泄泻、食少，清阳不升，气虚下陷而力不胜升麻、柴胡者，用升补和中汤（人参、谷芽、山药、茯神、甘草、陈皮、扁豆、钩藤、荷叶蒂、老米、红枣）。

⑤治食少痰多，阴分不足，自汗盗汗，遗精，而不胜熟地者，用培土养阴汤（制何首乌、丹参、扁豆、谷芽、白芍、车前子、莲子肉、猪肾）。

⑥肝脾血少，血虚有火，不能用当归、白术、柴胡者，用畅郁汤（丹参、谷芽、白芍、茯苓、扁豆、钩藤、菊花、连翘、甘草、荷叶）。

⑦治脾虚血少，阴虚发热，不任当归、熟地者，用理脾益营汤（制首乌、海参、莲子肉、黑料豆、山药、扁豆）。

⑧治虚劳之人，痰嗽喘急，不宜于麦冬、五味子者，用参脉保金汤（人参、玉竹、百合，猪肺清汤煎服）。

⑨治虚劳日久，脾胃薄弱者，用味补汤（燕窝、海参、淡火腿肉、鲤鱼，上四味煮汁饮，或用鲜紫河车一具，同入煮极烂，饮其汁更妙）。

观其所创之方，用药允正清灵，颇有讲究。其一，虚劳之人脾之气阴俱损，补气药即使平淡如四君子之属，也往往不能受用，而滋补之品又多滞腻，易助湿碍脾，首选芳香甘平之品，如山药、扁豆、莲子肉、薏苡仁、玉竹、人参等，芳香化湿与滋养脾阴相结合，补而不燥，滋而不腻，行而不滞，且多有气阴双补之功效，尤其山药为补脾阴要药。其二，若虚损日久多伤及气血精髓，单以草木无情之物难以奏效，须配伍血肉有情之品，如猪腰、猪肚、海参、燕窝、鳗鱼等，填补阴精，益气养血。其三，脾阴亏虚常常影响脾阳的升发，出现虚劳寒热、食少泄泻的清阳下陷之证，此时阴亏火泛，法不宜升，但清阳不升则浊阴不降，于法又不可以不升，治疗非常棘手，吴澄妙用芳香轻清之品，如钩藤、荷鼻等，既顾护了脾阴，又升发了脾阳，避免了升麻、柴胡升散太过、伤阴助火之弊。此外，常用药食两用之品，如扁豆、山药、莲子肉、燕窝等，作用和缓，不伤正气，可以久服，对于脾胃大虚而不任补药者尤为适宜。

不难发现，罗周彦元阴元阳论实质上是试图将朱丹溪四物汤等养阴之治纳入元气论之中，是继孙一奎之后再次开辟固本培元新领域之举，即从温补脾肾阳气扩展到滋阴益元，应该说其辨治体系更为全面、系统和完善，对后世医家也产生了一定的影响。如张景岳阐发元阴元阳说，其《新方八阵》将补中益气汤中的黄芪、白术改为山药、熟地黄，制成补阴益气煎，以治劳倦伤脾而发热之脾阴不足证。

吴澄创造性地将"脾阴虚"引入虚劳论治之中，新定补脾阴一法，补前人未尽之余蕴，理、法、方、药自成体系，推动了脾阴学说理论实践两个维度的发展，既充实了中医基础理论，亦提高了虚劳相关疾病的辨治水平。其倡导的芳香甘平法，与明代胡慎柔所倡甘淡实脾法、缪仲淳所倡甘寒滋润法，被认为是脾阴虚的三大治法，为后世医家沿用。

明清固本培元学派已成为新安医学发展的主流，除了明代汪机、孙一奎、罗周彦和清代吴澄的学说外，更多的医家与学说如雨后春笋般出现，使得新安固本培元学派呈现出多元化发展的繁荣景象。

其实早在汪机之前的明成化年间，徽府歙西槐塘程松崖自创"滋阴大补丸""秘传固本牛胆丸"等，组方中即不同凡响地用到了人参、黄芪，明显有别于朱丹溪等前辈之方，开启了程氏儒医固本培元应用之端倪。

歙县富山余午亭师从堂兄余傅山，亦曾受医于汪宦，生活年代与徐春甫、孙一奎大约同时，同属早期固本培元学派的重要代表人物，被认为是歙西余氏医学世家的开山祖师。余午亭十分重视对脾肾的调护，认为土为万物之母，气血赖之以生；而人之有肾，犹树之有根，水之有源。他认为，临床上应重视正气及脾胃的作用，正邪相争的走向，正气是主要方面，如体弱气虚而后风邪中之，中气既虚则邪热得以深入，故治疗上强调"扶正气、益脾胃"。余氏诊病十分善于调理气机，重视温补之法，他在《诸症析疑·肿胀鼓胀症不同论》中云：得蛊胀者"当大补真元为主"。临证数十年，危疑之时每能审视主次，以大补真元化险为夷。

歙西澄塘吴崐是余午亭的弟子，他作为一位卓有成就的医学大家，深谙人体气机的重要性。在《素问吴注》中，吴氏对各种气，如五脏之气、真气、阳气、胃气、经气、膻中之气等进行了大力阐发，并且强调气的运动变化在人体生理、病理中的关键作用。在《医方考》中，吴氏将气病单独设立一门，并在叙中提出："气血，人身之二仪也。气为主而血为配，故曰气化即物生，气变即物易，气盛即物壮，气弱即物衰，气正即物和，气乱即物病，气绝即物死，是气之当养也。"并收录独参汤、四君子汤、六君子汤、二十四味流气饮等五方治疗不同类之气病。《脉语》中，吴氏则专设"胃气为本"一节，论及"胃气"在诊脉中的重要作用。吴崐还在学术上提出"针药保元说"，强调"用药以元气为重，不可损伤，故峻厉之品不轻用，恐伤元气也；用针以元神为重，不可轻坏，五脏之俞不可轻刺，恐伤元神也"。

后世众多的新安名医如程从周、郑重光等都接受了固本培元的观点，并在实践中不断丰富和发展，包括明清两代多个闻名遐迩的新安医学世传家族，像歙西余氏（如余傅山、余午亭）、吴氏（如吴正伦、吴崐、吴楚）等，均连续不断地加入这一阵容。譬如明代余午亭提出了"火病不能尽用寒凉"说；通晓针灸和方药的吴崐提出了"针药保元说"；清代吴楚提出了"甘温之品犹如行春夏之令，生长万物也"等论，形成了阵容强大的固本培元学派。

固本培元派并非好用温补，当时受朱丹溪"学术路线"的束缚，人人多用寒凉滋阴药，而新安乃至江南地区，人居山岚水湿之间，较易受阴寒重湿之邪侵袭，本应以护阳固本为重，却多反用寒凉误治，即使本身阴寒虚损病人不多，被误治而成者却日渐增多，为补偏救弊必须温补，实出于不得已而非好用。

更为重要的是，"人活一口气"，元气是人体的根本，是生命活动的原始动力。伤了元气就伤了根本，动摇了生命的根基。汪机和徐春甫强调以脾胃的功能为元气之本，孙一奎强调命门元气是生命的动力和源泉，只是路径有所区别和不同而已。就阴阳属性而言，元气本当阳刚阴柔、阳强阴弱，临床上以温补少火生气，助推生命动力，激发机体活力，就可达到增强体质、治病保健的目的。

养元、培元、护元、保元，医疗上尽量减少对元气的伤害，对于维护人体生机、强固生命根基、抵御外邪侵袭、促进疾病康复、延缓衰老等具有重要意义。固本培元已成为中医学的基本理念和特色优势之所在，这是新安医学奉献给祖国医学的一份丰厚大礼。

二、伤寒新说

《伤寒论》历来被奉为圣典，非等闲辈可轻而论之。新安医家以丰富的临床经验和深厚的理论修养，荟萃众说，研究伤寒，阐述医理，以此启发后学，其影响是十分深远的。新安医学对伤寒学的研究鼎盛于明清时期，留下了50余部伤寒著作。众医家采用考证、校勘、注释、辑佚、临证运用等多种方法，对《伤寒论》展开了多层次、全方位的继承和创新研究，内容涵盖语言文字、基础理论、辨治体系、方药临床各方面，在篇章架构、文字校释、六经实质、三纲阐释、辨证论治等有关伤寒学术的重大问题上，都进行了大胆革新，深化了伤寒学说理论，提高了伤寒学说的科学水平和实践价值，形成了继宋代之后的又一轮《伤寒论》研究的高峰时期。

1. 错简重订说

"错简重订说"是明代嘉靖、万历年间新安医家方有执率先提出并得到后世响应而形成的新说。

东汉末年张仲景著《伤寒杂病论》，问世不久即因战乱而散佚缺失、简牍错乱，西晋太医令王叔和通过收集和整理，将其伤寒内容重编为《伤寒论》。至宋代经林亿等重校，世称宋本，为现存最早的古本。后又经成无己作注。金元以前有摘录纂书者，有重新汇编者，亦有注释发挥者，如唐代孙思邈以方类证，于《千金翼方》中重编为397条；北宋庞安时研究"广义伤寒"，所著《伤寒总病论》将多种热病纳入其中。在方有执以前，世人皆称王叔和、成无己为仲景学说之功臣，传伤寒学者皆以王叔和编次本及成无己注本为圭臬。

"错简重订"有两层含义，"错简"是提出问题，"重订"是解决问题。早在元末明初，医家王安道率先提出了怀疑，言"惜其既以自己之说，混于仲景所言之中，又以杂脉、杂病纷纭并载于卷首，故使玉石不分，主客相乱"，而有重新编次的设想。无独有偶，到了明代，两位同时代的新安儒医余傅山、方有执，也有重次《伤寒论》"残篇断简"的心愿，但唯有方有执一人付之于行动。

方有执研究《伤寒论》20余年，深虑王叔和之整理编次"流源已远"，"简篇条册，颠倒错乱殊甚"，宋本"代远年湮而失仲景之旧"，后经成无己作注时又多有误改，窜乱传本，"时异世殊，不无蠹残人弊"，致眉目不清，意义不明；更经后人校刊注解"依文顺释"，鱼鲁亥豕，不明其义，沿袭前误，失去了原著伤寒兼杂病的完整性。如果再随文作注，牵合附会，对于临证则流弊无穷。在当时经典考据学风的影响下，在孙思邈、王履、余傅山等先哲的启示下，方有执悉心推敲张仲景原意，逐条辨析，重考修辑，采用"削""改""移""整"的方法，按自己的方法分类，不受"宋本"面貌和内容的限制，将原文顺序打乱，重新编排，但原封不动保留原篇题目和辨六经病脉证并治内容，形成《伤寒论条辨》新体例，力求还其本来面目。

"错简重订说"认为，其一，通行本《伤寒论》第三篇《伤寒例》非张仲景原文，与其原意难通，方有执推测是成无己所为（今一般认为系王叔和补入），而予以删削。

其二，《伤寒论条辨》改订三阴三阳病脉证并治诸篇，主要对"太阳篇"大加改订。将"太阳篇"分为"卫中风""营伤寒""营卫俱中伤风寒"3篇，凡桂枝汤证及其变证条文，列于"卫中风篇"，共66条20方；凡麻黄汤证及其有"伤寒"二字列于条首的条文，列为"营伤寒篇"，共57条32方；凡青龙汤证及其变证、坏证等条文，汇为"营卫俱中伤风寒篇"，共38条18

方。以上 3 篇列为前 3 卷，是全书的重点。

其三，《伤寒论条辨》对卷、篇及条文的位置斟酌情形做了前后调整，将王本《伤寒论》第二篇"平脉法"内容提至第一篇"辨脉法"之前，俱称为"辨脉法"，并整体移置于书后第十三、第十四上下篇，与"辨痉湿暍病脉证第十二"篇相合而为第七卷。并称平脉、辨脉法 2 篇"皆叔和述仲景之言，附己意以为赞经之词"，篇名系后人所加，虽非原著，但有张仲景的内容，能羽翼张仲景学说而予以保留，然"传不可以先经"，故移于文末；颠倒 2 篇次序，乃因"论脉亦无先各脉而后平脉之理，且平脉不过前数条"。至于"辨痉湿暍脉证"篇，原是张仲景《伤寒杂病论》内容，因《伤寒论》与《金匮要略》重复，虽不宜砍削，也应移于篇后。

最后，《伤寒论条辨》对其他各篇作出相应的调整，阳明病与少阳病 2 篇列为第四卷，太阴病、少阴病、厥阴病 3 篇为第五卷，温病、风温、杂病，霍乱病，阴阳易、差后劳复 3 篇为第六卷，第八卷仍保留王叔和"诸可与不可"等篇，以备临证参考。

通过方氏调整条文中秩序、整移条文、改订和削删，重新编次排列，增强了《伤寒论》原书的系统性和条理性。但方有执重新考订《伤寒论》，绝不仅仅是篇章条文的编排整移，而是反映了他对伤寒病发病、传变、转归的认识。

首先，全书条辨重订以"太阳篇"最为突显，其归类编次的实质意义在于：一是将伤寒太阳病归纳为"风伤卫，寒伤营，风寒两感、营卫俱伤" 3 种，外感风寒邪气发病不外此 3 型，虽各有变证、坏证，但都有"营卫不和"的共同病理基础；二是书中注释太阳病第一条曰"此揭太阳总病，乃三篇之大纲"，开创了六经提纲说，形成了"风伤卫，寒伤营，风寒两伤营卫"三纲鼎立说之雏形，由此将风寒伤营卫提到整个伤寒病的共同病理基础来认识，深刻地揭示了伤寒病的发病、传变、转归规律，是对伤寒学的发挥。

其次，《伤寒论条辨》推翻了宋代伤寒家朱肱创立的"六经经络说"，认为六经不是六条经络，而是人身的六大层次、六个分部。《伤寒论条辨·图说》曰："六经之经，与经络之经不同……人身之有，百骸之多，六经尽之矣。"《伤寒论条辨·或问》又曰："六经岂独伤寒之一病为然哉，病病皆然矣。"

最后，方有执认为《伤寒论》"所论不啻伤寒而已"，亦论杂病，指出张仲景"愤伤寒之不明，戚宗族之非命，论病以辨明伤寒，非谓论伤寒之一病也"，即使外感六淫，其传变有发为伤寒病者，也有发为杂病者。由此提出"乱伤寒"和"杂伤寒"的概念，将温病归为杂伤寒，"凡痉湿暍，皆与伤寒相涉无疑，故一一条辨而例论之"，新增"温病、风温、杂病"篇，把条文前有"病人""病"及有关杂病的条文归入此篇。方有执的"条辨"，突出了《伤寒论》不唯论伤寒之义，强调了六经辨证乃辨证论治的基本方法，较全面地反映了张仲景辨证论治的宗旨和规律。

以方有执首倡"错简重订说"为肇基，在明清时期伤寒学派内部，引发了围绕着《伤寒论》编次注释、研究方法、六经本质等问题所展开的学术争鸣。《伤寒论条辨》问世后，褒贬不一，但遵效其法、倡言其说为主流。清初三大名医喻嘉言、张璐、吴谦等均积极响应，其中新安医家更是步其后尘。

喻嘉言首先大为赞赏，认为其"改叔和之旧，以风寒之伤营卫者分属，卓识超越前人""大得尊经之旨"，著《尚论张仲景伤寒论重编三百九十七法》，抨击王叔和，批驳成无己，大量引用方有执之说并加以阐发，对其改订的"太阳篇"大加发挥，提出四时外感以冬月伤寒为大纲，伤寒六经再以太阳经为大纲，太阳经又以风伤卫、寒伤营、风寒两伤营卫为大纲，明确倡导太阳三纲鼎立说。

明末清初新安医家程应旄，与喻嘉言为同时代人，著有《伤寒论后条辨》，其弟子王珏作序中以师徒讨论的形式，在领会老师意旨下，点明其意在于不以"伤寒"二字读《伤寒论》，而是紧扣"表里脏腑"四字读《伤寒论》，三阳经实质应以表里部位来解析，三阴经实质应从脏腑功能来阐发。对于三纲学说，强调风伤卫、寒伤营二纲之联系，从病因、病机、病位、病体四个方面阐发其内在关系，特别是立阳明经证寒、热二纲，颇有创见。全书通过引子、论之首、论之颈、论之腹、论之小结、论之大结，一环扣一环地循循论证，逻辑清晰，论据充实，富有说服力，对《伤寒论条辨》作了充分的发挥。

追随方、喻的新安医家还有郑重光、程知、吴谦、叶天士、程芝田、汪宗沂、汪莲石。其中郑重光著《伤寒论条辨续注》，补方有执所未备；程知则以喻嘉言《尚论篇》为基础著《伤寒经注》；新安御医吴谦奉敕编撰《医宗金鉴》，首列其自撰之《订正伤寒论注》，编次悉以《伤寒论条辨》为蓝本，取方、喻、程之注不少，因《医宗金鉴》乃乾隆御赐书名而颁行天下，其后从"错简重订""三纲鼎立"说者甚众；而汪宗沂则从《伤寒论·序》《脉经》《诸病源候论》《千金方》及《外台秘要》中考证辑得仲景逸论46条，从《肘后备急方》《千金方》《外台秘要》中辑得逸方23首，辑复补入宋本《伤寒杂病论》，著成《张仲景伤寒杂病论合编》，其自序中言此书"编辑大旨，重复仲景之旧，补方论之全，仲景之本治伤寒者，兼而正之，仲景之专治温病者，理而出之……虽未能尽合原书之次，而寒温之异治，可以举隅矣"。

追随方、喻之说的江浙医家同样代不乏人，如张璐、吴仪洛、章楠、周扬俊、黄元御、雷丰等。张璐著《伤寒缵论》《伤寒续论》、吴仪洛著《伤寒分经》、章楠著《伤寒本旨》、周扬俊著《伤寒三注》、黄元御著《伤寒悬解》《金匮悬解》、雷丰著《时病论》等，均以错简为言，批"王"驳"成"，各按自己的意见重新编纂整理《伤寒论》，将错简说推向高潮。

方有执为明代人，与张仲景时隔千余年，与前代医家相比，想还《伤寒杂病论》原本面貌其实更为艰难，虽"求合乎仲景之道"，但未必能符合张仲景原意，也未必所有条文的排列都优于宋本，且改动太大，一时让人难以接受。明末清初张卿子著《张卿子伤寒论》、清代张志聪著《伤寒论集注》、张锡驹著《伤寒论直解》、陈修园著《伤寒论浅注》等，均反对其说，力排方、喻诸家，尊"王"赞"成"，维护旧论，如陈修园强调"不敢增减一字，移换一节"。而清代伤寒家柯韵伯、徐灵胎、尤在泾等则强调，不必过分追究错简真伪，也不必孜孜于考订编次，关键是要阐发张仲景辨证心法。由此形成了错简重订、维护旧论和辨证论治三大伤寒学术流派。

错简重订派阵营庞大，思想活跃，不囿旧说，各有创新，影响巨大，甚至远播海外，对日本汉方医学古方派也有直接影响。"错简重订说"给明清医界吹来一阵清新之风，开启了伤寒学百家争鸣的序幕，掀起了《伤寒论》

研究的新高潮，仅相关的新安医著就达 50 余部，使伤寒学研究达到了前所未有的高度、深度和广度，极大推动了伤寒学研究的纵深发展，为伤寒学术的完善和发展发挥了不可替代的重要作用。

附"三纲鼎立说"

三纲之说起自晋唐，晋王叔和首倡"风伤卫，寒伤营，风寒营卫两伤"。唐孙思邈《千金翼方》有麻黄汤、桂枝汤、青龙汤之辨："夫寻方之大意，不过三种，一则桂枝，二则麻黄，三则青龙，此之三方，凡疗伤寒不出之也。"宋代许叔微于《伤寒百证歌》进一步提出："一则桂枝，二则麻黄，三则青龙如鼎立。"元代朱肱《类证活人书·四十问》曰："大抵感外风者为伤风，感寒冷者为伤寒，桂枝主伤卫，麻黄主伤营，大青龙营卫俱伤也。"

方有执著《伤寒论条辨》，直接将"太阳病"篇按此说法为纲分为三篇，其归类编次的实质意义在于：感受不同风寒邪气，可中伤人体营卫不同病位层次，导致发病方式和类型有所不同，可出现"卫中风""营伤寒""营卫俱中伤风寒"3 种情况，外感风寒邪气发病不外此 3 型；不同的发病方式和类型可致不同的传变和转归，出现各种变证、坏证。他在书中注释太阳病第一条时曰"此揭太阳总病，乃三篇之大纲"，开创了六经提纲说，形成了"风伤卫，寒伤营，风寒两伤营卫"三纲鼎立说之雏形。这一观点虽有晋代王叔和论于前，唐宋孙思邈、许叔微辨于中，金人成无己述于后，但前人均未作出全面的病机分析。方有执将风寒与营卫有机联系起来，认为太阳病主要是营卫的病理变化，都有"营卫不和"的共同病理基础，进而将风寒伤营卫提到整个伤寒病的共同病理基础来认识，深刻地揭示了伤寒病的发病、传变、转归规律，是对伤寒学的发挥。

2. 六经分部分层说

《伤寒论》以六经名病分证，但《伤寒论》中既未阐述六经的含义，又未明言六经分证方法的来源，更未明确、系统地论述六经病诸证的病理变化，其六经的含义成为后世医家聚讼的焦点。历代医家为了运用《伤寒论》的证治经验，总结六经病发生、发展及其演变的规律，对六经病病理机制进行深入研究。宋金元时期，对于伤寒六经的认识是重形轻气，均看重经络，如成无己认为六经病指手足十二经络病变，朱肱认为是只传足经不传手经。随着对《伤寒论》研究的不断深入，新安医家广开思路，首先突破经络六经说，提出了多种六经含义，从不同角度丰富了六经辨证的内涵，有力发展了伤寒学术理论与实践。

方有执在《伤寒论条辨》中以人体解剖部位划分六经所属，提出六经部位说。《伤寒论条辨·图说》曰："六经之经，与经络之经不同……人身之有，百骸之多，六经尽之矣。"首列"阳病在表之图"和"阴病在里之图"，否定了宋代朱肱创立的"经络六经说"，认为六经不是六条经络，而是人身的六大层次、六个分部，即所谓太阳主皮肤，阳明主肌肉，少阳主半表半里，为躯壳之内、脏腑之外；三阴均主脏，太阴主脾，少阴主肾，厥阴主肝。方有执的六经部位说，主张《伤寒论》不是研究具体的某种疾病，而是研究机体在疾病状态下各个部位的反应。

清代黟县卢云乘撰《伤寒医验》，承方氏之说，辨伤寒不取旧论六经，而以人身表里实形划分三阴三阳六部。

清代歙县程应旄在方有执六经部位说的基础上，提出六经形层界限说，进一步指出《伤寒论》之六经，非经络之经，是用以"画限辖病"，代表着疾病浅深之层次。其《伤寒论后条辨》说："伤寒之有六经，无非从浅深而定部署。""经则犹言界也，经界既正，则彼此辄可分疆；经则犹言常也，经常既定，则徒更辄可穷变。六经署而表里分，阴阳划矣。"不难看出，程氏认为《伤寒论》之六经，不仅代表了人体不同的解剖部位，更重要的是它反映了疾病浅深的层次和界限，据此可以分表里、判阴阳，即以六经来统辖疾病。

程氏的这一见解，已经完全摆脱了"六经属经络"的束缚，某种程度上已将《伤寒论》六经看成是辨证的纲领。他在进一步阐明这一学术见解时，对《伤寒论》六经与《素问·热论》六经进行了对比分析，指出《素问》之六经与《伤寒论》之六经，其名虽同，其实则异。前者是因病而论经，重在经络；后者乃辖病以分证，重在辨证。程氏这一认识，批驳了那些秉《素问·热论》之学，识《伤寒论》六经为经络的学术见解，为人们从体用结合的角度研究《伤寒论》六经含义开辟了新思路，对后世产生了较大的影响，为扩大《伤寒论》理法的应用范围做了理论上的准备。

又有清代歙县曹守堂，认为六经乃人体"六层"，《伤寒论》"一日太阳受之，二日阳明受之，三日少阳受之，四五六日三阴受之"的"日"字，当作"曰"字解，见解新颖，别具一格。

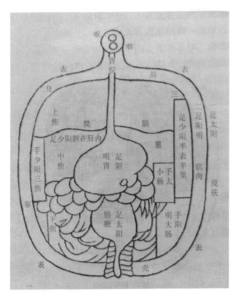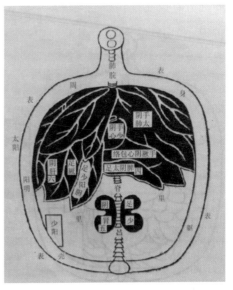

《伤寒论条辨》阳病在表自外而内图和阴病在里自下而上图

3. 寒入血室说

吴楚《医验录（二集）》卷一载"辛未春"案："潜口同学兄汪君起坦之次令媳，病甚奇怪。每日间屡发寒战，发时扬手掷足，浑身颤播，身体凭空跳起一二尺高。前医或用发散，或用养血，药俱不效。计已七八日矣，始邀余为诊之。右脉略有一线，左脉全无。视其面色如平常时，舌色微白。问其病状，应对清晰，精神爽朗。余语起兄曰：此病无脉，然却不死，不必急，待吾细细思索……此必为寒所束而筋脉不舒，故脉不出而战栗跳动也。肝主筋，又主惊骇，又系左手无脉，此皆肝脏所主之病无疑，必由肝经受寒而然。伤寒书有热入血室一证，既有热入血室之证，又岂无寒入血室之证？古人往往只说一半，后之明者自可悟其全。如东垣云：气有余变属火，后人因悟气不足变属寒。夫热入血室者，病由三阳经入，虽受寒亦为热病，故谓之热入血室。血室者，肝也。由月信行时，热邪乘之而入也。此疑其为寒入血室者，原无外感三阳之证，想亦由月信行时，血室正虚，寒气客之，肝脏有寒，郁闭不得出，所以筋脉收束而战栗惊跳也。彼之热入者，凉以解之。则此寒入者，自当温以舒之也……遂举方，用肉桂一钱五分，温逐肝经之寒。用柴胡一钱，疏通肝气。用当归二钱，川芎八分，助肝经之血。用丹参八分，去污生新。用吴茱萸三四分，引药入肝。用天麻八分，搜肝经之余邪。止此数味，服下一剂，是日便安静熟睡，绝不战跳矣。"

张仲景对此类疾病的论述侧重于症状和治疗，在病机上没有作出明确阐述，后世提出"热入血室"诸多理论，其实质内涵争议颇多，至今尚无定论。案中吴楚在思考"热入血室者，病由三阳经入，虽受寒亦为热病，故谓之热入血室"的同时，结合临床实践中发现妇人经期伤寒常出现寒大于热、面白脉紧、筋脉收束战栗惊跳的特征，以温助肝经的肉桂、当归、吴茱萸等论治收效，感叹张仲景"伤寒书有热入血室一证，既有热入血室之证，又岂无寒入血室之证？古人往往只说一半，后之明者自可悟其全"，故揭出寒入血室说。他从"寒入血室"分析，自配温剂奇方而治愈，体现了吴氏不拘病名、辨识病机、灵活运用温补的伤寒辨治特色，其说其法至今都有实用价值和启发意义。

4. 男子热入血室说

"热入血室"出自张仲景《伤寒杂病论》，共涉及4条：《伤寒论》第143条、第144条、第145条、第216条，4条重见于《金匮要略·妇人杂病脉证并治》篇。所描述的热入血室证，是妇人"经水适来"或"适断"，恰遇"中风"或"伤寒"，外邪乘虚袭入血室，与血相搏而血结不行，致生"寒热""发作有时""如疟状"，或"昼日明了，暮则谵语，如见鬼状""胸胁满如结胸"之证。但其原文中"血室"的具体所指未详，后世医家见解不一，有冲脉说、肝脏说、胞宫说、血海说、血脉说，更有不必拘定部位说。多数医家依据《伤寒论》太阳病篇中三条"热入血室"原文前冠有"妇人"二字，以及《金匮要略》中4条"热入血室"原文列在妇人杂病篇中，主张血室胞宫说。

明《孙一奎医案》矫偏救失，所载"李悦斋夫人腹痛谵语如狂鼻衄""朱宅女眷热入血室""文贵者时疫漏底发热谵语"3则热入血室案，诊疗颇具特色。孙一奎认为，《伤寒论》阳明病篇"热入血室"条文中无"妇人"二字，且以六经辨外感，经脉间联系密切。《伤寒论》第97条"血弱气尽，腠理开，邪气因入，与正气相搏，结于胁下"，表明"热入"的条件就是血气亏虚，在女子经期这种特殊体质时最易出现。冲为血海，任主胞宫，系妇女生养之本，故热入血室证女子多见。

孙一奎从条文中析出，经水适来或适断是"热入血室"的重要诱因，所谓"最虚之处，即是容邪之处"，所以此时内外致病因素容易作用于人体发病，但也不能机械地一见月经适来、适断就认为是"热入血室"，要看具体情况和兼证。热入血室的病情传变，取决于机体的功能状态、病邪强弱和治疗是否得当。月经适来、适断时的异常变化，也会给疾病传变以可乘之机。由此推论，无论妇人经水适来、适断，在血室空虚之际感受外邪者，都有可能导致热入血室病的发生，不必拘于"经水适来适断"。

"热入血室"历来认为系女子所独有之病，男子热入血室鲜有报道。孙一奎认为，素体亏虚和瘀伤宿血之体，并非为女子专有，男子在特定时期特定体质条件下也可见。当太阳或阳明邪热乘虚侵入少阳，与血搏结，皆可出现心神被扰、少阳经气不利、枢机不运的热入血室证。加之临证中处理男子高热、下血、夜间谵语等症的经验，他提出冲任二脉血室说，明确指出："血室男妇同之，冲任二脉为血之海，二脉附于阳明，今病乃阳明之热，遗入血海也"，"热入血室"为男女皆有之病。

孙一奎《新都治验》一卷载"文贵者时疫漏底发热谵语"案："文贵者，善为族文学，岐原出入子母者也，寓长兴邸中，病发热，昼夜不止，口渴，齿燥，鼻干，舌苔黄厚，不得眠。服药不效。予适至雉城，岐原邀诊之。脉俱洪数，呕恶，胸膈痞满，小水短而赤，大便下皆清水。予以石膏七钱，知母五钱，甘草一钱，软柴胡五钱，葛根三钱，黄芩二钱，枳壳、竹茹、桔梗各一钱，连进三帖，呕恶止，胸膈宽，热仍未退，无汗，泻未止也……后五日，果以食不慎而复病。予又至，热较前为重，且加懊憹，夜谵语如见鬼状，口大渴，齿燥，舌焦黑有芒刺，势甚危急，以前方加枳实、栀子各三钱，淡豆豉二钱煎饮之。二帖懊恼止，余症犹然，夜更甚。前方减去豆豉，加黄连、麦冬、生地、白芍，一日二帖，舌以井水生姜擦去黑苔，用蜜调玄明粉涂之，而苔去矣。服三日，始得微汗，诸症尽减，再叮咛慎饮食，调理半月而全……盖医贵认症，此症乃少阳、阳明合病也，柴胡、白虎汤、葛根为二经对症之药，服之可解肌热，止口渴……古人谓：以伤寒为大病，不察症而误投，则生死立见。《伤寒论》有言，不得汗，不得下，不得利小便，是谓三禁。故曰：少阴、阳明不从标本，从乎中治。小柴胡、白虎汤，中治剂也。人徒见其大便作泻为漏底，不察泻皆清水无糟粕者，为热极所致，症乃春温时疫也……岐原曰：夜重如见鬼者，何以故？予曰：热入血室故也。岐原曰：男子亦有血室乎？予曰：血室男妇同之，冲任二脉为血之海，二脉附于阳明，今病乃阳明之热，遗入血海也。故加生地、白芍而效。余治伤寒，用柴葛解肌汤及柴胡白虎汤而热不解者，加此二味，则热无不退，汗无不出矣。且下午与夜又阴分主事，欲解血海之热，必投此二味以收其功，此亦予一得之愚也。"

张仲景阐述热入血室的病因病机有三：《伤寒论》第143条、第216条"热随经陷"，第144条"血因热结"和第145条"热随血泄"。从病因角度考虑，"热入"在张仲景著作中，侧重指"寒风郁热"及"寒风入里化热"，而对其他六淫之邪未展开论述。孙一奎在这一例男子热入血室中，提出"春温时疫"导致热入血室证。说明诸多病因皆可致"热入血室"，而不仅仅是《伤寒论》所说的寒风郁热，后世叶天士、王孟英正是从温邪辨证下药处理此症的。

治疗热入血室证，张仲景提出"一禁两法"泄热祛瘀的治疗总则。"一禁"是指"无犯胃气及上二焦必自愈"，"两法"即内服小柴胡汤和针刺期门以泻血分之实热。小柴胡汤和解少阳，通调三焦，助正达邪，使邪从外出，邪去则寒热除，血结自散。在这一总原则下，孙一奎根据临床实际有进一步的发展补充。

"李悦斋先生夫人"热入血室案，孙一奎以小柴胡汤加味收效，强调"仲景云，经水适来适止，得疾，皆作热入血室治之，治同少阳，而以小柴胡汤为主，加凉血活血之药，此古人成法可守也"。但病人痛极咬人者，非高热谵语，非蓄血发狂，乃胃虚虫行，即以小柴胡汤加桃仁、牡丹皮，次日以安蛔汤治愈。

"文贵者时疫漏底发热谵语"案记录了孙氏"医贵认证"的主张，强调临证认病明证、辨证施治的重要性，立法处方，必须以"明证""明药"为前提。他提出，单以小柴胡汤治疗尚嫌不足，小柴胡汤主要是和解枢机，透邪外达，适合热邪初陷未深者，但不能视作通治热入血室之方。临证热入血室证情颇为复杂，类型甚多，治疗当概括不同证情，分别对待。孙一奎还在此案中总结了自己治疗热入血室证的经验：多以柴葛解肌汤和柴胡白虎汤解热，并加入活血凉血的生地黄、白芍，祛瘀退热，无不应验。

孙一奎不仅继承发展了张仲景热入血室说，而且有所创新，结合自己的临床实践，提出了男女都有血室之说，在辨证、治法、遣方、用药上均有较详细的论述，丰富和完善了中医学术理论。

三、温病新说

温病学说形成之时，正是新安医学兴盛之际。众医家在继承、总结前贤温病理论和经验的基础上，结合各自的实践体会，从不同角度对温病学说加以发挥，有的补充张仲景学说的内容，有的羽翼吴又可的观点，有的提出新的见解，其学术价值和历史地位有目共睹，全方位地参与了温病理论体系的构建，对温病学的形成与发展贡献卓著。

1. 暑必兼湿说

暑必兼湿说是明末清初休宁汪昂（1615—1694）明确提出的，后经清代叶天士大力推广运用，所形成的阐述暑邪特征、暑病病机和治疗的新说。

暑与湿均为六气之一，《黄帝内经》已认识到夏与长夏时令相继，暑湿二气相连、病性相关的特性。张仲景发现暑月常有中热与伤湿之证，《金匮要略》中论及暑伤气津或伤湿之"暍"。晋代葛洪也认识到夏月发病有暑湿证候存在，《抱朴子》认为体虚之人易感暑湿。唐代孙思邈《备急千金要方》也有暑月感湿的记载。宋代陈无择《三因极一病证方论》列有《暑湿风湿证治》专篇，其《伤暑证治》所用 5 首伤暑治方，均用茯苓等渗利水湿药。金元时期，张元素分析了夏秋之际暑湿夹杂的气候因素，在《医学启源》中提出"渗泄之法"。李东垣《内外伤辨惑论》有长夏"天暑湿令"的记述，其《暑伤胃气论》强调"宜以清燥之剂"治之，创清暑益气汤渗利除湿。明代王纶《明医杂著》提出"清心利小便"的治暑之法。新安医家余㶉认为"热蒸其湿是为暑，无湿名为干热"。清初喻嘉言《医门法律》提出"暑病乃夏月新受之病"的新说法。至明末清初治疗暑病，香薷饮、六合汤、五苓散、胃苓散等宣化暑湿、淡渗利湿方已为临床医家所常用，但未有明确提出"暑必兼湿"者。

汪昂在前贤诸家暑病证治基础上明确提出"暑必兼湿说"。他指出，暑与热均为阳邪，两者的区分就在于有无兼湿。《本草备要·香薷条》强调"治暑必兼利湿"，但须辨清病情，合理运用化湿之法。认为香薷"为清暑之主药"，但"伤暑大热大渴，汗出如雨，烦躁喘促，或泻或吐"之津伤重证则不宜使用，"气虚尤不宜多服"。《医方集解·清暑剂》推荐了10首清暑之剂，所载四味香薷饮、清暑益气汤、六一散、缩泉丸、消暑丸、五苓散等清暑剂也各有所宜；还对伤暑的证候病机进行了全面阐发，指出："暑为阳邪故蒸热，暑必兼湿故自汗，暑湿干心则烦、干肺则渴、干脾则吐利，上蒸于头则重而痛，暑能伤气，故倦怠。"认为"烦、渴、吐利"等都是暑湿伤及心、肺、脾三脏所致。

继汪昂之后，已迁吴行医的"古歙叶天士"，从临证角度进一步对"暑必兼湿说"加以阐发和应用，其于《三时伏气外感篇》中云"长夏湿令，暑必兼湿"，《临证指南医案·暑》更反复强调，暑湿相兼首先伤气犯肺，指出"暑必夹湿，二者皆伤气分，从鼻吸而受，必先犯肺"。经一代宗师推崇和应用，"暑必兼湿说"更加深入人心。清代吴鞠通赞同其说；王孟英则改提"暑多夹湿"，认为暑与湿并非一体，非谓暑中必有湿也；俞根初则进一步认识到，湿温有暑多湿少和湿多暑少两类，"传胃而暑重湿少"，"传脾而湿重暑轻"，治有不同。暑湿虽非一体，但新安余㶉、汪昂在概念上明确将有无湿区分为"中暑"和"干热"两种，逻辑上是清晰的，保证了"暑必兼湿"理论自成体系。

我国处于大陆性季风气候地域，冬冷物燥而夏季湿热，故历代医家治暑病多兼化湿；尤其东南沿海地区夏季气温高、湿度大，暑热之中多湿热之气，常具郁蒸之性，这正是江南新安医家提出"暑必兼湿说"的客观原因所在。湿温气候有利于微生物的滋生繁衍，更增加了夏季外感热病（即暑温）的复杂性，故近代医家曹炳章在《暑病证治要略》中指出："病之繁而苛者，莫如夏月暑湿为最甚。"因此，"暑必兼湿说"对于今日暑湿证的治疗仍有重要的指导意义。

2. 卫气营血辨证说

卫气营血辨证说是清代祖籍歙县迁入苏州的叶天士创立的论治外感温病的辨证新说。

新安养阴清润派源于朱丹溪养阴说，主要是在明清时期防治瘟疫的临床实践中应运而生的。明清时期传染病频繁发生，据统计，明代276年间发生瘟疫大流行64次，清代266年间发生了74次。在传染病的防治上，新安医家进行了长期艰苦的探索。譬如针对天花猖獗，仅论述痘疹防治的新安医著就有几十部，宁国、徽州、上饶一带也是种人痘预防开展最早的地区。

然而，瘟疫传染"无问大小，皆相染易，症状相似"，无关人体元气的强弱，单纯养阴虽有益，却也无济于事。时势造英雄，清代康熙时期一代温病宗师叶天士横空出世。自署"古歙"、迁居苏州的叶天士，擅长治疗时疫和痧痘等证。1733年苏州疫病流行，他拟定甘露消毒丹、神犀丹，救活了很多病人。

"卫、气、营、血"概念首见于《黄帝内经》，是指构成和维持人体生命活动的基本物质。《伤寒杂病论》创立六经辨证，引入卫、气、营、血阐述外感病的病理病机。华佗对温邪入血发斑已有所认识。隋代巢元方《诸病源候论》对风热犯肺的病因证候有详细论述，对热结伤阴和热毒血证等病机也有分析。唐代孙思邈《备急千金要方》载有四时瘟疫诸方，包括治疗热入血分的犀角地黄汤、治疗"天行时气，内入攻心"的紫雪丹等。先秦、汉、唐时期虽然对温病均有论述，对厉气乖戾之性均有认识，但概念上一直是"温病不越伤寒"。宋、金、元时期，很多医家已认识到热病初起滥用麻、桂误人，温热病开始脱离伤寒藩篱。金代刘河间首倡"火热论"，认识到"热邪在里，耗损营血者病重"；元代罗天益在《卫生宝鉴》中，根据邪热在气、在血的不同而分证制方用药；王安道《医经溯洄集》首次提出"温病不得混称伤寒"。到了明代，陶节庵《伤寒全生集》有"传心"和"先入营卫"、"先自三阳气分……已后传进三阴血分"的记载；汪机著《伤寒选录》《医学原理·瘟疫门》提出"春之病温有三种不同"的分类；张介宾以卫、气、营、血阐释温病的病变层次与传变次第，并论述了各病变阶段组方用药特点；袁体庵指出温病初起宜"清肃肺卫"，认识到"失治久延，渐入营分，有逆传顺传之候"；吴又可《温疫论》进一步运用卫、气、营、血阐释温病，首先明确提出有邪在气分、在血分之分。

叶天士通过实践发现，"温邪上受，首先犯肺"，温病的病变过程不同于伤寒六经，其传变却很符合卫、气、营、血由外而内的层次性，《临证指南医案》指出："温热时疫，上行气分，而渐及于血分，非如伤寒足六经，顺传经络者。"他在六经辨证的启迪下，在《温热论》一书中借用卫、气、营、血这4个层次分明而又密切相连的生理概念，将外感温病进程中不同病理阶段所反映的证候，由表入里分为卫分证、气分证、营分证和血分证4个层次，创造性地总结出了"卫气营血"辨证体系。《温热论》曰："大凡看法，卫之后方言气，营之后方言血。"外感温病病变由卫分→气分→营分→血分渐次传变，体现了病邪由浅入深、病情由轻而重的病理过程，反映了温病发生、发展和传变的一般途径和规律。4类证候各有特点，卫分证主表，邪在肺与皮毛，为外感温病初始阶段；气分证主里，病在胸、膈、胃、肠、胆等脏腑，为邪正交炽的热盛阶段；营分证邪热陷于心营，引致内闭或出血，病在心与包络，病情深重；血分证为病变后期，邪热已深入心、肝、肾，易耗血动血，病情更为严重。但4个阶段不是绝对的，往往互有错杂，也有传变迅速而病势重笃的特殊情况，不经过气分阶段而直接深入营血分。

根据卫、气、营、血不同阶段的证候特点，叶天士提出了系统的治疗用药大法。《温热论》指出："在卫汗之可也，到气方可清气，入营犹可透热转气，如犀角、元参、羚羊角等物，入血就恐耗血动血，直须凉血散血，如生地、丹皮、阿胶、赤芍等物。"

卫分证温邪热变虽速，但病位尚浅，在肺在表，初用辛凉轻剂，不宜辛温解表；邪由卫直入心包，予至宝丹芳香以通神明之窍。

气分热盛，总不离清泄气热，注意区分热邪是否结聚，如属湿热则应区分热与湿的轻重；"初病在气，久则入血"，则有营血耗伤、津液不足的特征。

营分证以身热夜甚、舌绛、斑疹隐隐为特征，"乍入营分，犹可透热，乃转气分而解"。其热陷心包证"温邪逆传膻中，热痰闭阻空窍"，又分"膻中微闭""舌纯绛鲜泽"之轻证和"平素心虚有痰，外热一陷，里络就闭"之重证，重证因热炽痰盛，胶固难开，必用紫雪丹、至宝丹。其热伤营阴证，"营分受热，则血液受劫，心神不安，夜甚无寐，或斑点隐隐"，病虽在营血，治宜清气为先，石膏、知母、黄连之属可用之。

血分证病情深重，血热妄行，"初在气分，日多不解，渐入血分，反渴不多饮，唇舌绛赤，芩、连、膏、知不应，必用血药"。入血则"直须凉血散血"，气血两燔，可予石膏、知母等急撤气热，开通道路，导营热外达，玉女煎加减治之。"斑疹皆是邪气外露之象"，也是热邪深入营血的标志，叶天士认为"宜见而不宜多见"，所谓"宜见"是指斑疹外发稀疏，提示邪热外透，预后良好；所谓"不宜多见"是指斑疹过于稠密，说明热毒渐入营血，提示病情深重，预后不佳，并提出了"斑色红者属胃热、紫者热极、黑者胃烂"的辨证要点。从中不难发现，叶天士常以气赅卫、以血赅营，充分体现了原则性与灵活性的有机统一。

叶天士还有"凡心肺之病属上焦、脾胃之病属中焦、肝肾之病属下焦"的划分，为随后吴鞠通创立"三焦辨证"体系奠定了理论和实践基础。"卫气营血辨证"与"三焦辨证"一纵一横，互为经纬，相辅而行，提高了温病辨治的精准性，标志着有别于伤寒学的温病学独立体系的正式诞生。

叶天士对温热病的重要贡献，除始创卫气营血的辨治方法外，在诊断上还发展了察舌、验齿、辨斑疹、辨白㾦等方法，分辨既精且详，见解独到，有补于临床，被后人奉为温病诊断上的准绳，是中医温病诊断方法的又一发展。汪曰桢曾道："白㾦前人未尝细论，此条之功不小。"王士雄更是于《温热经纬·叶香岩外感温热篇》中赞曰："言温热诸证可验齿而辨其治也，真发从来之未发，是于舌苔之外，更添一秘诀，并可垂为后世法。"

卫气营血辨证的创立，弥补了六经辨证的不足，为区分病程阶段、判断病变病位、辨别病情轻重、阐发病理病机、归纳证候类型、预测传变转归、制定治疗法则、确定用药方案提供了理论依据，极大地丰富和发展了外感温病辨证论治的方法，至今仍有较高的实用价值和实际指导意义。

3. 清养胃阴说

清养胃阴说是叶天士从温病伤阴的治疗中形成的，并灵活运用于外感内伤各科疾病，从而完善了脾胃论的系统新说。

诊断上他注重从舌象干湿润燥去测知津液之存亡，针对温病火热伤阴、消耗津液之情，认为"热邪不燥胃津，必耗肾液"，强调"治疫必重养阴"，存阴保津贯穿瘟疫治疗的始终，用药"忌刚用柔"，燥热伤阴之证多以"甘平或甘凉濡润之品"濡养胃阴；又"夏暑发自阳明，急以甘寒养津而急救胃阴"。保胃阴、存胃阴并不局限于外感，叶天士认为胃喜柔润，得阴自安，明确指出"胃为阳明之土，非阴柔不肯协和"，养胃生津更适用于"杂病虚劳"，从而系统地创立了养胃阴的理论和治法。

叶天士尊《黄帝内经》之旨，既师法张仲景，又推崇李东垣，认为"仲景急下存津，其治在胃；东垣大升阳气，其治在脾"，"夫脾胃为病，最详东垣"，然李东垣详于治脾而略于治胃，详于温补而略于清滋，迨至朱丹溪始论"脾土之阴"，但仍为脾胃合一论。明代医家缪希雍、张介宾对"脾阴"有所论述，然较少论及"胃阴"，或更侧重脾阴。他指出，"太阴湿土，得阳始运；阳明燥土，得阴自安"，首创"脾胃分治"，认为"脾宜升则健，胃宜降则和"，"脾喜刚燥，胃喜柔润"，治脾可宗李东垣甘温升发，治胃则宜甘凉通降，强调用药应"忌刚用柔"，宜选"甘平或甘凉濡润之品"以养胃生津，临床上制定了系统的养胃阴治法。

叶天士是温病学派的一代宗师，温病伤阴耗津，故其治温救阴重胃阴，结合运用泄热逐秽兼消法，其"清养胃阴"正是在温病治疗中提出的。他认为："热病救阴尤易，通阳最难，救阴不在血，而在津与汗，通阳不在温，而在利小便。"开宗明义地提出温病救阴的目的在于生津养液。以脏腑言之，肺津、胃阴、肾液三者相互依存，而胃阴为枢机之要。"热邪不燥胃津，必耗肾液"，"舌绛而光亮，胃阴亡也，急用甘凉濡润之品"，"脾阳不亏，胃有燥火"，主以甘寒濡润，乃是叶氏之独创。以辛凉甘润配于甘寒之品救肺津，以咸寒柔润滋肾液，亦要配甘寒之味，虽肺肾所主各不相同，然总不离甘寒养胃。叶氏治温倡导救阴重于养阴。温热病之无形邪热，须借养胃阴增津以助其发汗鼓邪外出之势，"在卫汗之可也"，"在表初用辛凉轻剂"，"若其邪始终在气分流连者，可冀其战汗透邪，法宜益胃，令邪与汗并，热达腠开，邪从汗出"。但温热病过程中，因热灼肺胃津液，炼液成痰，蓄于胃肠而为积滞，宜予消法。此外，温热病邪，无不伤于胃阴，毒秽或偏重于气分或偏重营血分时，既要护胃阴，又兼解毒逐秽，养胃阴与泄热、养胃阴与消法、养胃阴与逐秽须兼顾而行。

叶天士不仅是温病大家，于内伤杂病治疗更是卓然成家，又将养胃阴之法灵活运用于内伤各科疾病中，无论外感内伤均着眼于脏腑间关系，胃阴不足宜甘凉濡润，肺胃阴亏宜甘寒滋养，肝胃阴虚宜酸甘润补，阴虚挟湿且芳香清养，丰富了养胃阴大法。

阴亏燥热，以甘凉濡润通补。胃阴亏虚，燥热未清，治宜甘凉濡润法。俾津液来复，胃之通降功能得以复常，所谓"胃宜降宜和"，"非阴柔不肯协和"，然"阴药勿以过腻，甘凉养胃为稳"，常以"薄味调养胃阴"。此法源于《金匮要略》麦门冬汤意，复寓半夏、广陈皮等辛开苦降之品，使之滋而不腻。寓补于通，此乃叶氏之发明。若胃气不顺，便艰便秘明显，叶天士不用攻下，每取敛阴润肠之品，濡润肠道，因"腑宜通即是补"，胃之阴液得以濡养，则胃气自然通顺。叶氏称此为"通法"，此亦为其用药之擅长。

肺胃阴虚，以甘凉养胃供肺。肺胃阴虚，易生内热，胃津日耗，不司供肺。叶天士提出"甘凉养胃，上以供肺"的治则，所谓"滋救胃液以供肺，惟甘寒为宜"，"先令其甘凉，令其胃喜，仿经义虚则补其母"，多用沙参、麦冬、石斛、芦根、梨汁、甘蔗汁、桑叶、天花粉、杏仁等甘凉甘寒滋养之品，质轻味薄，清养津液，和降肺胃，使"胃土日旺，柔金自宁"。

肝胃相因，以酸甘两济其阴。胃阴不足，土不养木，肝失所养而伤肝阴；肝阴受损，肝气横逆犯胃，损及胃阴，均造成肝胃阴亏。叶天士提倡"肝为刚脏，宜柔宜和；胃为阳土，宜凉宜润"，"用药忌刚用柔"，酸甘化阴、益胃生津，或凉肝安胃，或安胃和肝，或理阳明以制厥阴，以人参、麦冬、石斛等甘味与木瓜、乌梅、白芍等酸味柔肝缓急合用，取甘能令津还，酸能制肝、敛阴生津之用。此外，根据偏肝与偏胃之不同，分别采用养胃阴以制肝、滋肝阴以充胃汁之法。倘见肝胃阴液俱虚，则二法并用，肝胃同治，所谓"胃属阳土，宜凉宜润，肝为刚脏，宜柔宜和，酸甘两济其阴"。

络损血溢，以甘寒制阳止血。《灵枢·百病始生篇》曰："阳络伤则血外溢，阴络伤则血内溢。"叶天士将养胃阴灵活运用于多种疾病，其中对咳血、衄血等血证治疗，别具特色。临证属胃阴亏虚、络损血溢上窍者，提倡"胃药坐镇中宫为宜"，以"静药可制阳光之动"，取清养胃阴之法，药用北沙参、麦冬等甘寒之品，养胃阴，清虚热，制阳动，而达到止血之目的。此外，对于失血病久合并胃气不足者，参以山药、茯神、炙甘草等甘平或甘缓之品，于清养胃阴剂中，兼顾扶中培益胃气，以收止血摄血之功。

阴虚挟湿，以芳香悦胃化湿。胃阴虚则胃气不振，湿浊不降或湿温病后期，抑或湿邪久稽，伤及胃阴，常出现胃阴虚兼夹湿证，诸如大便不爽利等，叶天士常用鲜省头草、陈皮、石斛、大麦仁、荷叶、陈香豉、陈半夏、北沙参、粳米、檀香泥、人参等甘平芳香微辛之品，取薄味以清养胃阴，芳香以醒脾悦胃化湿，两擅其功。

养胃阴而不泥胃，立论巧思启后人。叶天士指出，"胃为水谷之海，五脏六腑之大源"，无论何脏何腑病及胃阴，抑或五志六淫耗损胃津，都倡用甘药益胃。只要生化之源不息，水谷精气游溢，则"何患乎病之不易医也"。养胃阴学说适应证范畴甚广，他详尽阐述了胃阴虚与多种疾病的关系，如温病、咳嗽、肺痿、失音、血证、泄泻、虚损等，养胃阴之法着眼于胃阴、津液，而不拘泥于胃。

叶天士发明滋养胃阴学说，补充了李东垣详于脾、略于胃的缺陷，与升脾阳法珠联璧合，相辅相成，完善了脾胃学说；而且养胃阴法既重视胃的生理、病理特性，又重视脏腑之间的相互关系与兼证，对后世温病及内伤杂病治疗影响深远。从吴鞠通创立沙参麦门冬汤、玉竹麦门冬汤、增液汤等来看，显然受叶氏养胃阴法启示颇多。

4. 泻热存元说

泻热存元说是清代歙县许豫和（1724—?）从病机、辨证、治法、用药等方面系统论治小儿热症的新说。

元指元气。自从金元李东垣提出"真气又名元气""元气即胃气之别名"

两种含义后，历代新安医家都比较注重培补先后天元气。自明代汪机及其门生以来，形成了阵容强大的固本培元派，影响深远，其中明代罗周彦《医宗粹言》首分元气为元阴、元阳，拓展和丰富了培元之治的内涵。而热既是疾病的症状，又是致病的因素，《素问·至真要大论·病机十九条》中有关火热为病者占 9 条；张仲景在《伤寒杂病论》中创立有急下存阴治疗热盛于内、灼损阴液一证；宋代钱乙著《小儿药证直诀》，认为小儿"稚阳未充，稚阴未长"，"血气未充，脏腑未坚"，"易虚易实，易寒易热"，化裁仲景方桂附八味丸为六味地黄丸，以适应小儿使用，首创小儿五脏辨证，而更强调小儿属"纯阳之体"，真阴未足，"阳常有余"，易从热化，治重清热；清代《临证指南医案》也认为："按襁褓小儿，体属纯阳，所患热病最多。"作为温病大病，叶天士从外感到内伤杂症均重清热养阴之治。

许豫和是清代新安儿科大家，小儿热病辨治尤有特色，反对滥用参芪姜桂温补，反对"温吹黍谷，火逼甘泉"，在《小儿诸热辨》一书中明确提出了"壮热无补法、泻邪以存元"的学术观点。许豫和认为，小儿属纯阳之体，生理上多呈现出以阳生为主导的态势。他在《小儿诸热辨》中说："初生有小热，不可服药。天之生人、生物，皆赖此火。无此火，何能生？更何能长？故初生曰赤子。此火一泻，生机败矣。"阳有余而阴不足，故病理上，"小儿之病，惟热为多。外而风寒暑湿燥火之乘，内而乳食生冷甘肥之滞，以及惊恐跌仆、麻痘丹疹，莫不由热而生"。小儿脏腑娇嫩，形气未充，抗邪能力不足，发病容易，六淫非独热邪，皆易从热化火，且传变迅速，易致邪气枭张而致壮热，甚者邪热入陷心包，或热极动血生风，治不及时易出现肝风内动、惊风瘛疭之危象。

"泻热存元说"就是针对小儿壮热实证而言的，其前提是"辨证的确"。热有虚实之分，治有补泻之宜，辨证不明则无从立法。许豫和虽师法钱乙，但不同意《小儿药证直诀》等诸多儿科专著给"壮热"所下的定义，其《小儿诸热辨》曰："书云：壮热者，一向热而不已。非也。热之甚者为壮，不甚者为温。温热亦有虚实。虚者，正气虚也，不能为壮。实者，邪气实也。""一向热而不已，有疳积之热，有阴虚之热。有当补脾，有当养阴，须分辨施治。"对"壮热""一向热"作了明确的辨分，对骨蒸、胎热等也另有详细的分析，认定"壮热"为发热高、热势甚的实证，唯有此证当泻。

小儿热症传变最速，以壮热实证居多，容易耗伤元气，治疗中当急速攻邪，以顾护元气。《小儿诸热辨》明确指出："壮热无补决，辨证之的，急泻以存元气便是补。"若以补药治火，徒抱薪救火，火势未灭，元气大伤。其具体治法："在表者汗之，体若燔炭，汗出而散是矣。在里者下之，急下存阴是矣。如谵言、汗、渴之有赖于白虎，斑、狂、失血之有赖于犀角地黄，皆刻不容缓者也。"

在辨证上，《小儿诸热辨》更强调，"凡遇火证，当先视邪在脏腑、经络、气分、血分，参以兼症辨之"。卫气营血辨证很适合于"泻热存元"的辨证运用，许豫和运用自如：热在气分，症见烦渴、喘息、汗大泄等，用白虎汤"泻火以保元气"，或加黄芩、山栀子等清气分之火；热在血分，症见或吐衄，或发斑，狂躁、午后热甚等，用生地黄、牡丹皮、羚羊角、犀角等清血分之火，以犀角地黄汤"泻火以保阴血"；邪在经络，导引按蹻徐徐摩按即可。若邪入脏腑，当详辨病位，相应地运用引经药物。儿科医圣钱乙首创小儿五脏辨证，以指导临床遣方用药，如心热用导赤散、肝热用泻青丸、脾热用泻黄散等。师法钱乙的许豫和，吸取其精华并加以灵活运用，以黄连泻心火，龙胆泻肝胆火，白芍泻脾火，石膏泻胃火，知母泻肾火，黄柏泻膀胱火，木通泻小肠火。黄芩泻肺火，栀子佐之；泻大肠火，黄连佐之。柴胡泻肝胆火，黄连佐之；泻三焦火，黄芩佐之。凡遇火症即可用苦寒之品，"不急泻火，则气血焦枯"，徒耗元气，于事无补。

"泻热存元说"强调"惟火甚者当泻，不泻则能作病"，但并非完全机械地依赖"泻"之一端，也要视元气伤害之程度适当加"存元"之举措。若元气损伤甚微，在自我调节范围内，待其自复即可；若元气损伤轻浅，可啜热粥一碗顾护元气；若元气大伤，以四君子汤健脾益气；至于久热阴烁之症，若不急以水济火，而用发散消导之药，徒耗伤元气。

祛邪安正，及时采用祛邪之法，避免损伤元气，是治病的重要法则。"泻热存元"的临床价值并不局限于小儿壮热一证，现代新安医家多有拓展运用。如王乐匋辨治温病多以之为要领，认为"温病之治，虽然忌汗，却又必须借汗使邪有出路，辛凉透邪之法足以适应"；其辨治湿温以化湿为关键，有"两个不必忌"之论：一是湿热相合证候苦寒之剂不必忌，二是湿邪常以小便为出路，淡渗一法亦不必忌。新安王氏医学认为，八法之中，"泻"指清泻、泻下，亦可指汗法、清法，于具体治法之中，发汗、清热、散寒、化湿、祛瘀、化痰、散结、逐痹、解毒均属此类；"元"指元气，"元阴""元阳"之义，"存元"者，温阳、养阴、益气、补血、填精等皆为此意。临床诸多疾病，本虚标实为多，譬如多数慢性病的恢复缓解期，以气虚、阴虚为本，湿阻、瘀血、痰浊等为标，治法之中、虚实补泻之际，当时时顾护正气，泻邪以存元。"新安王氏内科"创造性地将"泻热存元"切实转化为"泻邪存元"，拓展了适用范围，对于老年病、呼吸系统疾病、自身免疫性疾病、肿瘤等疾病的诊治都具有重要的指导意义。

5. 养阴清肺说

养阴清肺说是清代雍正、乾隆年间郑宏纲、郑枢扶、郑既均父子三人针对白喉病而提出的治法新说。

清代自乾隆年间起白喉多次大流行，病情瞬息万变，夭枉者不可胜数。"古无是病，亦无古法"，歙县郑氏喉科郑宏纲、郑枢扶父子亲眼见证了这些灾难，积累了大量的诊治经验。他们在继承家传喉科秘法基础上，提出了著名的"养阴清肺说"，倡阴亏之说，立养阴之法，创制养阴清肺汤，与吹喉药、三针法灵活施用，成功治愈了无数病人。郑氏父子在白喉、天花等重大疫病和其他咽喉感染性疾病等的防治上均有贡献，养阴清肺说扩大了多种阴虚肺燥病证的治疗思路。"古无是病，亦无古法"，历代文献虽有喉痹、阴阳毒、缠喉风、锁喉风、紧喉风等记载，当时也已有"咽喉诸病皆属于火""白喉一病伤燥者居多"的共识，但均未提及假膜（"白腐"），"时医罔察……每作实证治之"，"妄用表散寒凉者多"，"非辛温发散即苦寒降泻"，"而夭枉者，不可胜数"。郑宏纲继承家传而精于喉科，在乾隆四十年（1775）前后白喉初始流行即首次治疗成功，后又与其子郑枢扶、郑既均一起亲历了乾隆五十年（1785）第一次白喉大流行，积累了大量的诊治经验。在明清吴又可伏气学说、叶天士温病学说和喻昌火燥论的启发下，郑宏纲父子在《重楼玉钥》中首次提出白喉病名，并首次记载了这一烈性传染病的流行，郑枢扶又专著《咽喉辨证》《喉白阐微》，共同提出了著名的

"养阴清肺说"。

"养阴清肺说"是郑氏父子两代人长期实践的共同成果。郑宏纲认为，白喉一症，"属少阴一经，热邪伏其间，盗其肺经之母气"；郑扶枢进一步加以发挥，认为白喉由体质不足，肺肾阴虚，感受燥邪，肺津劫伤，热毒熏蒸于咽喉所致。《喉白阐微》专立有《肺受燥论》，并强调白喉并非单纯病在咽喉，可涉及脏腑，导致"虚里跳动""缠满肺系"的燥气重证。治疗上白喉忌表，咽喉诸症皆勿轻易使用表散，以免耗伤肺肾之阴，加重病情。《重楼玉钥》还列出"喉间起白所切忌药味"，如"麻黄（误用音哑，不可救）、桑白皮（肺已虚，不宜泻）、紫荆皮（破血，不可用）、防风（不可用）、杏仁（苦降，更不宜）、牛蒡子（能通十二经，不可用）、山豆根（不可用）、黄芩（过清凉）、射干（妄用即哑）、天花粉（不可用）、羌活（过发表，切不可用）、桔梗（肺虚不宜升）、荆芥（不可用）"等13味。

郑宏纲早期治疗白喉，主以生地黄为君药的紫正地黄汤减味方，减去紫荆皮、茜草，然亦有"白反蔓延呛喉"转为不治者；其子郑扶枢、郑既均继其衣钵，再改其法，"总以养阴清肺兼辛凉而散为主"，并于1794年前后优化方药而创制养阴清肺汤，所治"未尝误及一人，生者甚众"。《喉白阐微》又详细指出，凡喉白初起以导赤散加减治之，三四剂后如"质弱正虚，喉白脱而未净，或热未除，虚里跳动及大便未解，总用养阴清燥法，自渐痊矣"。

"养阴清肺说"对后世白喉和其他喉科疾病的辨治产生了深远影响，其后相继问世的《时疫白喉捷要》《喉科白腐要旨》等50余种白喉专著，多宗阴虚肺燥病机说和养阴清肺而忌表之治法，养阴清肺汤治疗白喉被奉为圭臬，直到新中国成立后实行白喉疫苗预防措施为止。1890年德国人贝林（Behring）发现白喉抗毒素并应用白喉抗毒素血清治愈白喉，且于1901年获首届诺贝尔生理或医学奖，而养阴清肺汤的发现要比其早1个世纪。从乾隆五十年（1785）白喉第一次大流行，清代先后发生了4次白喉大流行，"养阴清肺法"挽救了无数白喉病人的生命，为人类健康作出了重大贡献。

6. 燥湿为纲说

燥湿为纲说是清代嘉庆、道光、咸丰年间（1796—1861）婺源余国佩提出的以燥湿为纲统领病因、病机、诊治和方药的辨证新说。

晚清 19 世纪中叶，"燥火之病"流行，激发了婺源余国佩对燥湿二气重要性的理性思考。未末申初"燥金极旺"，他以禾苗易受旱涝影响、草木有汁则长青为喻，针对外感时疫燥邪为患，并由此及彼推论至内外各科病症的辨治，独树一帜地提出万病之源、"燥湿为本"说。

燥与湿均为六气之一。《黄帝内经》多处论及燥淫致病，然《素问·至真要大论》"病机十九条"却唯独缺失燥邪致病的条文，而在《黄帝内经》中湿气分别有"其象长夏"和"秋伤于湿"之论。金代医家刘河间《素问玄机原病式》增补了"诸涩枯涸，干劲皴揭，皆属于燥"一条，完善了《黄帝内经》六气病机的认识。明末清初医家喻嘉言著《医门法律·秋燥论》，以四时六气顺序为依据，径改《素问》"秋伤于湿"为"秋伤于燥"，并创有清燥救肺汤。清代医家黄元御著《四圣心源》，提出"医家识燥湿之消长，则仲景之堂奥可阶而升"，将燥湿之辨提高到纲领的地位。

余国佩寓居江苏泰县姜埝行医，而苏南江浙一带湿邪为病盛广，其时又"大运转于燥火"，未末申初"燥金极旺"，即 1847 年底至 1848 年初"燥火之病"流行，激发了他对燥湿二气病因学和辨证地位的理性思考。他在继承家传"已验再验"理法的基础上，汲取先辈温病、伤寒热病中燥气病机的认识，著《痘疹辨证》《医理》《婺源余先生医案》，独具特色地提出了"燥湿为纲"说。

其一，天地之气即阴阳之气，阴阳之气即燥湿之气，"天为乾金，其气本燥；地为坤土，其气多湿"，"虽有六气之名，不外燥湿二气所化"，而"人为万物中之一物，既同处天地气交之中，亦遂感其燥湿而为病"，人之受病独重燥湿二气，"如一岁之中偏干偏水，必伤而成欠年，未见多寒多暑而损岁也，人之感气受病亦然"。而且，一年之中阴阳寒暑往来之变化，也为燥湿二气所主。其二，六气之中，火就燥、水流湿，"燥湿为先天之本，水火为后天之用"，水火为燥湿所变；燥湿因寒暑而化，燥湿变化先于寒热，寒搏燥生、热烁燥成，寒滞湿凝、热蒸湿动；风善行数变而不定体，也是燥湿二气所动，六气皆可赅以燥湿。

《医理》自序中明确提出"外感独揭燥湿为纲"，且开篇第一论即为《六气独重燥湿论》。诊治痘疹更重燥邪发病。《风无定体论》指出："燥湿之气可寒可热，医者再能因燥湿之偏分其寒热之变，一任病情万状，总以燥湿为把柄，治之自无贻误。"《婺源余先生医案·燥症》指出："外感认得燥湿二气，其或兼寒兼热。治法燥邪治以润，湿邪治以燥，兼寒者温之，兼热者清之，治外感之证已无余意矣。"

不仅外感，内伤亦然，《医理·内伤大要论》曰："血虚生内燥，气虚生内湿，内燥则外燥凑之，内湿则外湿凑之，燥湿二气互相为病……湿病用益气，燥病用育阴，或与外感燥湿兼病者，即用前之外感燥湿诸法治之。"内伤如此，外科亦然，《外科燥湿分治论》曰"万病之源无非燥湿为本"，认为燥从天降，见症多在脐以上；湿由地升，见症多在脐以下。湿证多壅肿，易腐烂，多浊脓秽水；燥证多附骨，坚硬不变，难成脓，易成疽，溃后脓少，肌肉坚硬。如误认为燥证为阴疽为寒，投以辛热刚药，伤生者比比。其曾以润剂治发背、干枯无脓平塌者，有良效。

燥湿为纲重在辨治，诊断上余国佩尤精于燥湿证情之诊法，发明平仄二声、刚柔之脉辨别燥湿。《望闻问切论》曰"燥湿二病合平仄"，"凡湿病声必低平，燥病声必厉仄"，认为此法"最简最切"。《察脉神气论》则指出：所谓刚脉，"古人之所谓动、涩、紧、搏之脉也，按之坚硬弹指，尖滞括手之象，皆阴虚燥病之脉"；所谓柔脉，"古人所谓濡、软、滥、滑之脉，按之如绵绵湿泥，软柔之象，皆属气虚湿病"，堪称余氏独家心传。在刚柔二脉为大要的基础上，又用沉、浮、缓、数、大、小六者，察病之表里、虚实、进退，观神气之有无，验其生死，一改前人论脉繁杂的局面。

证辨燥湿，用药自当分润燥，余国佩由此还发明了开阖润燥的药性理论。《药味随运变更论》曰："《本草》一书，古人但言药之性味，未言体质之润燥，今明辨润燥之品，用以治燥湿之病。"凡药体润者多善治燥证，体燥者多善治湿证。认为岁运燥火则药味多变苦辛，湿重之年则药味多变平淡，临证用药亦当知其变，更要了解药性之开阖。苦辛、气湿、性升、味淡者和泻药多"开"，皆不利于燥证；酸咸、气凉、性降、味厚者和补药多"阖"，皆不利于湿证。

"燥湿为纲说"强调，燥湿二气不是一成不变的，可因气候变化和岁运变迁而变，随着寒热、水旱变化，燥湿为病之种类、药物之性味功用都会相应而变，辨证治疗及方药运用亦应相应而变。《婺源余先生医案》从燥湿着眼，主以滋阴润燥、淡渗利湿为治，充分体现了燥湿为纲的指导思想。

由于时运燥火"势若燎原"，故燥湿两纲又侧重于燥，认为燥病尤烈。《医理·燥气论》指出，燥病多从肺家见症，当用滑润之品；《婺源余先生医案》用药不过百余味，其中沙参出现频率高达86％。燥可致肿胀、泻痢、堕胎，他邪亦多可渐转成燥。其医案中又曰："凡痛极不可按者，皆属燥病，前人所未发明"，燥邪颈肿、霍乱转筋、暑热痉厥、产后痢、烂喉痧、顿咳、音哑、痹痛、腹痛、腹肿等皆从燥治。

内伤尤重养阴润燥，《医理·内伤大要论》曰："人之有液如草木之有汁、灯烛之有油，有油则灯烛长明而不熄，有汁则草木长青而不枯。古歌曰：欲作长明灯，须识添油法，故内伤治法，首重补阴。"燥证日久伤液已极之重证，则"非草木可以有功，必用血肉有情、肥甘有汁之品，方有所济。不可拘泥外邪未清，忌用荤腥，即所谓医贵圆通也"。

又如治"中风"，无论外感风寒湿痹还是肝风内动，前贤有"治风先治血，血行风自灭"，而余国佩将其改为"治风先养血，血充风自灭"，充分体现了"燥湿为纲"偏重于滋阴养血治燥的特点。

"燥湿为纲说"总以燥湿为挈要，以津液盈亏为着眼点，统领病因、辨证、立法、选方、遣药，突出燥湿在辨证中的重要价值，其立论传方无不异于古法，独具特色，确为"医家病家从来未见未闻"之说，可以说是新安医学辨证创说中，继叶天士卫气营血辨证之后的又一创举。今有学者提出将燥湿充实于八纲辨证中，即以表里、虚实、寒热、燥湿为八纲，阴阳为两纪，恢复八纲的双层次结构，值得期待。

7. 护阴化湿论

温病湿热相伴，要权衡湿与热孰轻孰重，处理好养阴与化湿问题，近现代新安医家程门雪和王乐匋尤有体会。

程门雪针对温病治疗，对于苦寒药的应用尤为讲究而慎重，认为如若用之不当，最易伤阴。他指出："苦寒药之山栀、黄芩、黄连，运用时是有区别的。初起有表邪，宜用山栀，往往与豆豉相配，因山栀有透达作用；第二步用黄芩，或认为不宜施用过早，以免有遏邪之弊，但亦不必过于拘泥，如温病一开始以口苦为主症即可用，再如葛根芩连汤中即用于表证未解，挟热下利之初期；至于黄连，对心烦、舌红、呕吐之症，尤为相宜。"程氏特别提到黄连阿胶汤中黄连的应用，强调其配伍精当，清余热与养阴血，两相兼顾。温病之后，余热未清，阴血未复，用黄连、黄芩以清热；用阿胶、白芍、鸡子黄以滋补阴血，确是良方。但其强调此方主药是阿胶而非黄连，养阴重于清热。

程门雪指出温病易挟湿，湿重（苔黄腻，或边尖红绛）时必须重用苦寒药。取其苦能化湿，寒能清热。如黄白腻苔，除用苦寒药外，应配合厚朴、橘红等燥湿之品。程氏强调，温病初始用苦寒药，以口苦为主症。症见口甜者，也可以用苦寒药，但须配合芳香温化寒湿之品。如其治一湿温之候，症见寒热咳嗽、口腻而甜、舌苔厚腻，辨证乃属湿热交阻三焦。遂以三仁汤合小柴胡汤、甘露消毒丹宣化三焦、分化湿邪，药后未效。后认定口腻而甜之证候，实是湿热交阻三焦，而兼以痰蕴脾胃、胆胃不和为主，故择用酸味药乌梅和芳开药佩兰，加入三仁汤及蒿芩清胆汤中，借以强木疏土，醒脾开胃，脾胃健运则湿痰自化；同时在方中重用黄连，黄连与乌梅相配，酸苦涌泄，加强了泄热之功，一举奏效。

王乐匋在研究吴鞠通里实用下法时，总结出以下四种情况出现时必须要兼护其阴：一是温病不大便，阴干液涸者；二是下后邪气复聚；三是病至阳明而神昏，不得徒持攻下一法；四是已下之后，针对里实用下法。他为此提出两点要义："一是阴液少而溺少，务在滋其液；二是苦寒之药要慎用，苦寒虽能泻火，却更劫其液。"此时方中多用甘寒之剂，亦有苦寒之品，须甘苦合化，如冬地三黄汤。当温邪深入下焦损及肝肾阴液时，当以咸寒之复脉汤为主，急复肝肾阴液。

吴鞠通在《温病条辨》中指出："湿温较诸温病，势虽缓而实重"；对于湿温的发病情况则提出"湿温一证，半阴半阳，其反复变迁，不可穷极"，"施治之法，万绪千端，无容一毫执着"，强调了湿温病的复杂及其证治在临床中的重要性，进而提出化湿法治疗湿温的总原则。王乐匋深谙吴氏论治湿温之旨，强调湿邪伤人，最易伤脾胃之阳，医者须对此有所识辨，方可达到预期的治疗效果。湿温之候，主要表现为中焦脾胃证候，很少出现上焦证，即使出现也比较短暂，故湿温病的治疗当于中焦求之，而芳香化湿、苦温燥湿、淡渗利湿等化湿法为湿温病临证中常用的治法。针对湿入中焦之热湿和寒湿的分类，提出因湿蒸热郁者为热湿，因湿盛而戕害阳气者为寒湿。他还指出湿热相合证候，苦寒之剂不必忌；而湿邪常以小便为出路，故淡渗一法亦不必忌，并强调这两点"不必忌"与温热病截然不同。

对于湿与少阴，王乐匋指出，因少阴属癸水，湿之质也是水，故湿邪易与肾水相合，而成水湿泛滥。故治少阴之湿，须扶肾阳，使火能生土；又因肾与膀胱相表里，故又须泄膀胱之水。对于湿与厥阴，王氏强调水能生木，若邪水太过，则正水反亏，木反不生，木无生气失其疏泄之性，故治厥阴之湿，恢复风木之本性为要旨，使其疏泄功能正常发挥。

王乐匋对王孟英基于清暑热、益津气法所创立的王氏清暑益气汤在临床应用中颇具心得。温病中如湿热时邪，若其人脉证俱虚，前人常取李东垣清暑益气汤，既清其暑，又益其气。王孟英认为，此方虽有清暑之名，而无清暑之实，实不足以解决临证中遇到的实际问题，故改用西洋参、石斛、麦冬、黄连、竹叶、荷梗、知母、甘草、粳米、西瓜翠衣等，既益其胃，又透其邪，此即王氏清暑益气汤。王乐匋总结王孟英用此法是寓调整气机升降之义于其中，为里热津伤者别立一治法，李东垣清暑益气汤和王孟英清暑益气汤的区别，即在于"暑热"和"暑湿"及素体因素的不同。

柳宝诒在《温热逢源》中指出，治疗伏温"当步步顾其阴液"。冬寒酝酿成温而化热，邪热燎原，最易灼伤阴液，致变证蜂起。阴液存亡是温热病尤其是伏气温病预后转归的关键，王乐匋尊崇此思想，并在临证中有深刻的体会和独到的见解。王氏举例柳氏医案虚损门中一病案：黄姓病患，曾患时邪，现已是邪少虚多阶段，因素体阴虚，邪即乘虚内陷，因阴气不充，其力不足以鼓邪外出。故在他人可一汗而解之病，在此病人身上，可能屡汗而热不解，甚至汗愈出阴愈伤，亦可由此延成损法。王氏总结了柳氏在本案里养阴一法的运用实旨，全在邪机将退之时，只要汗便两畅，使邪机外出有路，通达不滞，便可专意于养阴，"助阴气以托余邪"，不可畏其留邪，而致贻误。养阴之剂中，除性味酸涩收敛者必须避之外，余类多滑润，不致有留邪之弊。如伤寒中之复脉汤、黄连阿胶汤，温病中之三甲复脉汤、大小定风珠等大队滋补剂，正是用于邪机未尽之时，并无留邪之弊，其原因在于阴气一充，则化热之邪自能鼓之外达。

柳宝诒在《温热逢源》一书中指出，冬令受寒郁久而发者为温病，病初即里热炽盛，或为"外虽微有形寒，而里热炽甚"，故而主张泄热以除邪。论伏邪发病证治，柳氏运用黄芩汤加豆豉、元参方，其中黄芩汤为清泄里热之专剂，复加豆豉以宣发少阴伏邪，加元参以补养肾阴。此方且泄、且透、且补，熔清、透、养为一炉，充分体现了柳宝诒治疗伏气温病的独到经验。王乐匋对此治疗思想亦十分推崇，并提出了自己的临证体会。他指出，伏温内发，其人肾阳虚馁致邪机深伏是病变关键，因此而成半化半伏、欲达不达之证，临床最为棘手。就热而论，已有热扰厥阴之险，泄热亦刻不容缓，但内伏之邪又因肾阳虚馁而无由外达，造成了专用泄热之凉药则邪机愈滞，若用温化又如抱薪救火，故采用麻黄汁制豆豉、附子汁制生地黄，再配合凉肝息风之品，以托邪出表，清泄里热，每奏奇功。

学问必须自求真得，一分自求，一分真得；十分自求，十分真得。王乐匋为医治学，既"据经以洞悉病理"，更"验病而悟彻经义"，主张论病要从临床实际出发而裨于实用。他在研究历代医家学术观点的同时，把严谨的学风和学术功力结合在一起，达到了"自得"的境地，其深厚的理论造诣和独到的临证见解，在现代温病学术发展进程中，占据了重要的地位，作出了突出的贡献。

新安养阴清润治法源于朱丹溪养阴说，主要是在明清时期防治瘟疫的临床实践中应运而生的。明清时期传染病频繁发生，据统计，明代 276 年间发生温疫大流行 64 次，清代 266 年间发生了 74 次。在传染病的防治上，新安医家进行了长期艰苦的探索。譬如针对天花猖獗，仅论述痘疹防治的新安医著就有几十部，宁国、徽州、上饶一带也是种人痘预防天花开展最早的地区。

明代继孙一奎之后，16 世纪末歙县罗周彦再次拓展"固本培元"治法的范围，他超越元气属阳的定论，第一次将元气分为元阴、元阳，明确细分出先天和后天元阴、元阳 4 类，并创立了 4 首培补先后天元阴、元阳系列方，实质上是试图将朱丹溪养阴说纳入元气论之中。虽未完全被后世的固本培元派所接受，但其先天元阴不足治以补水益元汤、后天元阴不足治以滋阴益元汤之法，对后世新安养阴清润派的形成产生了一定的影响。

诊断上叶天士注重从舌象干湿润燥去测知津液之存亡，针对温病火热伤阴、消耗津液之情，认为"热邪不燥胃津，必耗肾液"，强调"治疫必重养阴"，存阴保津贯穿瘟疫治疗的始终，用药"忌刚用柔"，燥热伤阴之证多以"甘平或甘凉濡润之品"濡养胃阴；又"夏暑发自阳明，急以甘寒养津而急救胃阴"。保胃阴、存胃阴并不局限于外感，叶天士认为胃喜柔润，得阴自安，明确指出"胃为阳明之土，非阴柔不肯协和"，养胃生津更适用于"杂病虚劳"，从而系统地创立了养胃阴治法。

当然，叶天士的最大贡献还是开创性地提出了"卫气营血"辨治纲领，创立了有别于仲景伤寒学的独立的温病学体系，300多年来一直有效地指导着温病的临床诊治。

就在叶天士行医苏州扬名天下之时，新安医家吴澄有感于时医"治虚损者少，做虚损者多；死于病者寡，死于药者众"，潜心研究虚劳病证而卓然自立。他认为虚损之证又往往最易表现为脾胃后天虚损之象，脾胃虚弱则一切药饵措施不能尽效，主张健脾胃为治疗虚损之第一步；而虚损之人又多为阴火所灼，津液不足，筋脉皮骨皆无所养，而精神亦渐羸弱，百症丛生，此时若一味辛香温燥之品健补脾胃，势必更伤脾阴，于事无补。他在前代有关"脾阴"和"元阴元阳"说的启发下，提出脾虚当分阴阳、"虚损健脾勿忘脾阴"的观点，主张以芳香甘平之品培补中宫，而不燥其津液，由此系统地提出了辨治方案和理法方药，开创了治理脾阴的大法脉络，与叶天士"养胃阴说"相得益彰，一起弥补了李东垣脾胃学说的不足，使新安调理脾胃的治法达到了前所未有的高度。

吴澄又有积痰类损、积痰致损之说，认为痰证之本"本于先天之真阴真阳不足"，痰涎之治在于大补真元，要旨在于"察肾中之阴阳"，与罗周彦元阴不足之治有异曲同工之妙。

清乾隆、嘉庆年间（1736—1820），新安医家许豫和以善治儿科名震郡邑，尤专痘疹，所治病热者十居其八，认为治壮热"泻邪以存元即是补"，主清热为治。据《怡堂散记·曹振镛序》记载，许豫和在针砭时俗之误时明确指出："又有温吹黍谷，火逼甘泉，味只重于参芩，性独偏夫姜桂，遂使采薪之虑，几等积薪。本无求艾之劳，但知灼艾。苗先熯尽，树已烧空。三虫作心腹莫大之忧，二竖为膏肓不治之疾。炽乎火上炎而作甘烁矣，心内热而饮冰，纵力可回天，孰若调和于未熏蒸之始？"

水是生命之源，是包括人类和致病微生物在内的一切生命赖以生存、不可缺少的最重要的物质资源，一般成人含水量占体重的65％左右，人的生命一刻也离不开水。如何把握住"水"，既维护健康又防止和阻止微生物为非作歹，其中的微妙关系、把握其中的"度"大有讲究。显然无论外感内伤，养阴清润派都抓住了生命的要害所在。

从用药风格上来说，养阴清润派以"轻可去实"之法，用"清真灵动"之药，轻清透气，芳香开窍，甘寒生津，咸寒救液，取得了神奇灵验之效，并由此推广运用于内科杂病证治，以"轻清灵巧"为特色，故称"轻灵"派。尤以叶天士为典型代表，宗其用法用药的弟子门生又称"叶派"，"叶派轻灵"既具新安医学特色，又有吴中医学风格，成为江南中医辨证遣药的一大特色。

与固本培元派相对应，有处方平和、药力和缓、用药精简、用量轻巧的"平止轻简"派；与养阴清润派相对应，有处方用药质轻、灵动，药味少、剂量轻的"轻清灵巧"派。但这不是绝对的，治法与用药之间又互有交错，譬如吴师朗发明外损治法，所创22首得效方，包括了9首理脾阴方，喜用"忠厚平和"之品，治法上虽属养阴清润派，但用药却属"平正轻简"派。但两派都具有"四两拨千斤"、平淡之中见神奇的特点，用药风格上可统称为"平和轻巧"派。

四、杂证新说

1. 杂病准伤寒治法

杂病准伤寒治法是明代歙县程玠（1484年登进士）深入体悟《伤寒论》精髓、推演其治法而提出的伤寒新说。

东汉张仲景《伤寒杂病论》问世后流传不广，后经晋太医令王叔和编次、整理而有《伤寒论》，北宋《伤寒论》《金匮要略》先后由政府刊行，张仲景之书被一分为二，流传至今。但对《伤寒论》涉及病证范围，历代医家认识不一。一些医家认为《伤寒论》所论为广义伤寒，即《黄帝内经》所谓"今夫热病者，皆伤寒之类也"，《难经》所言"伤寒有五，有伤寒、有中风、有湿温、有热病、有温病，其所苦各不同"，诸家遂从张仲景全书入手，重新整理和编次伤寒热病原文，如宋朱肱《类证活人书》、许叔微《百证歌》、钱闻礼《伤寒百问歌》等，都将《金匮要略》中的阴阳毒、狐惑、百合诸病以及妇人伤寒、小儿伤寒等外感热病内容吸收进来，以还仲景伤寒涵括热病的全貌。但也有医家认为，"伤寒"即外感寒邪为病，宋陈无择《三因极一病证方论》强调"三因具备，各有其名"，认为"轻则为伤，重则为中"，"伤寒"即为感寒较轻者；刘河间《伤寒直格·伤寒总评》则指出，张仲景所谓"伤寒"是"外伤之寒邪"，但"六气皆可化火"，"六经皆为火热"，"热病只能作热治，不能从寒医"。如此说来，《伤寒论》仅为外感专著，六经辨证只适于外感病，极大地削弱了仲景学说的临床价值。

对此程玠不以为然，鲜明地提出"杂病准伤寒治法"的论断。程玠十分推崇仲景学术，在其所著《松崖医径》中，将"伤寒"置于卷首，对《伤寒论》诊疗思维和辨证论治作了精辟发挥。一是将伤寒六经辨证简化归类，如在三阳经诸证中，引入"标本""高下""深浅"之说，"太阳在标，可汗而解，麻黄汤是也；在本可渗而解，五苓散是也。阳明在标，可以解肌，葛根汤是也；在本可下而解，三承气汤是也"，"邪之伤经，有高下之不同，邪之传经，有深浅不一。高则桂枝汤，下则麻黄汤，浅则葛根汤、青龙汤，半深半浅则小柴胡汤，深则大柴胡汤、三承气汤"。二是在准确把握《伤寒论》精髓基础上，强调分清轻重缓急，灵活运用而不墨守成规，并认为伤寒诸证的辨证论治方法同样适用于杂病，明确提出"杂病准伤寒治法"，《松崖医径·伤寒集》指出："人病不止于伤寒，而特立伤寒一法，凡有病而治之，皆当准此为绳度也。"强调《伤寒论》辨证论治方法同样可以指导内伤杂病诊疗，进一步发挥了方有执的思想。

无独有偶，同时代的歙县方有执提出无论何病皆可以六经为纲的观点，其《伤寒论条辨·或问》云："六经岂独伤寒之一病为然哉，病病皆然也。"《引言》亦明确指出"(《伤寒论》)论病以明伤寒，非谓论伤寒一病"，强调了《伤寒论》六经辨证的普遍适用性。

程玠"杂病准伤寒治法"和方有执"六经病病皆然观"对后世产生了很大影响。清代同乡程应旄十分推崇程玠、方有执之学，在其《伤寒论后条辨》中大力推介"杂病准伤寒治法"，提出"六经以赅尽众病"和"教人合杂病上去辨"的认识。清代柯韵伯主张仲景之六经"非专为伤寒一症立法"，"伤寒杂病，治无二理"。现代陈亦人亦认同此论，认为："《伤寒论》虽无杂病之名，但是许多误治变证，实际上属于杂病。外感与杂病的最大区别是有没有表证，当表证已罢，邪已传里，则外感杂病并无多大差异，既可发生于外感病程中，也可出现于杂病中。论中许多方证，如苓桂术甘汤证、茯苓甘草汤证、五苓散证、小青龙汤证、黄连汤证、五泻心汤证、吴茱萸汤证、真武汤证、当归四逆汤证、白头翁汤证等，都是杂病中常见证候，而这些方剂以及其他大多数方剂，也都是治疗杂病的常用方，这是无可辩驳的事实。"

由此可见，学习《伤寒论》的精髓，不在于伤寒、杂病之分，而在于用《伤寒论》的方法进行辨证论治。古今医者运用经方治愈杂病的范例不胜枚举，实践证明，"杂病准伤寒治法"为运用《伤寒论》六经辨治杂病开辟新的道路。

2. 心肺同治说

心肺同治说是明代歙县程玠在《黄帝内经》"肝肾同治"及前贤"通治方"启发下提出的通治新说。

心肺关系的相关理论始见于《黄帝内经》。《素问·痿论》有"肺为心之盖"之论；《灵枢·经脉篇》论述了肺手太阴之脉与心手少阴之脉经络循行紧密相连的关系；《素问·金匮真言论》以心肺为阳中阴阳，心类火，肺类金，阐述了两者相互为用、相互制约的关系；《素问·平人气象论》言及呼吸脉动的规律；《灵枢·邪客》有"宗气贯心肺而行呼吸"之说，注意到肺之呼吸与心之行血的相互关系；《素问·标本病传论》《素问·咳论》均论及心肺病变相互影响。其后《难经》进一步从生理、病理角度认识心肺关系，《难经·四难》云"呼出心与肺"；《难经·十四难》提出心病从肺论治。汉唐医家多从证候论心肺关系，如唐孙思邈《备急千金要方》曰"心痛短气不足以息，刺手太阴"，体现出心病（心肺病变）从肺论治的思路。而宋元医家则多从气血关系论之，如朱丹溪《脉因证治》云："肺伤日久，必及于心。

盖心肺同居上焦，心主血脉；肺主气，朝百脉，辅心而行血脉。肺病血瘀，必损心气。"历代医家虽然对心肺生理、病理、治疗的相关性均有所涉及，却从未有论及"心肺同治"。明代程玠发前人所未发，在其《松崖医径》中首次明确提出"心肺亦当同归于一治"的治疗思想。

程玠非常重视"通治"法，《松崖医径·凡例》指出："古人方，固有为一病而设者，亦有数处用者，如四君子汤可以补气，可以调气，又可以降气，凡涉气证者皆可以用之。四物汤可以补血，可以调血，又可以止血，凡涉于血证者皆可以用之。"主张只要病机相同，一方可以多用。《松崖医径》五脏"证治之图"中，异病同方者每每常见，如十全大补汤一方记载使用达 24 次之多，心、肝、肺、脾、命门诸虚冷证治中，皆可应用。

在通治认识的基础上，程玠着眼于脏腑之间的相关性，从《黄帝内经》"肝肾同治"中触类引申，推演出"心肺亦当同归于一治"的新认识。《松崖医径·凡例》曰："前辈云肝肾可以同归于一治，愚谓心肺亦当同归于一治。有如八味丸之类，既可以补肾，又可以补肝；金花丸类既可以治心，亦可以治肺。"在"证治之图"中，八味丸既治肾部之"腰腿膝无力，阴囊湿痒"，又治肝部之"筋脉弱不能劳，视物不明"；金花丸既可以治疗"郁冒闷乱"之心火亢盛证，也可以治疗"热喘"之肺炽热证，还可以治疗"足下有火冲入小腹、昏冒"、"下焦蓄血，时下黑粪如水"等火热证；张元素门冬饮子既可治心部"血腥气，吐血、咳血、咯血"或嗽血、面赤，亦可治肺部"虚喘、气促"；助气丸既可治心部之"伏梁积"（前贤有以"伏梁"为心疾者，亦有认为是腹疾者），亦可治肺部之右胁积气等，体现了五脏通治、异病同方的治疗特色。肺主呼吸，肺循环为体循环呼浊纳新，肺病多瘀，生理病理上心肺功能均有密切相关性，无论外感内伤还是心血管疾病，都涉及气血循行，当以气血为纲，心肺同治。

脏腑同治的理论依据是脏腑之间生理和病理上的相关性及方药的多效性。传统中医多论及肝肾同治、脾胃同治、肝胆同治，程玠率先提出"心肺亦当同归于一治"，为后世"心肺同病""心肺同治"的研究提供了新的思路。此外，程玠对"通治"的早期认识，对后世医家多有启发，如清初张璐《张氏医通》、陈士铎《石室秘录》皆列有"通治方""同治法"等专篇、专节论述，"通治"思想逐渐发展成熟。

3. 久病入络论

久病入络论是叶天士明确提出，并由此针对不同病情确立了多种治法的络病新说。

"络脉"概念始自《黄帝内经》，《灵枢·脉度》载有经脉、络脉、孙脉之别，《素问·经络论》将络脉分为阴络和阳络两类，《灵枢·痈疽》指出络脉具有灌注、输布全身血气的生理功能。"久病入络"之说亦萌芽于《黄帝内经》，《素问·缪刺论》曰："今邪客于皮毛，入舍于孙络，留而不去，闭塞不通，不得入于经，流溢大络，而生奇病也。"论述了久病入络的原因，提示病邪可通过络脉而达全身，继生百病。《灵枢·终始》曰："久病者，邪气入深。刺此病者，深内而久留之，间日而复刺之，必先调其左右，去其血脉，刺道毕矣。"《素问·调经论》曰："病在血，调之络。"《灵枢·寿夭刚柔》曰："久痹不去身者，视其血络，尽出其血。"久病，《黄帝内经》多从络脉论治。进而张仲景在《金匮要略》中论述了肝着、黄疸、水肿、痹证、虚劳等"络脉瘀阻"相关病证，并创制辛润通络之旋覆花汤、辛温通络之大黄䗪虫丸、虫类通络之鳖甲煎丸等。此后《诸病源候论》《备急千金要方》《外台秘要》《景岳全书》等著述，从胸痹、心痛、中风等病证出发，讨论络病病机、治法，但都未明确说明。

叶天士认为，初病之期多伤气分，病初在经是气分病，久病由气入血，由血入络，络脉不通，血行不畅，与客邪相搏，渐成沉疴痼疾，形成"络病"，临床常见疼痛、瘀滞、痰阻等症状。他在前人基础上多有发挥，《临证指南医案》中多次提及"初病在经，久病入络，以经主气，络主血"，"初为气结在经，久则血伤入络"，"大凡经主气，络主血，久病血瘀"，"病久痛久入血络"，"百日久恙，血络必伤"，"经年宿病，病必在络"，临床上，从络脉角度治疗病证，系统展示了多种病证的发展趋势、临床特征以及治疗方法。

叶天士从络治法可概括如下。

①辛润宣通法：针对"久病入络"之血络，瘀痹之发黄，"瘀血在络"之便血，"病入血络"之胁肋痛、脘痛，"伤及肝脾"之腹痛，"久痛在络，阴阳两伤"之癥瘕，主张"不投燥热敛湿呆补"，"药不宜刚"，"勿投燥热劫

液"，注重育阴保津，通过辛咸柔润之品，以达"辛润宣通"之功。用药上多选用旋覆花、新绛（新采茜草或茜草染绯帛）、清葱管、韭白汁、柏子仁、杏仁、胡麻等，濡养络脉，宣通瘀滞。

②辛香开通法：针对"痛甚于下，浊结有形"之癥瘕，"病在络脉"之脾厥心痛，"寒入络脉"之胸胁痛，"瘀血积于胃络"之胃痛，认为"病在脉络，为之辛香以开通"，"浊结有形，非辛香无以入络"。药用芳香辛温之桂枝、香附、橘核、川楝核、橘红、郁金等，配以活血通络之品如当归、桃仁等，辛香苦温，辛香流气，芳香走窜，开通络瘀。

③清络宣通法：针对"气分热邪逆传入营，逼心包络中""抽搐动风者""阳气怫逆，阻其灵窍"之痫者，阳气燔灼少阳络脉而咳血、咯血者，"热邪郁阻心包络"之心窍蒙闭者，以咸寒之品清络脉邪热，用芳香之品透散络中之邪。多用犀角、生地黄、玄参、牡丹皮、连翘、郁金、丹参、桃红，配以麝香、冰片、田七、天竺黄、石菖蒲等芳香之品，清透邪热，开窍醒神。

④搜络化瘀法：针对络脉凝滞之诸痛、积聚、癥瘕、疟母、痹症等顽疾，利用虫类药"灵动迅速"之性，"追拔沉混气血之邪"。药用地龙、全蝎、穿山甲、蜂房、蜈蚣、白花蛇舌草等，并配伍当归尾、川芎、五灵脂、桃仁等活血化瘀之品，意在"血无凝著，气可宣通"，攻不伤正，以达到润以濡其干、虫以动其瘀、通以祛其闭的目的。

⑤涤痰通络法：针对络为痰阻之证而现麻痹、舌歪、言謇者而设。《外感温热篇》有言："平素心虚有痰，外邪一陷，里络就闭。"药用半夏、竹沥、姜汁、胆南星、枳实、石菖蒲、茯苓、陈皮、瓜蒌、贝母等味，涤痰通络。

⑥补络法：针对"下焦空虚，脉络不宣"之腰髀痛，"阴阳脉衰"之肩不举而痛，"脉芤，汗出，失血"所致之背痛，"脉细色夺，肝肾虚"而腰痛，"络虚，色脉衰夺"等证，选用鹿角、人参、白术、当归、黄芪、杜仲、核桃、羊肾、枸杞、牛膝、桂枝等补益气血，气血充足则络脉通达，诸症自除。

此外，由于久病入络，病势深重，痼结难解，如见诸痛痹、积聚、癥瘕、疟母、中风、咳血诸证，叶氏提出"久病当以缓攻"，"缓图为宜"，"勿事速达"，以调治络病。常以峻猛之药入丸、膏剂，缓图其效，攻邪而不伤正气。

叶天士创用多种治络方法，理论与实践相结合，辨证周详，取法圆活，用药灵变，开拓了新思路、新治法，形成了较为完整的治疗体系。久病入络说发前人未发之旨，既是对临床经验的总结，同时也奠定了络病学说的理论基础。诚如华玉堂在《临证指南医案·诸痛》按语中所言："然其独得之奇，尤在乎治络法。盖久痛必入于络，络中气血，虚实寒热，稍有留邪，皆能致痛，此乃古人所未及详言，而先生独能剖析明辨者，以垂训后人，真不愧为一代名医矣。"

4. 外损致虚说

外损致虚说是清代康熙、乾隆年间（1662—1795）歙县吴澄针对虚损病因和证治提出的新说。

就在叶天士行医苏州扬名天下之时，新安医家吴澄有感于时医"治虚损者少，做虚损者多；死于病者寡，死于药者众"，潜心研究虚劳病证而卓然自立。

《黄帝内经》已有"精气夺则虚""阳虚则外寒、阴虚则内热"等论述；《难经》有"五损"等证情治法，张仲景《金匮要略》首先提出虚劳病名，隋代巢元方《诸病源候论》论述有五劳、六极和七伤，金元李东垣倡脾胃内伤说，明代张介宾强调真阴真阳虚损，但直到清代康熙、乾隆时期尚无六淫外邪致虚的探讨。

吴澄致力于虚损证的研究，著虚劳专著《不居集》，上集 30 卷，将古人论治虚损之精要而归纳为九法，下集在李东垣内伤说的启发下，从六淫外邪致虚入手，以 20 卷之篇幅发明外感内伤的外损论治法，补前贤之未逮，而与诸家九法合归为"虚损十法"。

吴澄认为"虚损一症，不独内伤，而外感者亦有之矣"，拘泥于内伤和久虚成损，专用滋阴降火，难免会虚其所虚，损其所损。六淫、痰积、食郁、失血、酒伤、外虫等外因长期侵袭，"缠绵日久，渐及内伤，变成外损"。外感之后成损与否，因人而异，取决于体质之强弱，有"即病而无阳"（一病即倒）者，有"循而变外损者"（逐渐外感致损）。或素体虚弱，外感即病，又妄用汗吐；或真元不足，感受非时之气即病，又加清下攻消，重伤元气；或时行疫疠，治不得法；或外感风寒，初时病轻有延误，后则误用滋补而留邪；或起居不慎，饮食不节，房事过度，皆可成似损非损之外损证。

吴澄指出，"外损"当与传统意义上的虚损相区别，"频感外邪，消耗气血"，耗伤正气，实为外损之关键。"外损"外感之症与虚损之象并存，虚实互见，病程缠绵，与单纯外感"吉凶只在旬日之间"迥然有异，还要注意与内伤虚劳、外感寒热等类似之证相区别。古人多论及内伤虚损，而少及外感之后之虚损，是时医误判误治的重要原因之一。

"外损"为邪未尽而虚劳已成，虚实夹杂之间，治疗上应分清邪正孰多孰少。针对时医非攻即补、非补即攻、或攻或补、蛮攻蛮补、攻补失宜之弊，吴澄发明了"解托""补托"二法，创立了13首治"外损"方剂。

感受外邪后素体不足而不任疏散者，宜用"解托"之法，以和解达邪为主，同时注意"回护元气"。解托方有柴陈解托汤、和中解托汤、清里解托汤、葛根解托汤、柴芩解托汤、升柴拔陷汤等6首，均以柴胡、葛根为主药。《不居集》认为，"解托之妙，妙在葛根……辛而能润"，"妙于横行托里"，而柴胡"妙在升举拔陷"，两者合用，一提一托，可使外邪迅速达表而解。

正虚邪陷不能托邪外出者，宜用"补托"，以扶正达邪为要旨，佐以祛邪。其中"未病之前，已有一内伤虚损底子，及其即病，名曰外感，其实内伤；既曰内伤，又实外感"，尤宜补托。补托方有益营内托散、助卫内托散、双补内托散、宁志内托散、补真内托散、宁神内托散、理劳内托散等7首，常用当归，认为当归是虚人外感要药；兼用葛根、柴胡，则"补者自补，托者自托，而散者自散"。

《不居集》还指出，平日保养、病后调理，可免外损致虚，并载有"病有十失""病中十则""病家十要"，着重强调了"治未病"的重要性。

虚劳大家吴澄发明"外损致虚说"，创解托、补托二法，羽翼李东垣内伤学说，自成一家之言，完善了虚损证治理论，扩大了虚损病因学和治疗学的研究范畴，充实了虚劳发热论治的认识，对慢性虚损性病证的论治具有重要的指导意义。

五、立法垂范

新安医家不仅致力于知识的拓展，更注重知识的系统整理、总结提炼、归纳分类，从而走在了时代的前列。如诊断有程国彭的"八字辨证法"，汪宏的望诊"相气十法"；治疗有清代吴澄的"虚损十法"，程国彭的"医门八法""外科十法"；中药有陈嘉谟的"炮制三法"等，这些"法"一经发明，后世即奉为圭臬，现代均被编入中医学各门教材之中，成为当下中医学的重要内容和组成部分。其实无论八法十法，也无论是方药解说，新安医学归纳总结的知识，追溯其源，前人基本上都已有些零散的论述，基本意思是相同的，但以概念术语的明晰程度和有力程度而言，以知识分类的严谨性和完整性而论，新安医家的整理不知要强出多少倍。往往一个复杂的命题经新安医家之手，就变得简明易懂，推向极致，原本纷杂零乱的知识经新安医家之手，就变得清晰明确、严密完善、鲜明突出，影响之大，反响之烈，绝无仅有。其博学约取、驾驭知识的能力，其提炼概括、抽取精髓的功夫，可谓出神入化。

1. 炮制三法

以有限的篇幅对中医药知识进行严谨系统的理性总结，以明代陈嘉谟《本草蒙筌》和清代程钟龄《医学心悟》最为显著。《本草蒙筌》之总论"举大要而发明大意"，仅 9000 余言，产地、采集、鉴别、炮制、药性、配伍、禁忌、剂量、用法、煎服等，中药学方方面面的知识阐明无遗。尤其总论中"制造资水火"论，对炮制理论作了系统的归类总结，第一次明确提出了"凡药制造，贵在适中，不及则功效难求，太过则气味反失"的炮制原则；对炮制方法作了概括性归纳，提出了火制、水制、水火共制的分类方法；精炼地总结了酒制、姜制等加入辅料炮制所起的作用。

尤其在中药炮制上，集前人成果之大成，作了系统完整的理论概括，为后世选择药物的炮制方法、制定炮制工艺提供了理论依据，直到现代也仍以之作为中药炮制的依据和准绳。《中华人民共和国药典》1963 年版"药材炮制通则"和现今《中药学》教材依然延用"炮制三法"。

制造资水火论是陈嘉谟在系统总结前人基础上创造性发挥而提出的中药炮制理论。

中药炮制的记载始于战国，《黄帝内经》中治疗"目不瞑"的秫米半夏汤就有"治半夏"的记录。汉代炮制方法已非常繁多，蒸、炒、炙、锻、炮、炼、煮沸、火熬、烧、斩断、研、锉、捣膏、酒洗、酒煎、酒煮、水浸、汤洗、刮皮、去核、去翅足、去毛等，不一而足。《神农本草经》指出："有毒无毒，阴干暴干，采造时月，生熟，土地所出，真伪陈新，并各有法……若有毒宜制，可用相畏相杀，不尔勿合用也。"南北朝刘宋时代，我国第一部炮制专著《雷公炮炙论》问世，中药炮制系统理论开始建立。至明代，中药炮制得到全面发展，其中祁门陈嘉谟著《本草蒙筌》，其"制造资水火"一节对炮制理论作了系统的归类总结，从中药炮制的原则、分类、辅料等诸多方面进行阐发，功不可没。

其一，第一次确立了炮制原则。"凡药制造贵在适中，不及则功效难求，太过则气味反失"，从时间的控制到火候的掌握，从辅料的选择到料量的确定，一直为后世所遵奉效法，奉若神明。在火候这一炮制核心学术上，陈氏借鉴当地烹调用火手段，首倡"紧火"（持续猛烈之明火）的运用。许多药物提出了具体的要求，如蝉蜕、苍耳子、橘络、马兜铃等炒黄，使君子慢火微煨去壳，蚕蛾微火炒黄，白芷炒黑，蝉蜕、夜明砂、鳖头、人中白、莲房、荔枝核烧灰存性等，沿用至今。

其二，第一次系统归纳分类炮制方法。"火制四：有煅、有炮、有炙、有炒之不同；水制三：或渍、或泡、或洗之弗等；水火共制造者，若蒸、若煮而有二焉。余外制虽多端，总不离此二者。"三类九种，简明扼要。

其三，第一次全面总结辅料炮制的作用。"酒制升提，姜制发散。入盐走肾脏，仍使软坚；用醋注肝经，且资住痛。童便制，除劣性降下；米泔制，去燥性和中。乳制滋润回枯，助生阴血；蜜制甘缓难化，增益元阳。陈壁土制，窃真气骤补中焦；麦麸皮制，抑酷性勿伤上膈。乌豆汤，甘草汤渍曝并解毒致令平和；羊酥油、猪脂油涂烧，咸渗骨容易脆断。有剜去瓤免胀，有抽去心除烦。"系统精炼地阐述了中药经辅料制后，在性味、功效主治、作用趋势、归经和毒副作用等方面所发生的变化，以最大限度地发挥药物的疗效。

其四，引申出"以药制药"的炮制观念。如甘草制远志、黑豆汁制首乌、灶心土制白术、姜制半夏、吴茱萸制黄连等，系根据中药配伍理论从辅料炮制中引申出来。

"制造资水火"论文字不多，简炼精辟，系统完整，为后世选择炮制方法、制定生产工艺、开发中药新制剂提供了理论依据，至今仍是中药炮制的依据和准绳，也奠定了陈嘉谟在本草炮制学上的学术地位。

2. 八字辨证

八字辨证是程国彭提出的用来分析归类病情的辨证总要和纲领。

《黄帝内经》中已引入阴阳、虚实、寒热、内外、表里等概念，内含"八字"但未涉及辨证纲领；张仲景三阴三阳六经辨证，"八字"也有所应用；《中藏经》脏腑辨证突出"寒、热、虚、实、生、死、顺、逆"八字。宋代治伤寒有朱肱之识阴阳二证、许叔微之论表里虚实四字，临证有寇宗奭审辨虚实、冷热、邪正、内外之"八要"。明代楼英《医学纲目》明确提出："阴阳、表里、寒热、虚实者，皆诊病之大纲。"然未作系统阐述。陶节庵《伤寒六书》则以此八字辨审伤寒热病。王执中著《东垣先生伤寒正脉》专列有此"治病八字"篇。徐春甫《古今医统大全·伤寒门》进而强调"表、里、虚、实、阴、阳、寒、热八字，为伤寒之纲领"。吴正伦《脉症治方》把《伤寒论》的病理概括为"表、里、寒、热、虚、实、阴、阳"八字。张介宾《景岳全书》有阴阳为"医道之纲领"和表里、寒热、虚寒"六变"为"医中之关键"论，后世称之为"二纲六要"。程国彭兼采众说，融会贯通，吸收张介宾"二纲六变"，著《医学心悟》，专设《寒热虚实表里阴阳辨》一节，明确指出："病有总要，寒、热、虚、实、表、里、阴、阳而已"；其《医有彻始彻终之理》进一步阐述说，内伤、外感与不内外伤，三因变症百端，不过此八字尽之；其《伤寒主治四字论》亦说，"其表里寒热，变化莫测，而总不出此八言以为纲领"，从而发明八字辨证说。

《医学心悟》论病之情总以"八字"统之，其《寒热虚实表里阴阳辨》指出，辨寒热，全在口渴、饮食、神情、手足、小便、大便、脉象等七点，无论外感内伤均"可应无穷之变"；辨虚实，全在汗液、胸腹、疼痛、新久、禀赋、脉象等六辨，实乃外感内伤"变而不变"之法；辨表里，要详审寒热、头痛、腹痛、鼻塞、口燥、舌苔、脉象，"执简以驭繁"；别阴阳，既可统领表里、寒热、虚实，又包括真阴、真阳之虚。证情夹杂，须详审病机转化；证候疑似，要善于明辨真假。其《入门看证诀》还传授了"八字辨证"

的具体方法和程序：第一步通过口鼻辨外感、内伤；第二步通过动静观表里；第三步通过姿态分寒热；第四步得其阴阳之大概。"四步"诊断连续渐进，结合脉症辨清证候"八字"属性。《医学心悟》同时指出，外感、内伤"八字辨证"的要点有所不同，外感关键在辨别表里、寒热，内伤杂病则强调"虚实寒热"。八字辨证说提纲挈领而又面面俱到，辨析明白流畅，极易临床应用。

《医学心悟》被后世医家奉为中医入门的教科书，其传世 10 年即受到新安太医吴谦的追捧，《医宗金鉴·凡例》即以此八者为心法，"八字辨证说"也随着这部皇家御典的颁行而得以推广。及至 20 世纪 40 年代末，近代医家祝味菊总结"八字"而首次改称"八纲"；50 年代后，各类中医书籍开始正式采用"八纲"提法，各版《中医诊断学》教材均设"八纲"专篇，明确指出"八纲"是分析疾病共性的辨证方法，是各种辨证的总纲，适用于临床各科的辨证，也是临证治法、处方、用药的总则，有执简驭繁、提纲挈领的作用。现代任一辨证方法也都离不开"八字"的辨析，六经辨证、卫气营血辨证、三焦辨证、气血津液辨证和脏腑辨证均蕴涵"八字"于其中。今有学者提出应恢复阴阳为总纲的双层次结构，但阴阳也有真阴真阳之具体所指和辨析，与其他六纲既有层次之分又有平行关系，故此议是否符合临床实际，还有待验证。

3. 医门八法

医门八法是程国彭综合归纳出来的中医治法体系。

上古有法无方，《黄帝内经》载有"寒者热之，热者寒之""实则泻之，虚则补之"等诸多治法，《神农本草经》将治法与药物联系起来，使治法有了可操作性。《伤寒论》明确了汗、吐、下、温等治法，且有法有方，397 法，113 方。其后诸家纷纷创说新法，但方与法多相混称，且繁简不一。北齐徐之才《药对》、唐代陈藏器《本草拾遗》按药物功效创分"十剂"；金元张子和《儒门事亲》详论"十剂"，而又立吐、汗、下三法，且言其三法赅众法；又有托名刘完素之 18 方；明代徐春甫《医学捷径六书》立有 24 法（方）；张介宾《景岳全书》以"八略"立法，列补、和、攻、散、寒、热、固、因"八阵"；清代汪昂《医方集解》"以法统方"，列方剂 21 类；陈士铎

《古室秘录》更发挥出 128 法。方法虽众，然繁简不一，且时医各执偏见，各用一二法，庸家更视吐、下为畏途，多有终至无法回天、无术回春者。程国彭有感于此，乃著《医学心悟》，发明"医门八法说"。

《医学心悟》首卷专设《医门八法》一节，开篇即言："论病之原，以内伤外感四字括之。论病之情，则以寒、热、虚、实、表、里、阴、阳八字统之。而论治病之方，则又汗、和、下、消、吐、清、温、补八法尽之。"其中"八字"即"八纲"，作为"病之总要"，辨证"总不出此八言以为纲领"。辨病先辨外感、内伤，次以"八字"辨证，灵活运用"八法"，即可应变无穷。

各卷各分论中分述了"八法"的具体运用：

（1）风寒客表，法当汗之，然气虚、阴虚、伤食发热等非风寒表证均不可汗之，应把握汗法宜忌，兼证又当灵活变通，不必尽剂，不可过汗。

（2）半表半里，唯有和法，其关键要辨清寒热之多寡、体质之虚实、脏腑之燥湿和邪气之兼并等情况，清而和、温而和、消而和、补而和、燥而和、润而和、表而和、攻而和，变化无穷。

（3）病邪在里，下之而已，要知病之深浅、缓急，认清可下、不可下之情，"正虚邪盛，最难措手"，当"委曲疏通"，或清或润，或先补后攻、暂攻随补、攻补并行，燥结、痞满、结胸、蓄血等应注意轻重，辨证应用。

（4）去其壅滞，当用消法，一须审清气血、积食、停痰、蓄水等病原而用；二须辨清虚实，虚证不可用；三则莫失时机，防止迁延难为；四则积聚、癥瘕要在"初中末三法"互相为用，初可先消后和，中从攻补并行，肿消其半则调补气血；五须辨清在脏在腑之部位与皮、肉、筋、骨之深浅，勿伤正气。

（5）邪阻胸咽，当用吐法，但须查其人之虚实性情，因人而吐，并总结出"因证用药，随药取吐，不吐之吐"的变通法，以治危疑之症。

（6）脏腑有热，当用清法，一须详查虚实、真假，虚热、假热不可妄用；二则外感、内伤清法有别，风寒、暑热、湿热、燥热、伤食、实热等，可分别予以散、补、利、下、润、消而清之，气虚、血虚及七情郁结则当配合补气、滋血、解郁；三是因人、因证而清，壮实之人、大热之证药量当重，体虚病后、微热之证则少少与之。

（7）寒邪侵袭，必用温法，但伤寒入里、真热假寒、火郁恶寒、湿热肤冷、中暑虚汗等皆所不宜；温要得法，冬令伤寒、痰壅、冷食、寒凝、体虚，应分别温、开、消、下、补而温之；温要"量其人""量其证""量其时"，阳虚之人、寒重之证、隆冬之季温剂宜重，火旺之人、寒轻之证、盛夏之时温剂宜轻，切勿太过或不及。

（8）虚者补之，当补不补贻误病机，补当分气血、寒热、五脏，当知开合、缓急，当明脾肾根本。气虚四君子汤为祖方，血虚四物汤为祖方；血热宜补血行血以清之，血寒宜温经养血以和之；补正必兼泻邪，有开有合，补散、消补、攻补、温补、清补并行；"极虚之人，垂危之病"必得大剂峻补，余邪虚体则宜和平缓剂；五脏之补有正补和五行相生补法之不同；补肾固先天真阴真阳之本，粥浆入胃补脾则固后天之本。

《医门八法》每论一法，均以《黄帝内经》治法为理论渊薮，旁征博引先贤诸论。其"论汗法""论和法""论温法"各法多引用张仲景治法而为立论依据，并发挥了金元四大医家刘完素、张从正、李杲、朱丹溪等的治法理论，其补法还吸收了明代张介宾、李士材等肾命学说和先天后天之论。

《医门八法》融汇百家，会通微意，条分缕析，逐层阐发，繁简得宜，全面系统，涵盖了治法体系中的多个层次，构建了中医治法的新模式，一经发明后世即奉为圭臬，成为中医临证立法的主要依据。今人虽在其基础上加以补充，将理气、活血、化痰、祛瘀、除湿、利水等具体治法融会于八法之中，使治法更符合临床实际，但仍不出"八法"规矩。正如《医门八法》所说："盖一法之中，八法备焉。八法之中，百法备焉。病变虽多，而法归于一。"

4. 相气十法

相气十法是汪宏在《黄帝内经》望诊气色理论基础上发挥、升华而提出的望诊气色纲领新说。

望诊气色理论源自《黄帝内经》。《素问·五脏生成》曰："五色微诊，可以目察。能合色脉，可以万全。"《素问·举痛论》曰："五脏六腑固尽有部，视其五色，黄赤为热，白为寒，青黑为痛。"指出五色望诊的重要意义与基本规律。由于五色主要偏指色调，而"气"作为光泽度、明亮度及饱和度的反映，在望色诊中更具价值。《素问·脉要精微论》载："夫精明五色者，气之华也。赤欲如白裹朱，不欲如赭；白欲如鹅羽，不欲如盐；青欲如苍璧之泽，不欲如蓝；黄欲如罗裹雄黄，不欲如黄土；黑欲如重漆色，不欲如地苍。"提示通过气色之善恶判断脏腑精气的盈衰变化。又《灵枢·五色》云："审察泽夭，谓之良工。沉浊为内，浮泽为外。黄赤为风，青黑为痛，白为寒，黄而膏润为脓，赤甚者为血，痛甚为挛，寒甚为皮不仁。五色各见其部，察其浮沉，以知深浅；察其泽夭，以观成败；察其散抟，以知远近；视色上下，以知病处；积神于心，以知往今。故相气不微，不知是非，属意勿去，乃知新故。"提出依据气色的浮沉、泽夭、散抟、上下来确定病情。

后世医家对望"气"之明暗变化多有重视，对"色"之有神无神多有发挥，但对浮沉、泽夭、散抟、上下等在望诊中的运用少有研究。如清代林之翰著《四诊抉微》，作为清以前四诊成就总结性专著，对"浮沉、泽夭、散抟、上下"等内容仅为简单的罗列；而乾隆年间太医院教科书《医宗金鉴》"四诊心法要诀"对于"浮沉、泽夭、散抟、上下"部分，仅做简要解释，"沉浊晦暗，内久而重。浮泽而明，外新而轻。其病不甚，半泽半明。云散易治，抟聚难攻。"汪宏主张望诊为四诊之首，著《望诊遵经》（1875），于"气色"着墨甚多，并在《灵枢·五色》"相气"基础上，创新性地提出"相气十法"说。

《望诊遵经·相气十法提纲》曰："大凡望诊，先分部位，后观气色，欲识五色之精微，当知十法之纲领，十法者，浮、沉、清、浊、微、甚、散、抟、泽、夭是也。何谓浮沉？色显于皮肤间者，谓之浮；隐于皮肤内者，谓之沉。浮者病在表，沉者病在里。初浮而后沉者，病自表而之里；初沉而后浮者，病自里而之表。此以浮沉分表里也。何谓清浊？清者清明，其色舒也；浊者浊暗，其色惨也。清者病在阳，浊者病在阴。自清而浊，阳病入阴；自浊而清，阴病转阳。此以清浊分阴阳也。何谓微甚？色浅淡者谓之微，色深浓者谓之甚。微者正气虚，甚者邪气实。自微而甚，则先虚而后实；自甚而微，则先实而后虚。此以微甚分虚实也。何谓散抟？散者疏离，其色开也；抟者壅滞，其色闭也。散者病近将解，抟者病久渐聚。先抟而后散者，病虽久而将解；先散而后抟者，病虽近而渐聚。此以散抟分久近也。何谓泽夭？气色滋润谓之泽，气色枯槁谓之夭。泽者主生，夭者主死。将夭而渐泽者，精神复盛；先泽而渐夭者，血气益衰。此以泽夭分成败也。"《望法阴阳总纲》条又曰："以十法分言之，浮清甚散泽为阳，沉浊微抟夭为阴。于是乎气色兼见，部位互考，则阴阳相错，阴中有阳，阳中有阴，此阴阳之总纲也。"明确了"相气十法"的内容及其临床意义。

汪宏推崇将"相气"与"望色"相参，以诊断病情。《相气十法提纲》条曰："盖十法者，辨其色之气也；五色者，辨其气之色也。气者色之变，色者气之常。气因色而其理始明，色因气而其义乃着。气也，色也，分言之则精微之道显，合观之则病症之变彰。"《五色十法合参》条详细阐发：参浮沉，可知病之表里；参清浊，可知其病之阴阳、脏腑；参微甚，可知病之虚实；参散抟，可知病之远近、轻重；参泽夭，可知病之成败、吉凶。并以"赤"色为例，进一步说明："如色赤者，热也。赤而微者，虚热也。赤而甚者，实热也。微赤而浮者，虚热在表也。微赤而沉者，虚热在里也。甚赤而浮者，实热在表也。甚赤而沉者，实热在里也。"《推广望色大意》条亦云："可因其赤色之微甚，而知其热之轻重；因其赤色之浮沉，而知其热之进退；因其赤色之散抟，而知其病之聚散；因其赤色之泽夭，而知其症之成败。"理论与实践结合，阐发气色互参之理。

汪宏还指出，气色还必须与声音、脉象、病症等合参，诊断才能更加准确。如《五色十法合参》条所言："病情深奥，望法精微，间有隐于此而显于彼者，其病盖又有遁情焉，故必参伍于脉症，错综于声音，察之至精，问之至确，然后决其病焉可也。"为此，汪氏还专设气色声音合参、气色脉象合参、气色病症合参等条目详细解说。

《望诊遵经》内容宏富，可谓是望诊理论的巅峰之作，其中"相气十法"的阐发，对于认识疾病的病理本质、辨明病情的发展变化具有指导意义，丰富了中医诊断学，后人将其改名为"望色十法"，成为《中医诊断学》的重要内容。在当时医家普遍重脉诊而轻视望诊的风气下，汪宏独树一帜，实属难得。此后，中医诊断开始从脉诊一统天下向望诊、脉诊平分秋色的格局转化。

除了以上学说外，新安医学创新观点还有很多，如汪机、孙一奎、江之兰、吴谦、罗浩等多位新安医家提到的"运气应常不应变"之论及其方药运用；方有执、程应旄、卢云乘、曹守堂等多位新安医家提出的"六经分部分层"说；余淙"诸症顺气为先"说；徐春甫"五脏之脾胃病"论；汪昂"胃乃分金之炉"说；吴楚"甘温行春夏之令"论；江之兰"邪正标本相对说"，郑宏纲"十二字审证""三法参伍"和"三针"说等，都已成为中医药学各家学说的重要组成部分。

新安医学"创新学说"包括了基础理论、辨证、治法和方药各个方面，理、法、方、药各有侧重，在问题的提出、理解和解决的路径上各有不同，在学术体系的构建、学术内涵的阐释、逻辑推理的方式方法和治学风格上亦各具特色。但有一个共同的特点，即在面对理论和实践中出现的新矛盾、新问题、新情况时，不是采用革命性、全盘否定式地颠覆旧说，而是在前人的启发和引导下，在自身厚实的学术积累基础上，结合临床实践，融会贯通，通变创新，由量的积累到质的飞跃，螺旋式上升，所谓"博古以寓于今，立言以激其后"，"改故即新"，无一不体现出新安医学继承与创新有机统一与结合的特色，极其深刻地展现了传统中医学术在继承中创新、发展中传扬的运动轨迹。

源远流长的学术历程，有容乃大的学术气度，与时俱进的学术精神，彪炳史册的学术成就，充分彰显出新安医学在中医学术发展史上的重要地位、繁荣景象和深远影响。

第五章

百年医道

新安医学的产生与发展，多以儒医群体和世医家族为师承，形成了其自身特有的医学教育模式和家族链特征，是新安医学得以发展的重要形式与源泉。自宋朝以来，数百年的世系医家很多，家族社会的宗族色彩在新安医学中有着鲜明的时代印证与社会烙印，世代相传，代不乏人。一些名医世家一直延续下来，至今不息，且名声益噪，经久不衰。

一、概述

古徽州是新安医学的发祥地，作为徽州文化中一朵璀璨的奇葩，新安医学一直被医史文献专家们视为明清时期我国中医药学的一个典型缩影和代表，有"宝库中的宝库"之称，并素以"南新安、北华佗"而名蜚杏林。新安医学学派纷呈，医著宏富，并形成很多家族式"师承学术链"。

新安医学的产生与发展，多以儒医群体和世医家族为师承，形成了其自身特有的医学教育模式和家族链特征，是新安医学得以发展的重要形式与源泉。自宋朝以来，数百年的世系医家很多，家族社会的宗族色彩在新安医学中有着鲜明的时代印证与社会烙印，世代相传，代不乏人。一些名医世家一直延续下来，至今不息，且名声益噪，经久不衰。

最著名的要从宋代张扩（歙县人，1058—1106）开始，中原士族之后，为新安"张氏医学世家"的奠基人。张扩是最早见于史书文献记载的新安籍著名医家，其传医术于次子师孟及弟弟张挥，张挥又传子彦仁，彦仁再传子张杲。张氏家族几代业医，均师出张扩，且医名亦著，前后延绵一百多年，医术代代流传，到第四代张杲以儒医鸣世。张杲亦儒亦医，"以是心而行是使，儒医之良者"。其习医行事"一以儒理为权衡"，把治病救人作为行医的"仁事"，本着儒家行仁济世的理念，故"崇尚儒学，仁者爱人"。其在《医说》卷十中说道："医以救人为心，医者当自念，云人身疾苦与我无异，凡来请召急去，无迟或止。求药宜即发付，勿问贵贱，勿择贫富，专以救人为心。"其精心研究医学50余年，博览诸子百家之作，于南宋淳熙十六年（1189）著成《医说》10卷，是我国现存最早的医史传记，享誉医坛，张氏家族亦堪称"新安第一代名医世家"。

相传张氏后裔传至明代为嘉靖年间满田张守仁"张一帖"内科，又经400多年至张根桂传承衣钵至今14代，为皖南医学院教授张舜华、李济仁夫妇（李济仁先生于2009年度被评为"国医大师"），第15代为北京中医药大学教授张其成、清华大学自动化生物信息学研究所副教授李梢、皖南医学院弋矶山医院副主任中医师李艳和在歙县定潭故里悬壶传承医术济世的李梃……有着"兄妹四博后、一门七教授"之美誉。其家传"张一帖内科"

400 多年来以"劳力伤寒末药"（由 18 味药研粉末组成，号"十八罗汉"，对一些疑难重症、诸多杂病往往一帖即愈）而闻名，于 2008 年被安徽省人民政府批准为省级"非物质文化遗产"。日前，又入选为第三批"国家级非物质文化遗产名录推荐项目名单（扩展项目）"。国家级"非遗"项目传承基地歙县"郑氏喉科"，被世人誉为"一源双流"。其祖郑于丰、郑于蕃兄弟于清康熙五十年（1711）前后同业喉科，从此闻名于世，相传至今 11 代。又尤以南园郑于丰之子郑梅涧（1727—1787）继承家传衣钵，擅长用汤药和针灸疗法治疗咽喉疾病，开创了喉科学上的"养阴清润派"。其临床经验丰富，救危起死，不可胜数，著有《重楼玉钥》《痘疹正传》等著作。人民卫生出版社将书影印发行，并盛赞"清代喉科名家郑梅涧《重楼玉钥》这一著作在我国中医喉科中很有地位"。国家级"非遗"家族式"师承学术链"的传承，成为新安医学流派薪火传递、生生不息最具典型的代表。

同时，被安徽省人民政府批准为省级"非物质文化遗产"的还有著名的新安医学世家歙县黄氏妇科世家，始于宋代黄孝通，为御赐"医博"，擅妇科，为黄氏妇科之始祖。其后代多以医为业，至今 800 多年，相继 26 代，代有传人，世称"医博世家"。现其第 25 代传人黄孝周副主任医师，既传承妇科祖业，又擅长中医疑难杂症，每日各地前往的就诊者络绎不绝。歙县蜀口曹氏外科，始于清，其祖先曹启梧师从嘉兴名医程玉田，尽得其术，遇重症应手辄效，历今五代而不衰。其后人曹氏恩溥身兼农工民主党黄山市委秘书长，而每日仍坚持上午半天临床，应诊不暇，承继祖业并培育后人。以及清代歙县程时彬、程时享、程时中兄弟创立的程氏"吴山铺伤科"（又称黄源村伤科）世家；歙县王雪健创始的"新安王氏医学"世家（近代上海名医王仲奇，现代名医王任之、王乐匋均为其后裔）；清代胡仲伟创立的绩溪"龙川胡氏医学"世家；婺源程北聪创立的"溪源程氏医学"世家；晚清胡显君创立的祁门"胡氏骨伤科"医学世家等。

新安医学这种以家族为纽带的"人才链"特点，使得医业多有世袭，代传不衰，形成了自宋代以来千百年传承的璀璨的"新安医学世家"文化。据不完全统计，自北宋以来，3 代以上至 30 多代的家传世医"家族链"有 142 条，记载医家 500 余人，众多的家族世医相传，集文化性、技能性、历史性与传承性于一体，为新安医学流派的发展和社会生产力水平的提高作出了积极的贡献。

新安医学"家族链"的基本特征是：集文化性、技能性、历史性与传承性于一体。

（一）文化性

文化是人类在社会历史过程中所创造的物质财富和精神财富的总和。中医药学是我们中华民族发展繁衍过程中逐渐形成并建立起来的独特医学体系，具有深刻的中国传统文化的内涵。中医药文化包含着实物资源（医药文化遗址、文献文物等）与非物质资源（理论体系、知识、方法等）两部分，二者相互依存而构成一个统一整体。体现天人相应的自然观、阴阳平衡的哲学观、认识人体生命活动的辨证思维，体现了丰富的人文内涵。而世医家庭往往对子弟从小就注重祖国传统文化的熏陶，学习中医者大都自幼攻读儒学，由儒入医，对传统文化熟稔不已，从而在学习中医时对中医精髓的把握和临证时遣方用药的灵活上会更上一层楼，对医学知识的理解和发展医学的创造力也会得到很大提高。正是因为世医家庭往往都有着深厚的传统文化底蕴，自然在这方面对子弟们也有着较高的要求并且重视对其的教育与熏陶。医学世家所建立起的中医文化是我国优秀传统民族文化的重要组成部分，是孕育、滋生于中华民族传统文化的母体之中，同时也为繁荣、丰富民族文化宝库起着十分重要的作用。

（二）技能性

新安医学具有鲜明的实践性和高度的技巧性。无论是临床经验的获得，还是基础理论的深化，都离不开临床实践。医疗技术依赖个人实践经验，具有个体化、技巧性的特征。学习中医知识需要在反复的临床实践中，逐步得到掌握和提高。因此世医子弟在学医的过程中就更有优势学到业师个人的独特经验和临证技巧。家传式的医学教育大多是在医学实践中进行，教学更形象、更具体，习医者能够得到更多的实践机会。其表现在诊断、处方、用药以及非药物治疗等方面，是知识与技能的统一。进入 21 世纪，人类越来越崇尚自然，新安医学世家学术上崇尚李东垣"内伤脾胃，百病由生"的观点，处方遣药强调顾护中焦脾胃，并以其可靠的疗效，较小的毒副作用，得到了广大群众的信赖。在古徽州这块并不很大的地域，历史上先后涌现出了一大批岐黄高手、医界名家，被历代社会誉为"妙手回春，恩同再造"，医名远播。

（三）历史性

"问渠那得清如许，为有源头活水来。"中医药学是中国传统文化的重要组成部分，源远流长、博大精深的五千年传统文化就是中医学的"源头活水"。无论是中医学的哲学背景、思维方式、研究方法，还是基础理论、临证的遣方用药，都深深地受到中国传统文化的浸染。自宋以来，绵延近千年的历史长河中，新安医学世家既有"文化遗产"的一面，又有现实应用和不断递嬗、发展创新的一面。新安医学世家作为明清时期新安医学发展的一个缩影，是融于作为中华传统文化缩影的徽学文化及中医药文化之中的，只有走进徽州浓浓中华历史文化的氛围里，才能够更深刻地感受和领略到新安医学传统文化的独特魅力。

（四）传承性

新安医学世家鼎盛发展于明朝嘉靖年间，起源上可追溯到北宋，繁衍生息，延绵不绝，世医家族流传至今千百年，是建立在徽商文明和徽州文化基础上的医学世家，是徽州这一文化土壤的不朽产物。徽州历代皆以从儒攻举子业为重，书院书塾林立，著书立说蔚然成风，素有"东南邹鲁"之誉。"不为良相，则为良医"，成为众多新安医家步入岐黄之途的主导思想，济世活人，光宗耀祖，是"张一帖"等医学世家先祖们的"座右铭"和终生的希冀，这也是新安医学得以发展传承的文化根源所在，是传统文化向心力的体现。通过祖祖辈辈不懈的父传子、子传孙的传递，口传心授，著书立说，新安医学根植于传统徽州文化的沃土之中，更多地表现为一种文化，一种特定地域环境下的医学文化，是新安医学特有的文化注脚，也是新安医学发展的动力所在。

二、新安医学十大流派

定潭"张一帖"内科

据袁钟、图娅、彭泽邦、艾景录等主编，中国医药科技出版社出版的《中医辞海》（1999 年版）载："张守仁，明代医生，安徽歙县人，世业医，为北宋张扩后裔，明嘉靖、万历年间名医，传家业，复得异人指授，历三十余年之艰辛，创研粉末药剂'末药'，凡劳力伤寒、胃肠疾患，服之一帖，辄立起沉疴。遂医名噪甚，世人呼之'张一帖'。子孙代传其业，后被擢为新安临床医家之首。"近代名医张根桂（1908—1957），又名耀彩，字祥森，即"张一帖"十三代传人。

在古代新安，人们非常重视家庭、家族的提升和发展，历史上形成了许多世代相传的"世卿""世禄""世医"等"名门望族"。维系这些世家世代相传的纽带，除了他们的血缘关系以外，文化学术的传承是一个重要因素，从而形成了中国特有的以家学渊源或家学传承为特征的文化世家。唐朝末年乾符间，张氏先祖徹公为避战乱与众多名门望族、文人雅士辗转迁徙新安，使得中原汉族文化在新安本土生根、溶淀，经历代代相交相溶，逐步形成并奠定了明代以歙县定潭为中心的张氏家学传承的医学世家，其代表性人物为明代嘉靖年间得"张一帖"内科之名的新安歙县"定潭张"一世祖张守仁先生。

（一）传承谱系

张守仁（1550—1598），字立仁，明嘉靖至万历年间新安歙县定潭人，定潭"张一帖"一世祖；二世张凤诏（1574—1652），字以挥；三世张赓虞（生于1602年，卒于清康熙年间，具体年月失考），字元良；四世张康荣（1640—1703），字光复；五世张灵汉（1663—1731），字大继；六世张锡（具体生卒年月不详，行医于清雍正、乾隆年间），字世莙；七世张进德（1730—1788），字文著；八世张魁寿（1756—1818），字承怀；九世张觉之（1798—1866），字启铨；十世张秋林（1823—1890），字志谓；十一世张春太（1846—1912），字昌佩；十二世张景余（1884—1948），字安全；十三世张根桂（1908—1957），又名耀彩，字祥森；十四世张舜华（1935—）、李济仁（1931—2021）；十五世张其成、李梃、李艳、李标、李梢；十六世张涵雨、张一沛。

（二）"张一帖"临证特色

歙县定潭"张一帖"医学世家自明嘉靖年张守仁起，至今已达470余年的历史，相继16代，经过代代对祖传"末药"进行不断的新的探索，完善配伍，创春、夏、秋、冬四季随季随症加减法，从而对治疗当时最常见的一些时令病症，如外感伤寒、腹泻气滞、胃脘疼痛等病症更具有神奇的疗效。张氏医家们根据自己临证所得，对祖传的"末药"进一步加以整理完善，创立"春、夏、秋、冬"四季加减法，从而进一步提高了临床疗效，并逐渐形成了以认证准确，用药猛、择药专、剂量重，取重剂以刈（割除）病根之特色。其医治外感、急症等病症往往一剂奏效，开创了治疗内科疾病的系列治法，如："和、降、温、清、养、消"六法辨治胃肠疾病；"寒热辨治、气血并举、从络辨治"治疗痹证；在治疗湿温伤寒证方面，张氏注重健脾宣渗；治疗虚寒证，又喜用大剂附子以壮阳，后则调治气血津液，标本兼顾，以求根治；治疗急症提倡针药并施，针灸以应其急，汤药以治根本；医治肝病、胃病、风湿、癫狂、妇科等疑难病症，擅用金石药、虫类药，并常辅以新安道地新鲜草药，收效显著。针对病人患病的时间、机体脏腑、气血功能状态的不同，还摸索制定了一套择时服药的规则，包括"选择方药剂型，重视作用特点""强调服药时间，注重动静宜忌""推崇数方并用，主张定时分服"等，使得疗效更加彰显，往往一剂即起病回春，故皖、浙、赣各地求诊者如云而至。当年，近现代著名经学家、古文字学家、教育家吴承仕先生时患顽疾，在京城遍访名医治之而不效，后回家乡听说了定潭"张一帖"，于是其慕名前往，未曾想经张根桂治疗而痊愈。吴承仕先生不禁惊叹张氏家传医术之神奇，特书一联赠之："术著岐黄三世业，心涵雨露万家春"。此联以抒发其感激之情。

1. 用药峻猛，除邪务速务尽

张氏认为外感病邪，邪气一日不除，正气一日不得安宁，故其强调除邪务速务尽。想要达到这个目的，必须辨证准确，用药峻猛。张氏用药或者剂量重，或者味数多，正所谓剂大力专，力道雄厚，一招见效。其常以金元时期易水学派张元素的羌活冲和汤加味治疗外感风寒证，药用羌活、防风、苍术、细辛、川芎、白芷、生地黄、黄芩、甘草、桔梗、荆芥穗、秦艽、藁本、前胡、枳壳、陈皮、生姜、大枣等。张氏认为张元素羌活冲和汤是解表通剂，配伍十分精当，只是药力尚嫌不足，所以加荆芥穗、藁本、秦艽等药以增加祛风止痛之功，加桔梗、前胡、陈皮以助宣肺利膈、解表化痰之力。

张氏之所以在治疗外感疾病方面独有神功，还得力于祖传伤寒"末药"。该药由十八味药组成，具有疏风散寒、理气和营、健胃宽中、渗湿利水的功效。另外此药对腹泻气滞、胃脘疼痛等症也颇具神效。在多年的临证实践中，张氏历代又经不断完善，精益求精，创立了"末药"春、夏、秋、冬四季方药，根据不同的气候变化、不同的症结，采用不同的用量，随症加减，必要时还辅以大剂量的新鲜草药服之，往往一二剂邪气就可尽除。

2. 针药并施，相辅相成

张氏认为治病应该针药并施，针灸治其标，药物治其本，二者相辅相成，取长补短。在多年临证的实践中，并结合前人的经验，总结出"针药并施，或先针后药，或先药后针"。如治疗衄血、呕血、咯血等，经常以针刺涌泉、三阴交穴，与口服止血药相结合；治疗头痛眩晕，先口服祛风止痛药，后针刺百会、风池、太阳诸穴。而对于危急重症，张氏则强调必须先针后药，因为针刺治疗的速度要快于药物治疗，先用针灸遏制其病势，病情略微缓解后再重用大剂量的新鲜中草药，取其药汁而灌服，待热退症减，再用养阴方剂善后。另对于治疗腹痛吐泻证，则采取先针刺足三里、内关、三阴交、大肠俞、天枢诸穴，待呕吐停止，疼痛减缓，再用大黄、枳实、厚朴、延胡索、木香等药煎水饮服，以疏肝理气、健脾和胃，调理数剂则可痊愈。

3. 方重剂型，择时分服

张氏注重剂型特点，临证常使用不同剂型的方药，同时治疗一个病证。比如夜寐欠安、噩梦纷繁、心神不宁者，用酸枣仁汤和归脾丸同进。又如老年腹泻臭秽、里急后重、身热口干、小便黄赤、舌苔黄厚、脉象弦数者，就先用清热燥湿止泻的方药，待泻止热退，诸症减轻后，再给与麻仁丸服用，使得大肠气机通畅，热邪外出有路。

张氏还根据不同的药物剂型，采取择时分服的方式，从而达到提高治疗效果的目的。如汤剂，他强调适合在病作前服，用以截止病情发作。另如伤寒外感，其热势变化大多遵循《黄帝内经》中的"旦慧、昼安、夕加、夜甚"的规律，采取午后饮服头煎，入夜服用二煎。而对于健脾丸、归脾丸、枳术丸等，晚上临睡与晨起分服，则疗效更加显著。如果是多种不同剂型的方药需同时使用，张氏就更加注重择时服用了。

例：一老妪病人，患咳嗽。每日晨起，喘憋难忍，喉中如水鸡鸣，痰声辘辘，并伴有咯吐大量白沫状痰涎，胸闷气喘，畏寒纳呆，肢体困倦，大便溏薄，小便淋漓失禁，舌淡白，边有齿痕，苔少色白，脉浮细，诸多医家治之而不效。后请张根桂先生诊之，根桂先生嘱咐病人以四神丸晨晚分服，白昼则用二陈合三子养亲汤加减煎煮，上午、下午分服。四日后老妪喘嗽明显减轻，再服二剂咳喘消失。之后，根桂先生叮嘱病人继续按晨晚时辰分别服用四神丸四个多月，以伐余疾。之后病人大便渐渐正常，食欲明显增加，畏寒消除而痊愈。

歙县"郑氏喉科"

新安历史上亦儒亦贾、亦商亦医的家族很多，商以富家，医以济世，体现了徽商几百年的儒雅之风。郑氏家族早期也以从事商业为主，为新安称雄一方的徽商巨贾。同时，郑氏世代也均有学医之人，从事中医大小方脉（内科与小儿科）。而据郑氏西园喉科第九代传人郑铎先生传先祖口述记忆（史料在"文革"中遗失），新安歙县郑村郑氏历史上行医可上溯到1521年的明代嘉靖年间，其一世先祖为郑赤山。

（一）传承谱系

郑思穆，字克深，号赤山，生活于明代嘉靖年间，歙县郑村郑氏一世；郑氏二世郑德亨，名应寿，字义卿，号怀山；郑氏三世郑国明，字晦之，号叔于，又号于偶；郑氏四世郑士寰，字名区；郑氏五世郑文相，名以相，字为左，号长虹；郑文显，名以显。

郑氏"南园喉科"

一世祖郑于丰（1692—1767），字绥年，号切斋；二世祖郑宏纲（约1727—1787），字纪原，号梅涧；三世祖郑承瀚（1746—1813），字若溪，号枢扶；郑承洛（生卒年月不详），字既均，号杏庵；四世祖郑钟寿（1806—1863），字祝三；五世祖郑大樽（生卒年月不详），字樾恩；六世祖郑沛（1866—1918），字雨仁，号问山；七世祖郑墨西（1889—1959），名维林；第八代传人郑景岐（1918—1992），名克恂；第九代传人郑日新（1952—）。

郑氏"西园喉科"

一世祖郑于蕃（1694—1765），字松屏，号仰山，于丰之弟；二世祖郑宏绩（生卒年月不详），字慎斋，号禹东；三世祖郑承湘（生卒年月不详），字雪渔；郑承海（生卒年月不详），字青岩，雪渔之弟；四世祖郑麟（生卒年月不详），字应文，又字世麟；郑麈（生卒年月不详），字玉挥，郑麟之弟；郑麈之妻许氏（生卒年月不详），人称"西园女先生"；五世祖郑永杓（生卒年月不详），字政庭，郑麈之继子；六世祖郑纂钦（1866—1931），名靖；七世祖郑维熊（1886—1966），字渭占，号思慎，晚年自号松巢老人；郑维夔（1896—1968），字诏九，号药畦；郑维犀、郑维骊（生卒年月不详）；第八代传人郑克刚（1905—1968），字体乾，号惕旃；第九代传人郑铎（1936年10月—），字震铎，号振之；第十代传人郑莘（1963年1月—）、郑公望（1964年5月—）、郑园（1966—）；第十一代传人郑翼（郑公望之子）、郑辛夷（郑园之女）。

郑氏家族从业喉科，始于清康熙末年，据郑于丰之孙郑枢扶著《重楼玉钥续编序》以及郑于蕃孙郑承湘"敬题黄明生先生遗像序文"载：清康熙五十年（1711），郑于丰、郑于蕃两兄弟随家父郑以相客居江西南丰，协助父亲料理"裕和典"生意。遇福建盱水名医黄明生先生，黄宅依山而居，家业十分贫寒，以喉科济世为生，待人仁心宽厚。

据传黄明生先生早年由江苏江阴迁徙福建汀州，后又由福建汀州迁居江西南丰，为我国喉科之始祖（西园先祖郑渭占曰：明末战乱之时，江苏江阴有一支精业于喉科，迁往福建汀州一带，黄明生先生为闽人，是否为江阴喉业者之后代或弟子，家藏秘本都曾有详细记载，只苦于十年动乱无法保存，秘本全失，现已无法查考）。湖南醴陵的张衡全喉科医学世家、江苏无锡的黄辛农（创立黄氏响声丸）喉科医学世家、上海的张氏喉科医学世家、徽州歙县郑氏喉科医学世家等喉科名家均师出江西南丰。之后喉科医业代代相传，根繁叶茂。歙县郑氏喉科自一世祖郑于丰、郑于蕃兄弟创立，代代传递，传承至今十一代，且不断创新与发展。正是江西南丰黄氏喉科源流，从而成就了歙县郑氏喉科为当今中国喉科医学四大家之一。

据有关资料记载，清康熙五十年（1711），时值其父郑以相病阴阳结，患上了急性喉痹，故于丰、于蕃兄弟二人陪着家父去请黄明生先生为父诊治。黄明生先生医术精湛，尤擅喉科，一诊便愈，以相公及兄弟二人大为惊叹。于丰、于蕃兄弟见黄先生为病人治病，轻以药剂，重以针灸，随手奏效，活人甚众，很是叹服，在父亲以相的鼓励之下，兄弟二人不约而同产生了拜师学习喉科技艺的念头。于是以相公携子登门请益，日复一日，黄先生终被感动，拿出了自己珍藏的医书上下二卷让于丰、于蕃兄弟细读，外参活法六十有四，变通卦象，并现身口讲指画，传授施治之法。郑氏兄弟颇有悟性，谨以受教，越春夏秋冬，终日苦读，转眼三年过去，兄弟二人学业有成，告别先生返归故里。

康熙六十年（1721），于丰、于蕃兄弟进入而立之年，于是分家立业。于丰住宅南园，后人称之为"南园喉科"；于蕃住宅西园，后人称之为"西园喉科"。之后于丰传子郑梅涧，梅涧传长子枢扶，三子既均；于蕃传子郑宏绩，宏绩传子雪渔、承海，兄弟均父子相传，子又传孙，代代传递，至今十一代，从而闻名于世，有"一源双流"之美誉。尤有南园郑于丰之五子郑梅涧（1727—1787）继承家传衣钵，擅长用汤药和针灸疗法治疗喉科疾病，开创了喉科学上的"养阴清润派"。其临床经验丰富，救危起死，不可胜数。郑梅涧撰著的《重楼玉钥》《痘疹正传》等著作，成为后世从业喉科者的指导书籍，对喉科医术的发展起到了一定的促进作用。中医高校教材《中国医学史》称《重楼玉钥》"是一部切于实用的喉科主要医籍"。

"两园"名医辈出，医著医案宏富，被国家出版的《中医大辞典》收载的歙县郑氏喉科医家达8位之多。其中南园3人：郑宏纲（梅涧）、郑承瀚

（枢扶）、郑承洛（杏庵）；西园5人：郑宏绩（禹东）、郑承海（青岩）、郑承湘（雪渔）、郑麟（应文）、郑塵（玉挥），充分展现了新安郑氏喉科医学世家300余年来以医学为己任，孜孜追求，为传统中医喉科的忠实守望者与传承人以及中医喉科现代化发展与创新的开拓者与引领人。

郑村郑氏西园喉科系歙县郑村郑氏创于清康熙年间的中医专科，至今有300余年的历史，世代家传，推陈出新，名医辈出，在江南享有"手到病除，杏林奇葩"之美誉，其秘药医术在中华喉科领域至今仍居先锋地位。郑氏后人深受祖传喉科秘方秘术谪传，并在临床实践中承祖求新，内治外治，或攻或补，烙法、穿刺、针灸配合等都是其对传统家传医术的发展和创新，对喉科的疑难杂症有独特的疗法和用药，达到立竿见影、起死回生之功效。而且对于早期口腔和喉部癌症也有较好的疗效，是全省乃至全国都有影响的中医喉科专家，人称其为"喉科一绝，黄山一宝"。

面对祖上厚重的历史文化积淀，郑氏承上启下，亲授子女喉科医业。郑氏西园第九世传人郑铎，将三个子女培养成当今有影响的中医喉科名家。如今，郑氏"两园"开枝散叶，根深叶茂。郑氏孙辈作为当今郑氏第三代，即西园喉科第十一代传承人，孙儿、孙女双双从业喉科，为郑氏喉科续写着新安医学世医家族链的传奇。如果说郑氏"西园"四世祖郑塵之妻许氏，当年为了郑氏西园得以传世的喉科技艺香火不断，不得已而媳传夫业，成为郑氏西园历史上首位"西园女医生"，而如今，则是郑铎先生慧眼识珠，培养了子孙两代三男两女"郑氏喉科"世医家族"西园"喉科医学团队，表现的是一种追求，充分体现了郑铎先生对中医喉科事业薪火相传的大爱与情怀。在郑铎先生的引领之下，郑氏西园祖孙传承，三代同科，为源远流长的"郑氏喉科"历史长河谱写了新的篇章。郑氏承前启后，厥功至伟。

（二）学术思想

《重楼玉钥》一书本无名目，只分上、下二卷，其原始见于方成培所撰之《重楼玉钥例言》，道家以咽喉为十二重楼，因取黄庭经中语颜之曰《重楼玉钥》，是形容咽喉为人身要冲，喉病又多急而险，打开十二层高楼的锁，这把钥匙之重要，以书喻钥，乃作者重视此书，而对业喉科医者，也是一把入门的钥匙，语意双关。

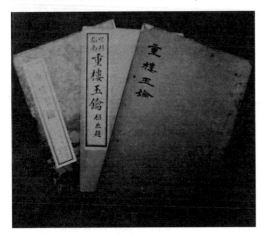

《重楼玉钥》二卷，脱稿于1768年前后，郑氏家藏抄本作序人方成培姓名、住址、年月可资佐证，时间为乾隆戊子仲秋月，即乾隆三十三年（1768）。该书刊行于嘉庆二十年（1815），道光十九年（1839）冯相棻及孙学诗作序，由苏城喜墨斋再版刊行。另1917年奉天章福记书局及1956年人民卫生出版社分别石印与影印。人民卫生出版社盛赞，"清代喉科名家郑梅涧《重楼玉钥》这一著作在中医喉科学中很有地位"。

郑氏梅涧认为，白喉一症，"属少阴一经，热邪伏其间，盗其肺经之母气"。郑扶枢进一步加以发挥，认为白喉由体质不足、肺肾阴虚、感受燥邪、肺津劫伤、热毒熏蒸于咽喉所致。郑枢扶在《喉白阐微》中明确指出，其发病与肺阴不足而伤燥邪更为密切，专立有《肺受燥论》，并强调白喉并非单纯病在咽喉，可涉及脏腑，导致"虚里跳动""缠满肺系"的燥气重证。

治疗上白喉忌表，咽喉诸症皆不宜轻易使用表散，以免耗伤肺肾之阴，加重病情。郑梅涧在《重楼玉钥》中还列出"喉间起白所切忌药味"，如"麻黄（误用音哑，不可救）、桑白皮（肺已虚，不宜泻）、紫荆皮（破血，不可用）、防风（不可用）、杏仁（苦降，更不宜）、牛蒡子（能通十二经，不可用）、山豆根（不可用）、黄芩（过清凉）、射干（妄用即哑）、花粉（不可用）、羌活（过发表，切不可用）、桔梗（肺虚不宜升）、荆芥（不可用）"等13味。

郑梅涧早期治疗白喉，主以生地黄为君药并减去紫荆皮、茜草的紫正地黄汤减味方，然亦有"白反蔓延呛喉"转为不治者；其子郑枢扶、郑既均继其衣钵，再改其法，"总以养阴清肺兼辛凉而散为主"，并于1794年前后优化方药而创制养阴清肺汤（大生地黄、麦冬、生甘草、元参、贝母、去心牡丹皮、薄荷、炒白芍），所治"未尝误及一人，生者甚众"。

郑梅涧《重楼玉钥》的立论为治疗白喉奠定了理论基础。长子郑枢扶和三子既均经过多年的临床实践，首创"养阴清肺汤"，并在整理《重楼玉钥》时，撰成了第二则"医语"补入其中，为后人治疗白喉开创了新的途径。《重楼玉钥》下卷专论喉症的针灸疗法，共载文 39 篇，论述了喉症的针诀，十二经穴治疗咽喉疾病的适应证及手法、补泻要诀、针行分寸、针灸禁忌等，间附歌诀，以便成诵。对业喉科医者，是一把入门的钥匙，也是中西医治疗喉科疾病的重要参考书。之后，郑氏喉科不断完善和丰富喉科治验，西园第九代郑渭占先生所撰《松巢秘录》所述医理进一步深广，且在慢喉喑症中涉及理、法、方、药，极大地推动了我国喉科学的发展，终成我国近现代著名喉科医学四大家之一。

1．"养阴清肺说"

在漫长的人类历史长河中，传染病曾给人类造成巨大的灾难。据有关资料显示：瘟疫不但给人类带来痛苦和恐慌，也导致社会的衰退，甚至于国家的灭亡。在人类历史上，传染病对人类所造成的杀伤超出了历史上所有战争的总和。这绝非危言耸听，由于传染病的流行而造成整村、整城人口的消亡是大有其在的。而瘟疫白喉是烈性传染病之一，据余永燕研究员《近代中医防治白喉病史略》载："大约 18 世纪 70 年代前后，白喉在我国初始流行"，时值医界对此尚无有效的治疗方法，死亡率高达 50％以上。

"养阴清肺说"是清代雍正、乾隆年间，由新安医学家郑梅涧、郑枢扶、郑既均父子针对白喉病而提出的治法新说，并创制了养阴清肺汤治疗白喉。在其后的 200 余年间，我国医学家运用养阴清肺法治疗数度白喉大流行，活人无计。

关于"养阴清肺汤"的创制者，《重楼玉钥》中医语有云："喉间起白腐一症，其害甚速，乾隆四十年前无是症，即有亦少，自二十年来（1775—1795），患此症者甚多，惟小儿尤甚，且多传染……余与既均三弟疗治以来，未尝误及一人，生者甚众。"医治之法不外肺肾，总要养阴清肺，从而创设了"养阴清肺汤"。其中还说明了加减方法、吹药方以及宜忌诸药，其创设的年代应是清乾隆六十年（1795）。1826 年法国人索里通（Bnetonnean）刊行了一部白喉专著。索里通根据白喉的典型症状——白膜，定名为白喉，并介绍了气管切开术，是国外医学史上一部最早而完整的资料，但是比郑枢扶的论著，也迟了近 30 年之久。其后诺贝尔奖于 1901 年开始颁发，获得第一届医学或生理学奖的就是研究用血清治疗白喉的德国人贝林（Von. Behnng），他发现白喉抗毒素在 1895 年，而郑枢扶创制"养阴清肺汤"最迟是在清乾隆六十年以前，正好要早一个世纪。我国开始使用白喉抗毒素约在 1956 年，因此足见郑枢扶这一成就，无论从理论到实践，从国内到国外，还有时间上，都是处于世界领先地位，为我国医学史谱写下了光辉灿烂的一页，为中华民族的繁衍昌盛作出了巨大的贡献。

"养阴清肺说"不仅奠定了中医药防治白喉的理论和经验基础，丰富了中医喉科急症治疗学的内容，而且扩大了多种阴虚肺燥病证的治疗思路。自 1795 年郑氏父子发明养阴清肺汤，创立养阴清肺学说至今，其应用领域不断拓展，对当今传染性非典型肺炎、甲型 H1N1 流感、禽流感、手足口病等 30 余种烈性传染病的治疗不无启迪，是近代继叶天士之后中医学术史上又一项重大创新，至今仍有重要的实用价值和指导意义。

2. 郑氏喉科医学学术特点

郑氏喉科是开创于清康熙年间的中医专科，至今有 300 余年的历史，世代家传，推陈出新，名医辈出，在江南乃至全国享有"一源双流，杏林奇葩"之美誉，其秘药医术在中华喉科领域至今仍居先锋地位。郑氏喉科在临床实践中不断承祖求新，内外兼治，或攻或补，烙法、穿刺、针灸配合等都是其对传统家传医术的发展和创新，对喉科的疑难杂症有独特的疗法和用药，达立竿见影、起死回生之功效，而且对于早期口腔和喉部癌症也有较好的疗效，是全省乃至全国都有影响的中医喉科专家，人称其为"喉科一绝"。

（1）治病重视攻邪

郑氏喉科当代传人保留着古代医学朴素的疾病观与治疗原则。其对喉科疾病病因病机的认识，如《中医学讲义》所言："咽喉病的发病原因多为外感六淫，其中主要为风、燥、火邪侵袭，或肺、肾之虚火炎上，以及精神刺激，气郁痰结等。常见的症状有咽喉红肿、咽喉痛、咽痒、咽喉干燥、音哑、咽部异物感以及腐烂、化脓、颗粒、白膜等。其病机为：血充气聚，则咽喉红肿；气血壅滞不通，则咽喉痛；风袭咽喉，正邪相搏，则喉痒；津液不濡，则咽喉干燥；风袭声门或音门损伤，则音哑；气痰郁结，则咽部有异物感；热毒藏积，血肉腐化，则腐烂化脓；气火熏灼，则凝成颗粒；疫毒凝结，则生白膜。"郑氏认为疾病的产生，都是邪气加身的结果，因而病与邪具有同一意义。又如《黄帝内经》所谓"邪之所凑，其气必虚"，是指疾病的发生与否而言的，一旦得病，仍应以祛邪为要，故又谓："邪风之至，疾如风雨，故善治者治皮毛，其次治肌肤，其次治筋脉，其次治六腑，其次治五脏。治五脏者，半死半生也。"张子和的"汗、吐、下"，吴师机的"拔、截"等，皆着眼于早治速治，截断病机传变，祛邪外出。郑氏喉科应对病人的咽、喉、口腔疾病的临床方技颇具特色，"针对病轻的病人，给以内服丸药，以及洗、敷、吹、噙等疗法，重者刀、针、灸、熏、烙法并用"。其治法独特，圆机活法，在诸传统流派中是较为突出的，所用之药大多为祛风散寒、舒筋活络、峻下攻逐、消积除癥、芳香走窜以及辛凉疏降、养阴化痰之药，故能奏效甚捷。

（2）擅于外治，内外兼施

古代历史上扁鹊治虢太子尸厥，施以针石及熨法而效；华佗亦以针法取胜；《黄帝内经》中也记载了许多外治法。另如张子和的汗、吐、下三法，不仅仅指内服药，而且把引涎漉液、嚏气追泪等凡属上行的皆属于吐法；把灸、蒸、熏、渫、洗、熨、烙、针刺、砭射、导引、按摩等凡属解表的皆属于汗法；把通经、下乳等下行的皆属于下法。清代著名外治专家吴师机（1806—1886），字尚先，钱塘人。吴氏认为内治与外治本是一理，有殊途同归之妙。其曰："凡病都从外入，故医有外治法。经文内取外取并列，未尝教人专用内治也。"且这些外治方法简单、便利、取效快、花钱少，尤其适宜于民间广大贫苦民众的医疗之用。因此，历代郑氏西园喉科医家治病多擅取内治外治相结合，以达到立竿见影之效。正所谓"外治之理，即内治之理，外治之药，即内治之药，所异者法耳"。中医学这些疗法在郑氏西园喉科300余年的历史长河中得到了完美的诠释，并在当今郑氏三代医家中得到了很好的传承与发展。郑铎经过祖辈口传心授、精心指导，学习家传的特别诊断和治疗手法，并经 60 余年的临证，潜心学习传统医学知识，刻苦研读家传秘集，悉心揣摩祖传喉科技艺，尤其善于诊治各种咽喉疾病，采用内服外治法，配制祖传秘药，敷于患部直接吸收。能治疗各种口腔黏膜疾病，如口糜、口疮、牙龈炎等。对于急慢性咽喉炎、滤泡型咽炎、咽痒、咽干、咽喉异物感、干咳等症的治疗有着独到的疗效。并攻克了一些疑难杂症，如：食管癌早、中期病人用家传散剂加中药汤剂治疗效果显著，同时对甲状腺囊肿采用中药治疗后囊肿能完全消肿。治疗、治愈病人数万计，赢得了全国各地广大病人和一些国外病人的广泛赞誉。

（3）擅用经验单方

郑氏喉科西园第九代传人郑铎，治疗咽喉疾病的特点是擅用经验单方。医家重视经验，所用方法，或得之于古代医书，或得之于家传师授，或得之于自己经验，较少臆想，是其特点。其方则药味简单，甚或单行，不片面追寻君、臣、佐、使诸理，大旨求验为要。这个特点，在郑氏西园喉科郑铎证治咽喉疾患更为明显。其运用家制单方秘药，随手敷之，收效迅速，可谓立竿见影，药到病除。郑氏西园喉科以外用吹药著称，其精心制作的喉科外用喷剂，具有降火生津、清热解毒、消肿止痛、祛腐生肌、消痰利痹等作用。对于咽喉疼痛红肿、吞咽困难以及"喉痈"等引起的咽喉内脓肿及手术后喷敷，均能起到如桴鼓之效果。

3. 郑氏喉科的临证特色

咽喉，乃舌根后喉腔最宽处，前系舌本（舌根），下连肺胃，是口腔与气管、食管的通道，合齿、腭、唇而为口，是人身重要的器官。为心脾之外窍，又为诸经循行和交会之处，郑氏喉科称之为"重楼"。

咽喉病的发病原因多为外感六淫，其中主要为风、燥、火邪侵袭，或肺、肾之虚火炎上，以及精神刺激，气郁痰结等。常见的症状有咽喉红肿、咽喉痛、咽痒、咽喉干燥、音哑、咽部异物感、腐烂、化脓、颗粒、白膜等。其病机为：血充气聚，则咽喉红肿；气血壅滞不通，则咽喉痛；风袭咽喉，正邪相搏，则喉痒；津液不濡，则咽喉干燥；风袭声门或音门损伤，则音哑；气痰郁结，则咽部有异物感，热毒藏积，血肉腐化，则腐烂化脓；气火熏灼，则凝成颗粒；疫毒凝结，则生白膜。

郑氏南园郑梅涧在《重楼玉钥》书中曰："咽在后主食，喉在前主气。十二经中，惟足太阳主表，别下项，余经皆内循咽喉，尽得以病之，而统在君相二火。喉主天属肺金，其变动为燥，燥则塞而闭；咽主地气属脾土，其变动为湿，湿则肿而胀；皆火郁上焦，致痰涎气血结聚于咽喉。肿达于外，麻痒且痛而紧是为缠喉风；红肿于两旁兼闭塞，是为喉痹。"

郑氏西园第五代郑麈（号玉挥）所撰《喉科秘钥》曰："喉症有风、寒、火、湿、毒、虚之别，肿而多痰者风也；淡白而牙紧者风寒也；色紫不肿而烂者风伏寒也；红肿而脉浮者风火也；烂而不肿，脉沉实者毒也；脉细数而浮者虚火也；细缓者虚寒也。或风火相搏，或寒暑相杂，其症不一，变幻多端，依此类推可也。"同时郑麈又指出："大抵风热者十之七，火热者十之二，寒症十无一二也。当审其病由，参之时令而走之。"

临证用药，生死反掌。医者不可怀希冀之心而拖延，病者不可起懈怠之念而自误。正如古人所云：走马看咽喉，不待少顷者，即此之谓也。故郑氏西园根据病人证候、脉象以及病因病机，进行辨证分型，其认为：凡喉肿，色变红者，乃成脓之候，可不刺而自溃。先用米泔水、甘桔汤或薄荷汤漱口，再将山楂焙燥研极细末，于煎药内加一撮，专治咽喉去毒消肿之要药也。如西园郑麈《喉科秘钥》曰："喉症初起红肿，寒热交作，头眩拘急者，邪在表，宜发散。初起肿痛发热，脉有力而便秘者，邪在内，宜下之。肿痛寒热，口干作渴，脉洪大而有力者，宜发表攻里。咽喉肿痛，痰涎壅盛，闭塞气急，口噤难开，先刺少商穴，后行吐法。咽喉胀痛堵塞，汤水不入，脓已成也，宜针之。咽喉肿痛微红，脉虚无力，午后痛者属阴虚，宜滋阴降火。肿痛色白，吐咯多痰，上午痛者属阳虚，宜补中健脾。

郑氏喉科所论，治法已备，附方亦多，足资临床应用。然郑氏南园的内服方，多以紫正地黄汤为主而随症加减；郑氏西园则以六味汤为主而随症加减。郑氏喉科"一源双流"，既秉承了先祖喉科医术的精髓，又各自通过临证实践而独辟蹊径，辨明证候，掌握治疗原则，坚持方不离法而灵活用药，殊途同归，药到病除。也体现了中医学一方可治多病，而一病可用多方的临证特色。

歙县"黄氏妇科"

（一）传承谱系

一世祖黄孝通（具体生卒年月不详），南宋时期歙县诚邑人氏，祖业岐黄术，宋孝宗时（1163—1189）因医术精湛，擅内、儿科，尤精妇科，且声名益噪，而被孝宗皇帝御赐"医博"，为"黄氏妇科"之始祖；"黄氏妇科"第十四代孙黄鼎铉（生活于明万历年至清顺治初），字百遂；第十八代孙黄予石（1650—1737），字允陛；第二十三代孙黄竹泉（1884—1943），字裕滨，黄予石之六世孙；第二十四代孙黄从周（1910—1976），黄予石的仍孙，字贵文，号丛菊主人，是新安"黄氏妇科"现代传承的一位大家；第二十五代孙黄孝周（1943—）、黄兆强（孝周之弟）。

黄孝通第十四代孙黄鼎铉，早年习儒，由儒入医，承其祖传医业，尤擅精妇科。明崇祯年间，崇祯皇帝的爱妃田姝患血崩症，太医院及京都名医均医治不效，且病情日见加重。崇祯皇帝眼见爱妃病重不治，心急如焚，下诏急令全国各地举荐名医。时任歙县县令叶高标为原宫廷御史，得悉田姝病情便推举鼎铉，并派人火速将其送入宫中。黄鼎铉见田姝血下数斗，六脉俱无，仅鼻中微微有息，不敢丝毫迟延，悉心诊治，辨证遣方，一服药下，田姝出血大减，二服过后，出血便止了。鼎铉继续为田姝调治，一个月过后，田姝月经恢复了正常，身体得以完全康复。崇祯皇帝十分高兴，欲留鼎铉于太医院任职，鼎铉婉言谢绝，竭力请辞欲归故里为民诊病。崇祯帝见挽留不住，只得让鼎铉回乡。临行之前崇祯帝诏请相国方逢年设宴作陪，并由相国题写"医震宏都"四个大字，制成金匾以赐之。鼎铉回乡之后潜心医学，服务四方，名声益噪。

黄孝通第十八代孙黄予石，即黄鼎铉之曾孙，清顺治至乾隆年间歙县诚邑人氏，为歙邑妇科名家。

黄予石自幼就聪颖好学，习举子业。受家族之风影响，立志岐黄。予石思想开放，博采众长，又承庭训，从小耳濡目染，深得家医秘笈，很快便医术大进，名震江浙诸邑，求治者常常是拥阻宅前巷道。予石不仅医术高超，活人无算，而且擅研医理，潜心于著书立说，撰有《妇科衣钵》一册、《妇科秘要》一册、《临床验案》三卷等医学书籍，从而为后人留下了宝贵的学术文献和医学著作，使得新安"黄氏妇科"之"医博"美誉更上一层，被后人誉为"医博世家"。

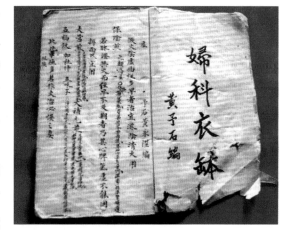

《妇科衣钵》一册，详细记叙了妇科各症，尤其对"难产"的剖析精确。其后世传承其家学，薪火延绵不绝，再创新安"黄氏妇科"新的辉煌。

黄予石的仍孙黄从周幼小便学习三字经、千字文，承儒学家风，14岁随父黄竹泉习医，18岁便悬壶邑里独自应诊。27岁考入苏州国医专科学校，深得章成之（字次公）、王慎轩、叶橘泉、陆渊雷等多位医学大师之传及章太炎校长的教诲，医理医技益精。新中国成立后，于1956年被首批聘任于歙县人民医院中医科工作；1959—1961年兼任歙县中医学校教师；1962年被聘为徽州地区人民医院名誉中医师，毕生为研习妇科呕心沥血，诊治妇科病疑难杂症独具匠心。从周中医基础理论根底颇深，学验俱丰，治学严谨，诲人不倦，精于妇科，闻名于世，毕生行医五十余载，被广大受其泽惠的病人赞誉为"送子观音"。其医学论文多次在《中医杂志》《浙江中医杂志》上发表，临床学术经验被后学所采撷，并被中医高等院校编入《中医妇科学》教材。

黄从周先生一生带徒20多人，门人殷扶伤为歙县名医，子孝周、兆强承其学。现如今黄从周之子孝周、兆强双双承继祖传医业，且医名远播。

黄从周之长子，即"黄氏妇科"第二十五代传人黄孝周，幼承庭训，1958年1月，年仅15岁随父黄从周学习岐黄之术。1960年3月继入歙县中医学校学习，1961年6月毕业后分配到歙县人民医院中医科继续随父临床深造。

新安雅士自古好儒，学风昌盛，人才济济。1979年，黄孝周参加全国500名中医统考，以其深厚的理论功底，优异的成绩夺得全市（原徽州地区）第一名。之后黄孝周被作为优秀中医人才选拔调往安徽中医学院从事中医科

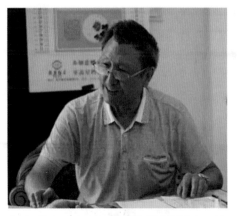

研与教学工作，因其割舍不下祖传医业，更钟爱新安医学地域热土上的临床医业，故而于1984年辞别了省城，又回到了新安故里歙县。返回故里后，黄孝周积极投身参与到筹建歙县中医医院的工作之中。从医近60年来，不仅继承了祖传新安黄氏妇科衣钵，尤精妇科，而且广征博采，吸取各家的宝贵经验，结合个人临证心得，在理论和实践上都有了极大提高。其通晓中医基础理论，熟练掌握中医内、儿、妇科疑难杂症的治疗，疗效显著。尤其在治疗妇科不孕症、功能性子宫出血、先兆流产、经闭、子宫内膜异位症、卵巢囊肿、慢性盆腔炎、宫外孕等常见病及疑难病症方面，更是有着其独到之功，深受广大病人的信赖与好评。并荣获"黄山市有突出贡献中青年专家"和"黄山市卫生系统先进工作者"等称号。2009年"黄氏妇科"与新安"西园喉科""曹氏外科"等医学世家被安徽省人民政府批准为"省级非物质文化遗产"。已有着840余年历史的新安"黄氏妇科"，其第二十五代传人黄孝周主任医师与弟兆强（马钢医院中医副主任医师），双双为当地名老中医，仍孜孜不倦地传承着妇科祖业，每日接诊各地慕名前来的络绎不绝的病人。

（二）学术思想及临证特色

黄氏妇科自南宋孝宗（1163—1189）至今800余年的历史，历代先贤十分重视用活血化瘀法解决妇科中常见的血瘀证。因瘀血内阻而引起的病证，称为血瘀证，或瘀血证。现代研究瘀血的病理变化有：一是血循环障碍，尤以微循环障碍所致的缺血、郁血、出血、血栓和水肿等病理改变；二是炎症所致的组织渗出、变性，坏死、萎缩或增生等；三是代谢障碍所引起的组织病理反应；四是组织无限制的增生或细胞分化不良等。

1. 学术思想

活血化瘀祛除瘀血，流通血脉。瘀的发生因素有多种，可因病而致瘀，如寒凝、热灼、气郁、气虚、外伤等可致瘀血，也可因瘀血致病，引起气机阻滞，经脉阻塞，或痰热互结，或积瘀成癥等。因此瘀血既可为病因之产物，又可转化为致病因素。血瘀所引起的病证十分广泛。活血化瘀是祛除瘀血、流通血脉的方法。运用活血化瘀法治疗血瘀证，可以改善微循环，改善血液流变性，降低血黏度，改善组织器官供氧，最终达到化瘀的目的。且活血化瘀对增生性病变有不同程度的软化和促进吸收之功效，在调节机体反应性的基础上，直接或间接地达到抗菌目的，还可降低毛细血管的渗透性，减少炎症之渗出，促进炎症的吸收等，从而治愈疾病。

黄氏认为"久病常有瘀，怪病多有瘀"。正如张节《张氏医参》所云："内伤之病，皆由于瘀血。"《杏轩医案》也曰："久痛多蓄瘀。"故黄氏提出了"百病皆生于瘀"的观点，认为"气血是人身二宝，亦可成为二害。气行则血行，以营养周身；气滞则血瘀，以危害全身。《黄帝内经》有百病皆生于气之论，气血本为同源，必然气血同病，因而百病皆生于气，必然百病皆生于瘀"。故而活血化瘀法不仅常用于治疗常见病，对于久病及繁痼难愈之病，运用活血化瘀法随症加减而获效的实例也是举不胜举。

因此，气血失调是妇科最易发生的病机。《素问》就强调"血气不和，百病乃变化而生"。明代祁门汪机亦云："妇人属阴，以血为本，而有乳哺月经之耗，是以血病者多"，"苟气血一，而百病生"，"如属血流不行者，宜逐瘀"。休宁县方广也论述了"妇人以血为海。妇人以血用事，气行则无病，凡妇人病得之气血滞结"。由于妇科病血瘀症很多，活血化瘀广泛适用于经、带、胎、产、乳、杂病等妇科病的治疗，如能辨证选方遣药得当，确能取到桴鼓之效。正如叶天士所说，"务在气血调和，病必痊愈"。

2. 临证特色

"黄氏妇科"临床擅用活血化瘀法。活血化瘀的代表方为桃红四物汤。方名出于清代吴谦的《医宗金鉴》（1742 年编成），这也是新安医学的贡献之一。《医宗金鉴·妇科心法要诀》云："若血多有块，色紫稠黏，乃内有瘀血，用四物汤加桃仁、红花破之，名桃红四物汤。"又曰："妇人血病主四物，归芎白芍熟地黄，血瘀改以赤芍药，血热易用生地黄。"本方乃由当归、赤芍、川芎、熟地黄、桃仁、红花组成。此前，新安医学临床治疗早已用这六味药，但未命名。如明代程充《丹溪心法》（1482年撰）治血瘀痛经，即本方加莪术、延胡索、香附、木香；程玠《松崖医径》（1600年刊行）有调经散治月经过期不行者，即本方加莪术、苏木、桂心、香附、木通、甘草；另有补血定痛汤治小产心腹疼痛，即本方加延胡索、香附、青皮、泽兰、牡丹皮；罗慕庵《医宗粹言》（1612年刊）制滋阴抑血丸治疗怒气伤肝，形成癥瘕及痰挟瘀血者，即本方合柴胡疏肝散加青皮、莪术、苏木、山栀子。尤其是明代余午亭（1518—1601）《诸症析疑》认为"四物汤为治妇人调治之总司也"，治血瘀经闭，用四物汤加桃仁、红花，或可为桃红四物汤之滥觞。本方功能养血活血，调经止痛，寓祛瘀于养血之中，通补相兼，攻而不伐，补而不凝，有"疏其血气，令其条达而致和平"之效，随症加减可用于治疗各科各种血瘀病证。以本方加减而组成的方剂较多，著名的有王清任（1768—1931）《医林改错》所制的血府逐瘀汤、膈下逐瘀汤、身痛逐瘀汤、会厌逐瘀汤、补阳还五汤、通窍活血汤、解毒活血汤等，及吴鞠通《温病条辨》的化癥回生丹，林佩琴《类证治裁》桃红饮、通经丸等。历代先贤以本方加减治疗妇科血瘀病证，用本方或加减治疗血瘀证见诸报道屡见不鲜。经现代药理研究证实，本方具有舒张血管，降低血管阻力，加强微循环流速，调节血液黏度，降脂、抗炎、抗肉芽肿生成，增加小鼠耐缺氧、耐疲劳等各种作用。现常用治疗闭经、痛经、月经不调、不孕症、子宫内膜异位症、盆腔炎性肿块、经行头痛、经行身痛、妊娠高血压综合征、中期妊娠引产、产后腹痛、恶露不绝等妇科血瘀病证。

"新安王氏医学"

"新安王氏医学"，又称"新安王氏内科""富堨王氏内科"。起源于清嘉庆、道光年间，其始祖为新安歙县王家宅人——王履中。王履中受业于新安冯塘名医程有功，得程氏真传，醉心岐黄，擅长杂病及虚劳病诊治，医名远播苏、浙、赣、皖等地。王履中之子王心如、孙王养涵均秉承家学，悬壶一方，皆为新安名医。王养涵传子王仲奇，仲奇光大家学，为近代新安医学巨擘。传家学于三弟王殿人、四弟王季翔、侄王任之及子女王樾亭、王蕙娱、王燕娱。王樾亭传子王宏毅、王宏殷。王季翔传子王乐匋，王乐匋传子王键，王键传女王又闻。自清嘉庆、道光年间迨至今日，王门薪火传承七世，绵延近200年，从医者数，代代名医辈出，医名显赫，影响深远。

（一）传承谱系

王履中（生卒年月不详），字学健，清嘉庆、道光年间歙县王家宅人，为“新安王氏医学”创始人；第二代王心如（生卒年月不详）；第三代王谟（1859—1904），字养涵，又字漾酣，号猥斋及芦溪隐；第四代王仲奇（1881—1945），名金杰，晚号懒翁，王谟之次子；王殿人（1888—1931），名金华，王谟之三子；王季翔（生卒年月不详），王谟之四子；第五代王樾亭（王仲奇之子）；王蕙娱、王燕娱（王仲奇之女）；王任之（1916—1988），王殿人之长子；王乐匋（1921—1998），笔名老匋，别名默庐，王季翔之子；第六代王宏毅、王宏殷（王樾亭之子），王键（王乐匋之子）；第七代王又闻（王键之女）。

“新安王氏医学”以其独特的学术理论和临证特色而享誉皖、浙、沪。如清末民初名噪沪、浙、皖的新安王氏医学代表性人物王仲奇；新中国成立之后不久即任安徽省卫生厅副厅长的王任之；以及全国首批名老中医学术经验继承工作导师、新安医学和温病学科带头人之一的王乐匋等。

“新安王氏医学”创始人王履中，自幼聪颖好学，勤奋刻苦，立志岐黄，师从歙县冯塘享有盛名的杏林高手程有功学医，为程有功得意弟子，博得有功先师厚爱与亲授。据《歙县志》载：程氏医学精邃，享有名声，著书数十卷，惜皆毁于兵燹，仅留有《冯塘医案》二卷存世。学健与叶馨谷（清嘉庆、道光年间名医，歙县东乡梓坑人）传承有功衣钵，被时人称为“叶王二氏”。加之学健悟性极高及好学钻研，于固本培元中颇擅其能，很快学验俱丰。

王履中擅长于杂病及虚劳病的证治，遣方用药以轻、清、灵、动取胜，每每于平易之中见神奇，故名声益噪，闻名遐迩。远道就诊者极多，就连当年著名的清政府湘军及洋务派首领张之洞、左宗棠等达官显贵也时常约请学健诊病疗疾，医名远播江苏、浙江、江西及安徽各地。

“新安王氏医学”第三代王养涵，因乡试两次不遂，受家风熏陶，尤其喜好且独精于医，渐渐声名益著，远近求医者更是络绎不绝。相传当年一位许氏人家的独生儿子患病，生命垂危，很多医生诊后皆束手无策，摇头叹息，均谓其子必死无疑，要许家置购棺材，准备料理后事。许氏夫妇痛不欲生，肝肠寸断，寻着王养涵，跪地泣求于王养涵救救其儿子性命。王养涵应允，经悉心诊治，遣方下药，仅一剂而起之。许家大喜，奔走相告，听者人人惊讶不已，个个竖起大拇指，称"新安王氏医学"之神奇。

第四代王仲奇 15 岁随父养涵学医，22 岁时因父亲去世便正式悬壶乡里，以善治温热病而著称。仲奇先生医术精湛，诊务十分繁忙，不仅在当时徽州的各县，远及沪、杭以及武汉等大城市都常有病人慕名前来就诊或请其出诊。王仲奇夜以继日的诊务严重超负荷，每日都要坐诊十多个小时，当时富堨这个仅有 2000 余人口的不大村镇，为了应对王仲奇先生的配方业务，竟同时开办了八家中药铺，足以见得王仲奇先生诊务之忙碌。1923 年秋季，王仲奇举家移寓上海，虽然他不挂牌、不登报而隐姓埋名，但不久还是因擅治内伤杂病而驰誉沪上，慕名求医者络绎不绝。他常与常州孟河医派代表人、寓居上海名医丁甘仁先生一同会诊，交流经验，被上海医界同仁并称"丁、王二氏法古有训，又能够自出新意"；亦有与北京著名国医陆仲安先生并论，有诗云："吾党数陆王，盛名久洋溢。"当年北京的名医施今墨先生南下上海，闻其名后便乔装打扮前往就诊试探，见后佩服王仲奇善用经方，妙手回春。就连英、美、法、日等国的一些驻沪领事馆官员也前来找他看病，还应邀赴港澳等地出诊。一位日本医药界人士就诊后盛赞王仲奇医术，产生了拜师学习的想法。王仲奇行医四十余个春秋，诊治了病人近百万人次，足见其饮誉海内外之一斑，成为近代新安医家寓居上海的一代名医。其处方手迹、医疗资料等已作为珍贵的艺术品及文物被新安故里的百姓、中医院以及中国（上海）中医药博物馆所收藏。其名字被收入《海上名人传》，成为当时中国名医之一，誉满申江，远播海内外。

王季翔，王养涵之四子，幼时曾从源溪金安伯先生学习古文，兼工书法，因聪明好学，记忆力超强而过目不忘，古文功底扎实，文笔犀利且书法流畅，为其日后的学医打下了深厚的基础。王季翔先生先后行医于屯溪、旌德、泾县等地，治内伤和妇人经带胎产卓有成效，每建奇功。一次季翔受芜湖的同乡邀请，前往出诊。当时芜湖一带中医公会正大力倡导医界用药一律使用药材正名，凡违规处方使用别名的药一概不发。季翔给一病人诊后立方用了一味名"曲节草"，肆中人曰："无此药。"季翔答曰："曲节草即六月霜。"肆中人曰："既知是六月霜，为何不用正名？"季翔笑答曰："曲节草方是正名，六月霜才是别名也。"肆人惊疑，拿出《本草纲目》来查验，一看果不其然。即此芜湖诸医相继传颂，佩服季翔之学。

王季翔熟习经典医籍，赞许清代医家徐大椿"先识疾病之所由生，再辨病状之所由异。治必有定法，法必有主方，方必有主药"之论。临证尝以徐大椿《兰台轨范》诸方应对内科杂病、时病等病证证治，成效卓见。

（二）学术思想

"新安王氏医学"治学博采，好学深思，熟谙中医典籍，博采众长，融会贯通。远宗仲景，旁及东垣、好古、叶天士诸家，乐于勤读细研吴谦著作，推崇徐灵胎、朱丹溪的学术思想。王氏认为：治病之道，贵在明阴洞阳，用药宜酌盈济虚，补偏救弊，辨证立方，通变化裁不为前人所囿，临证重视问诊，认为"医生治病之道，望、闻、问、切'四诊合参'，诊断以望字为首要"。重视"三因制宜"，因人、因地、因时制宜，用药取舍，有时差别很大，有时仅在分厘之间，所谓神而明之存乎其人。

王氏医学析病论治宗经旨而不囿，常引诸子之书及现代医学认识，阐述病机。辨证以经络学说追本穷源，阐发脏腑病变机理，提出"物必先腐而后虫生，人必先伤而后邪入"。诊治内伤杂病，注意照顾脾胃和肾气，不一味强调进补，擅施调理气血之剂。对温病见解独到，认为湿温之邪表里兼受，病程缠绵、病势多变，治法上或芳香化湿，或淡渗利湿，或清热祛湿，随机灵活运用。在对人脑的认识上别有会心，认为人身精血充足，则"脑为之满"，于是耳目聪明；如果肝肾精血有亏，则"脑髓宗脉弗能宁静"，于是就"目为之眩，耳为之鸣，头为之倾，坐卧行动如坐舟车中"。王氏还十分重视人的精神因素，认为人可以因郁致病，病又可使郁更加重。

（三）临证特色

王氏临证立方，既守法度，又不拘泥。常以佩兰、青蒿、白薇、通草、杏仁、益元散等为芳香化湿基本药物；取法半夏、杏仁、木瓜、薏苡仁、鸡内金、橘红等健脾渗湿之功；并施苏木、丹参、蒲公英、旋覆花、泽兰、枳实、茜草根、薏苡仁等奏清热祛湿之效。

王氏临证处方，无门户之见，唯求一效，时常是经方、时方并举，反映了王氏在临证上的诊治特色。治疗瘀血病证，多取辛香行气之品，在诸理血药中配伍花类之品，如治肺痨咯血病人，以清和立法，以生地黄、海蛤、鹿衔草配凌霄花、山茶花、白茅花，清血热、理血气，升清降浊以调阴阳。王氏盛赞徐灵胎"药性专长"之说，注重选择有针对性药物，或以单方参入复方，取单方力专而厚，处方用药平稳精炼，常取效于"平淡之中"。治泄泻，多用海蛤粉、蛇含石、乌梅肉等；治淋浊，擅用川萆薢、紫贝齿等；治不寐，常用法半夏、龙骨、牡蛎等；治痢疾，每用禹余粮、赤石脂、莱菔子等；治哮喘，则用甜葶苈、鹅管石、法半夏等。治疗经脉闭阻，常用豨莶草、鹿衔草、石楠叶、鬼箭羽、白茄根、海风藤、海桐皮等；治肝肾亏虚，喜用野料豆、楮实子等；治营血亏虚，用鸡血藤、仙鹤草等。

王氏还精通药物炮制理论，炒、炙、同杵、炒去壳、隔纸炒、生姜汁和冲等，或以脚注，或以前缀书于处方。临床注重药物剂型变化对疗效的影响，据病情使用膏、丸、散剂。议膏方救弊补偏；制丸剂，扶正祛邪；造散末，酌盈济虚。

1. 王乐匋治学之路

王乐匋先生出身于新安王氏医学世家，师承祖辈经验。早年行医乡里，善用仲景方屡获殊效，被誉为"王伤寒"。从当时临床实际出发，王乐匋先生于《景岳全书·伤寒典》《通俗伤寒论》等医著中，悟得"回阳之中必佐阴药，滋阴之内必顾阳气"的深刻含义，创立了一系列邪正合治或寒温并用的方剂。抗日战争期间，皖南徽州屯溪成为大后方，聚集了不少有识之士，王乐匋先生常问学于任教大学选修班的汪松涛老先生。治医之外，同时对文字、训诂、目录、版本考据等均有涉猎。新中国成立后入南京中医学院教研班研修，后调入安徽中医学院任教。王乐匋先生为医治学，取径较宽，除对叶天士、薛生白、吴鞠通、王孟英以及柳宝诒诸医家作更深入的研究外，对张景岳、徐洄溪、陆九芝、尤在泾等各家之说均奋力探究。

王乐匋先生在安徽中医学院执教30余年，主讲"温病学"。主张做学问应淹博贯通，不能专主一门，不搞孤立的研究。他还着力于张景岳、徐洄溪、陆九芝、尤在泾、张山雷、何廉臣诸家的学说。曾主讲过"中医学基础理论""伤寒论""中医内科学"和"各家学说"等课程。他为医治学，取径较宽，除纵向继承外，还重视横向交流，融会贯通，由此及彼。自1978年以来，他先后带了伤寒温病专业、中医文献新安医学等专业十多位硕士研究生，多次被中国科技大学、南京中医学院、陕西中医学院等单位聘任为博士、硕士研究生答辩委员会主任委员。

2. 王乐匋对新安医学研究的贡献

明清之际，新安医学作为一种地域医学现象，与同时代的其他学科有不可分割的血肉关系。新安医家之众，医籍之丰，在明清时期全国科学技术处于"低谷"之际，唯有新安医学欣欣向荣，一跃而居于全国前列。当时安徽医学名流几占全国同期总数的六分之一，而新安医家、医籍均居全省之冠，堪称明清时期中医药学的"硅谷"。20世纪70年代末，王乐匋先生便与学术界同仁一起，率先在国内开拓了新安医学研究领域，组织成立了省新安医学研究会，并被公推为会长。他系统地研究了汪机、孙一奎、方有执、程钟龄、程杏轩等诸医家及其学术思想，并从新安医学专著着手，先后整理点校了《医述》《圣济总录纂要》《外科正宗》《叶选医衡》《医效秘传》等专著。他竭心尽力，加强协作，搜求阅习，选好版本，认真进行点校整理。由其任总校订的《医述》刊行后，受到了中医学术界的广泛赞誉。

鉴于《医述》著者程杏轩有"于先正群书未能尽睹，一斑一窥……当望后之君子，补其阙略"之言，先生主编并付梓刊行了《续医述》。在编纂《续医述》时，王乐匋先生"竭泽而渔"，强调对资料的搜集要求"齐"，不仅要有杏轩以后的新资料，程氏以前《医述》未收而医学文献中确属精要者，亦予以补充。处理资料时，要求博采众旨，无门户之见，在剪裁、提炼上下工夫，以问题和疾病为经，以经义、哲言、总论、论治、脉候及选案为

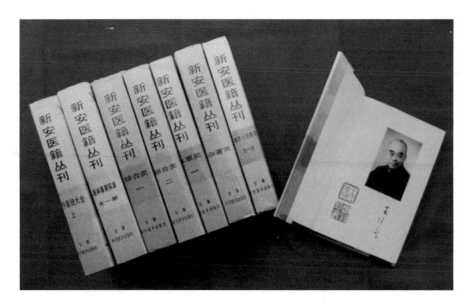

纬，相互交织，精益求精。《续医述》的问世，让零散的数百家医学资料及历代不同学派的观点，系统地、有条理地展现于世人面前，缩龙成寸，达到医学内容的升华，真乃神似《医述》。王乐匋先生还历经多年的广搜博取，深入探究多种名著所蕴含的学验真髓，撰著《新安医籍考》。按"医经"（包括中医基础理论）"伤寒"（包括温病）"诊法""本草""针灸""方论"（1—5）"医案""养生""丛书"（包括医史工具书）"考证医籍""附录"共十五编，首列书名（包括别名），次列朝代、作者、该书出处、卷次、存佚、内容、版本馆藏，最后列按语。将清末以前新安医家所著的医籍共 800 余部编入其中，为后世留下了一部宝贵的新安医学医籍文库，是我国第一部地区性医籍考。

20 世纪 80 年代，王乐匋先生与余瀛鳌（中国中医科学院研究员）、吴锦洪（蚌埠医学院教授）、李济仁（皖南医学院教授）等共同主持编纂大型综合类新安医学全书《新安医籍丛刊》。全书共 15 个分册、1000 余万字。王乐匋先生要求写出特色来，要首先梳理好目录，凡新安医籍力图"尽收其中"。内容除原书序跋、凡例之外，要从图书分类学、版本学、历代考证、个人评介诸方面弄清楚，要写出每卷书的内容提要、作者传略，并在"考"字上下工夫，体现了王乐匋先生严谨的治学态度和新安医学研究的刻苦精神。

《新安医籍丛刊》的出版刊行，是王乐匋先生等一批新安籍老同志在新安医学研究领域中潜心耕作八年左右时间的成果与结晶，该丛刊获得了华东地区科技进步一等奖。王乐匋、李济仁、吴锦洪先生被新安学界誉为新安医学研究"三老"。

绩溪"龙川胡氏医学"

（一）传承谱系

据清嘉庆十五年（1810）《绩溪县志》记载："胡仲伟，字环溪，龙川人，诚朴谨慎，世传外科，尤精方脉。"1934年绩溪龙川私塾教师胡子谊先生所撰"龙川胡氏医学家真迹"等史料文献，并结合胡氏世家当时挖掘发现的相关资料实物佐证，"龙川胡氏医学"一世祖胡仲伟，约生活于清康熙、乾隆年间，具体出生年月不详，绩溪县龙川人，龙川胡氏第36世。胡仲伟自幼生活在胡氏宗家大院，受先祖"医者仁心"思想的影响，自幼承继家学，禀续祖业，精习岐黄，济世救人，不仅世传外科，而且在内、妇、儿科方面创立了独具特色的学术思想，积累了宝贵临床经验，并屡获"扁鹊名"，医名远播，为"龙川胡氏医学"的形成奠定了良好的基础，使"龙川胡氏医学"成为新安医学重要的组成部分，为"龙川胡氏医学"之始祖。

第二代传人胡文鳌（约生活于17世纪末至18世纪初）字雪陶；第三代传人胡廷松（卒于18世纪中期）；第四代传人胡志相（生卒年月不详）；第五代传人胡光涵、胡光淡（生卒年月不详）；第六代传人胡以彬（约生活于18世纪中后期）；第七代传人胡楚南（生卒年月不详）；第八代传人胡一枝、胡在邦（生卒年月不详）；第九代传人胡象离、胡爻吉（生卒年月不详）；第十代传人胡震来（1896—1943），字雨田；第十一代传人胡树人（1922—1986），字木如，胡震来之长子；胡节君（1924—1991），字竹如，胡震来之次子；胡煌玡（1929—2014），字煌如，胡震来之三子；胡何如（1935—2008），胡震来之五子；第十二代传人胡亦清（1956—），胡树人之长子；胡亦俭（1962—），胡树人之次子；胡鹏飞（1945—），胡节君之长子；胡任清（1948—2009），胡节君之次子；胡为俭（1957—），胡节君之三子。

（二）学术思想

"龙川胡氏医学"善于澄本穷源，知常达变。"顾病机转变，辗转相因，治法逆从，浅深异同。"在证治上，善于采用经方和时方两法，以及广泛应用民间单验方，使众多当地和外地的病人恢复了健康。"龙川胡氏医学"学术思想注重肺胃气机升降作用，顾护脾胃功能调理等，从而达到邪去正安，阴阳平衡。大至可概括为三个方面：一是重辨证，崇名法，攘外安内，调整阴阳平衡；二是断预后，决生死，仙手佛心，倡导务实作风；三是澄本穷源，知常达变，敢于探索，遵古而不泥。这些在其辨证论治急危重症方面，体现得尤为突出。辨治特色思想，可以在医案中充分体现出来。

1. 重辨证，崇名法，攘外安内，调整阴阳平衡

辨证论治是中医药学理论的精髓，理、法、方、药是辨证论治在临床上的具体运用，而四诊合参辨明证候为施治提供依据，其核心价值首在辨证。

如《胡震来医案》219案载："右偏头痛，无时或释，此外感也。方书所谓：外感头痛无休，内伤头痛，时发时已。前医投以固本之法，其痛愈剧，其为外感无疑，宜从治标之计。"震来先生在遵循名著辨明外感头痛与内伤头痛的基本点上，阐明了"急则治标，缓则治本"的根本原则，并与治疗疾病的原则性与灵活性结合起来，避免了步入前医"内伤头痛固本"的误区。

2. 断预后，决生死，仙手佛心，倡导务实作风

人体疾病的过程是一个不断变化的过程，辨证论治的意义，包含着要随时掌握疾病实质的变化，并相应地改变治疗措施，判决顺逆，提前干预，防止误诊、误治。《胡震来医案》中对温热病、伤寒、疟疾、鼓胀、脘腹痛、血证、哮喘、产后病等急危重症病例，通过收集临证不同病症反应，以四诊合参辨别病情进退与顺逆趋势来判断疾病的预后，防范病情传变，鉴别出病人生命体征，显示医者有所为、有所不能为的临证治疗意义，从而把辨证论治提高到断预后、决生死的新高度，也进一步丰富了龙川胡氏医学特色的辨治思想体系。

3. 澄本穷源，知常达变，敢于探索，遵古而不泥

在我国古典医学文献中，没有肝炎、肝硬化、肝腹水等病名。但现代医学所称以上疾病的主要临床症状，在中医学的诸黄、水肿、鼓胀以及癥瘕积聚门中却有极为相似的论述。

历代先贤多主张将黄疸分为阳黄、阴黄两大类。黄疸的致病原因和发病原理均为感受外邪，汗出不彻，瘀积而成；或由饮食不节，劳伤过度，脾胃运化失常，三焦气化不行，小便排泄不利，湿热内蕴，蒸郁发黄；或由寒湿阻滞于中，脾胃之阳不振，湿难运化，肝胆失于疏泄郁而成黄。急黄则是发病急骤，病情危重的一种黄疸，似属西医所谓的暴发型或闪电型急性黄色肝萎缩。

"龙川胡氏医学"强调治疗肝炎要注意脏腑关系，澄本穷源，知常达变，敢于探索，遵古而不泥。

（三）临证特色

胡氏临证中坚持弘扬祖传中医诊治特色，崇家学，精于内、妇、儿科，在肝胆病、脾胃病、心血管病、妇科病的治疗上颇有心得，理论造诣深厚。擅长肝胆、脾胃、心悸、失眠、便秘、肿瘤及妇科疑难杂病的治疗，以及中医药美容、养生与保健。大胆开拓思路，灵活创新，利用祖传清肝解毒药方治疗急慢性肝炎和早期肝硬化；采用自拟龙牡枣仁安神汤治疗失眠；小柴胡汤加味治疗胆汁反流性胃炎；清热活血汤治疗前列腺炎；参七查蒲汤治疗原发性高血压；益气养血化瘀汤治疗妇科病等都取得显著疗效。胡氏临证经验来源于师授与善学，学术思想根植于《黄帝内经》《伤寒论》等名著，旁征于李东垣、朱丹溪、孙一奎、徐灵胎、喻嘉言、陈修园、王梦英、陆以湉等名家思想，形成了重视辨证、诊必求细、法必求良的辨治思想。在其现今后世医家中，藏有大量明清时期的各类中医经典名著，从中医四大古籍到中医临证入门读本，如金元李杲的《兰室秘藏》；明代孙一奎的《赤水玄珠》以及朝鲜大型综合类医学全书《东医宝鉴》；清代吴谦的《医宗金鉴》；陈修园的《医学实在易》；汪昂的《本草备要》；程国彭的《医学心悟》等。从基础理论、中药方剂到医案医话，可谓是应有尽有。在这些现存古医籍中，较

多版本的字里行间和页眉之上，都注满了胡震来先生的阅读批注及印章。而且不同的用笔颜色，反映出震来先生在不同的时期反复研读这些著作，从中可以感受到先生青灯夜读，"三十乘书"之情景。胡震来先生不仅喜读善学，而且尊贤惜书，深知前人经验之谈对医家临证的重要价值。因此，其设专置书房，特制"雨田藏书"专柜，以便经典医籍保存传世，以供后人学习查阅。虽经百年历史的磨损及人为盗失，现仍有2000余册古医籍保存完好，分存于其胡氏后辈医门家中，这在新安地域以"家族链"传承的百余户世医家族中，可谓首屈一指，堪称"首富"。绩溪"龙川胡氏医学"世家融汇百家，医学理论功底扎实。

"龙川胡氏医学"第十代胡震来先生家学有源，秉性聪慧，志向高远，一生勤学深研，医途显著，深得病家信赖。遗著《胡震来医案》，病因阐述简洁，病机分析透彻，遣方用药灵动飘逸，理法方药及疾病的预后一气呵成，是部难得的医案珍集，有鸣世之才和仁者之风。《胡震来医案》载案485例，医案医话6例，出诊日记1则，诊次627例，病症达81种，慕名转诊案例占26％，涉及内、外、妇、儿、五官科等，其中急危重症病患达72％。由此可见，其在治疗危急重症疾病方面，能够精准的辨证论治。其走出了一条"承家学，习经典，探医理，崇名法，勤思变，善临证"的名医成才之路，对新安医学的传承与发展，及中医人才培养皆具有现实的指导意义。

《胡震来医案医论辑要·医案医话篇》系震来先生行医多年所思所悟之心得体会，虽载案例不多，但读之开人心悟，弥足珍贵。案中载有近代新安名医王仲奇与胡震来先生先后所治汪浩如案例，体现了二位医家理、法、方、药的各自特色，以及在同病症异方面的治疗理念，足见道有得之言，平正中肯之语，以补前贤之未逮。

胡震来先生谙熟药理药性，对病人服药后的反应和愈后判断亦是十分精确，不仅擅治伤寒、温病，治疗时疫也有独到之处。据民国二十四年（1935）十二月上浣，龙川村私塾教师胡子谊先生《龙川胡氏医学家真迹》载：民国十二年，安徽桐城县陶润月患重疾求震来先生诊治，虽早闻先生医名，然亲历先生药到病除，陶氏不免高山仰止，感激不尽，赠其匾额首序云："贵府世代名医，晚生到此有年，耳之已熟。今沾重疾，果蒙令郎震来先生妙手，药到病除，足征衣钵真传，后先媲美也。活命之恩，愧无以回报，今将回籍，留此以纪不忘。"

第十一代传人胡节君先生临床经验丰富，遵古而不泥，在传承家学之时，敢于思辨，大胆创新，灵活遣方。在20世纪50年代初，胡节君发现绩溪县首例钩端螺旋体病人，采用中医药治疗，使病人很快痊愈，为中医药治疗钩端螺旋体病积累了一定的宝贵经验。其精熟内、妇、儿科杂症，且擅治急、慢性肝病。临证总是善于抓住病机，掌握治则，审症求因，权衡用药。治疗慢性肝病，其又十分重视脏腑关系，强调注意病人肝与肾、肝与脾胃、肝与血气、肝与情志及饮食劳逸之间的关系，澄本穷源，知常达变。其集多年临证之经验，采用单、验方治疗急、慢性肝炎，并和中药师一同配方自制"肝炎糖浆"，因卓有疗效而为后人一直沿用至今。

胡节君先生毕生带教学生36人。其子鹏飞、任清、为俭承其学，继承了新安"龙川胡氏医学"精粹，为尚书府中走出来的"龙川胡氏医学"培养出第十二代传承人。

蜀口"曹氏外科"

曹氏外科始于歙县蜀口，其元祖曹启梧（生卒年月不详），为清末年间新安医学六大医家之一。曹氏祖居歙县潜口乡蜀口村，祖传六代，历今百余年，经长期的临床实践，积累了丰富的临床经验，独具特色，为病家所称颂。曹氏外科具有良好的医疗道德，在当地享有较高的声誉。

（一）传承谱系

一世祖曹启梧（生卒年月不详），字鸣岐，晚年自号益著，约生活于清代咸丰年间；第二代传人曹丞延（1866—1935），字益新，曹启梧之长子；曹丞隆（1868—1908），字兰阶，曹启梧之次子；第三代传人曹叙峻（1894—1956），字崇竹，益新之长子；曹叙彝（1906—1969），字典成，益新之次子；第四代传人曹荫彭（1918—1972），字嘉耆，崇竹之子；第五代传人曹恩泽（1941—），曹嘉耆之长子；曹恩溥（1950—），曹嘉耆之次子；第六代传人章英（1971—），曹恩溥外孙女，曹氏外科第六代传人。

曹启梧早年师从浙江嘉兴名医程玉田先生学习疡科，出师后回到乡里蜀口悬壶济世，医道日进。据民国版《歙县志》记载：曹氏"尽得其术，并有发挥，遇重病他医不能治者，应手辄效"。名播歙县、休宁、绩溪、淳安各地。启梧不仅医术精湛，且医德高尚，遇贫者施诊赠药，在当时传为佳话。

一般多以为，外科痈、疽、疮、疡为肌肤表浅之疾，虽有疼痛而无碍大事，伤及不到性命。然而曹氏则推崇汪机"外科必本于内，知乎外，以求乎内"的观点，强调"有诸中，然后形诸外。治外遗内，所谓不揣其本而齐其末"。曹氏认为，同是区区小疮，处理不妥或失治，亦能成"走黄"之灾。更何况脑疽、发背、疔疮、五肿等凶险之症，稍有不慎，同样有伤命之虞。因此，曹氏治病，注重辨证论治。对于临床上常见的多发性脓肿好发于夏秋季节，一般医者往往都喜用清热解毒、凉血消肿的五味消毒饮或内疏黄连汤等苦寒药治疗，病症往往并不易治愈。而曹氏针对此症乃暑湿流注，为先受暑湿之邪，继则寒凉外束，气血凝滞，壅塞于营卫经络肌肉而发肿于外，临床表现必有高热不退、胸闷不舒、不欲纳谷、苔白腻、脉滑数等暑湿内停之内症表现，实为内外同病，故治疗则首当清暑化湿，通络消肿，佐以和营解毒。暑湿化而寒凝散则热自退，经络通而气血和则肿痛自消。强调切忌投入大剂苦寒清凉解毒之品，否则寒邪伏内，气血凝滞，更难痊愈。

曹氏外科的另一特色是擅长运用外用药物，反对滥用刀针。曹氏认为，外科治病，应重视外治法，因外治法简便易行，药性直达病所，收效甚快。因此曹氏主张以调理元气为先，不轻用寒凉攻利之剂，切戒滥用刀针，尽量以消散为常法，不使化脓穿溃。如在痈疽初起阶段，能正确地运用外敷药，对于一些经久不愈的溃疡疮口及皮肤病更是疗效显著。

嘉耆先生一生忙于临床应诊，无暇立书著作，但留下数十年之医案，诚为可贵，先生整理的部分秘方、验方已载于 20 世纪 50 年代安徽省卫生厅主编的《验方汇篇》一书中。

（二）学术思想

1. 谙熟医理，精于证治

中医外科疾患虽以局部病变为主，但究其病因，多从内发，无论是审证求因还是理法方药，都离不开中医的整体观念。故曹氏外科历代都认为：外疡与内证异流而同源，并不是单纯的一方一药的治疗，亦非一个膏药、一撮药粉所能奏效。若不通读《黄帝内经》《伤寒论》等经典著作，不谙熟医理，不明脉理，则不可为疡医。主张习外科者，应重视对基础理论的学习和研究，必须学习中医经典，并强调理论联系实际，理论为临床服务。尝曰："谙熟医理脉学，得内外之术，每遇内外重病者，心中坦然，一经调治则得心应手。"故曹氏外科百余年来有所发展，有所创新，并逐渐形成其特点，是与重视基础理论的学习、坚持内外同治的临证之道分不开的。

一般多认为外科痈疽疮疡为肌肤表浅之疾，虽是疼痛而无妨性命。曹氏则认为不然，同是区区小疮，处理不妥或失治，亦能成"走黄"之灾。更何况脑疽、发背、疔疮、五肿等凶险之症，稍有不慎，同样有伤命之虞。但若辨证正确，治理得当，用药合理，则能化险为夷。关键是自己对疾病的病因病机和发展过程需有一个足够的认识，方能知常达变也。就脑疽而言，曹氏认为，在临床上有虚实之分。实证多以风温湿火之毒壅凝积聚于皮肉之中而发，易溃、易敛、易治，多以和营解毒、清热利湿为治，一般以仙方活命饮和五味消毒饮即可。如在发病过程中，或因正不胜邪，或因恣食辛辣发物而出现疮形平塌、根盘漫散、疮色紫暗、溃烂少脓等火毒内陷之症，则属阳中有阴，实中夹虚也。治应扶正托毒，酌加透肿托毒之品。虚证属阴，多由情志内伤，郁火内发；或房劳伤精，肾亏火炽；或恣食膏粱厚味，脾胃湿热内生等，治当补托为宜。多以托里消毒散加生地黄、牡丹皮、丹参等。但在其病情变化过程中又往往会出现壮热、口干、便秘、尿毒等阴中有阳、虚火相兼的证候，且此类病人每多兼有消渴病史，故在治疗时应慎用温阳峻补之剂，当酌加清热滋阴生津之品，以达到补偏救弊、调理阴阳之目的。由此可见，曹氏外科辨证立法别具匠心。

2. 发扬特色，力求创新

博采众方，融贯众家而为己用，意在创新，亦为曹氏外科的特色之一。

曹氏十分赞赏清代中医外科三大派之一的"心得派"外科大家高秉钧。高秉钧（1755—1829），字锦庭，号心得，锡山（今江苏无锡）人。曹氏崇其"凡治痈疽，初觉则宣热拔毒，既觉则排脓定痛，初脓毒成而未破，一毫热药不敢投，先须透散，若已破溃，脏腑既亏，饮食少进，一毫冷药吃不得，须用和营扶脾"之观点。尝曰：此乃外科理法方面之准则。但又认为亦有痈疽初肿而阴寒内结，气血此虚者，若属阴寒内盛，脉络凝滞非温阳通络之剂难以疏通；而阳热盛炽，毒邪未清，虽溃亦难以宣解，则宜清热解毒之品。故对于痈疽疮疡，曹氏主张寒温得当，反对纯用苦寒之剂。先祖曾治一例骨疽，时令大暑，病人右腿内侧肿痛半月，经多方医治无效。症见局部肿痛漫散，坚硬如石，肌肤虽灼而肿块色紫为隔宿之猪肝，形体消瘦，精神不振，纳少，便溏，舌苔灰黑而滑腻，脉来沉迟。追问病史，发病前曾外出负重，热甚，归后即用冷水淋浴，又卧阴凉通风之处，遂发此病。再观先服之剂均属一派寒凉之品，先祖斟酌再三，认为其素体虚弱，卫气不固，感受暑热之邪，复因阴寒内侵，暑卫寒束，腠理闭塞，脉道凝滞所致。当以温散通阳，宣通脉络为要。若过服寒凉，岂不更迫寒邪伏内，气血凝滞，焉能消散耳！今虽值酷暑，亦非麻黄不能开其腠理而祛邪，非姜桂不能解其寒凝而通络，非熟地黄难以活血而行瘀也。故以阳和汤加藿香、佩兰、丹参、红花、穿山甲等，五剂后肿痛消其半，稍事加减续服六剂而痊愈。

对于方剂的运用，曹氏外科亦是如此，崇先贤而不泥古，如对于乳痈的治疗，诸医多以"括篓牛蒡汤"作为主方。而曹氏认为：乳痈的病机为乳汁郁阻、乳络闭塞和肝气胃火郁滞所致。故治疗当以通、清两法为主。"括篓牛蒡汤"清凉太过而发散宣络之力不足，况产妇过服寒凉也属不当。故自拟"鹿角地丁汤"作为治疗乳痈的主方。方中以煨鹿角、穿山甲温通消散，宣络下乳；两地丁、金银花清热散结，以清肺胃壅火。寒温并用，相得益彰，再加以调和营卫气血之品，共奏宣络下乳、散结消肿之功，临床运用，每每获效。

（三）临证特色

曹氏擅长于疔毒、瘰疬、流注等外科杂病的治疗，依据病症分析病因、病理、病变，并根据不同病情采用补、散、发、清等各种治法，在先贤的基础之上有了进一步创新与发展。其善以先贤所创"鹿角地丁汤"辨证加减治疗早期外吹乳痈，且屡用屡验。其方剂组成：煨鹿角 10 克，两地丁各 20 克，炙穿山甲、黄芩、川郁金、王不留行、粉草各8克，金银花、连翘、当归、赤芍、山栀子、香附、漏芦各9克。寒热交作者加防风、荆芥，局部红肿甚剧加川黄连，坚硬较甚者加柴胡、大力子、皂角刺，乳汁过多、过稠者加木通、橘叶。治愈率高达94％。病程在6日以内的分别用药1～8剂后，乳房肿痛均消散。清代名医马培之认为："乳痈系肝胃气火郁结与乳汁壅滞而生……"故而其治疗大法的关键是"清""通"二字。曹氏遣方以两地丁、金银花、连翘、山栀子、黄芩、甘草等清热解毒，着眼于一个"清"字；泻火即是消痈，用炙穿山甲、王不留行、漏芦行壅乳，香附、郁金行气滞，赤芍、当归行血郁，共同体现一个"通"字，结散则火退。至于何以在热实证的乳痈早期，选用咸温补阳的鹿角为主药，更有二层寓意：以少量温药参入大队寒凉药中，则寒而不凝；鹿角温而不燥，煨用则通而不补，以通络消肿、下乳止痛为功。曹氏认为："乳汁阻滞与肝胃火郁乃为乳痈之主要起因，而乳汁积滞既有碍气血的循行，更有利于细菌孕殖和毒素蓄积，导致邪热酝蒸，酿乳腐血为脓，故治乳痈之急，不唯清肝胃火热为要，又尤当勿忘通乳络下乳汁。"故而在使用"鹿角地丁汤"中行气散血通络之药的比例偏重，与清热解毒药为伍，堪称旗鼓相当，不相上下。尤其需要指出的是：鹿角煨用，似开前人未有之例，乳痈用之，具他药未有之效，与寒凉清火药是相反相成，与行气散血通络药是相辅相成，共奏清热退肿、消痈止痛、宣络通乳之功。仲景之意以附子败酱散已开寒温合用治痈之先河，而曹氏仿借其意而立法组方选药，用作治疗早期乳痈，屡试屡验，可谓疗效亦佳，经得起重复。

曹恩溥先后发表了论文《朱砂生肌散治疗下肢溃疡600例》（1991年被黄山市人事局、科技局评为市优秀论文奖）；《鹿角地丁汤治疗乳痈200例》，刊登在《陕西中医学院学报》第12卷第4期；《大清龙汤治疗瘾疹62例》，发表在《中医临床与保健》杂志第1卷第2期；《中药治疗赘疣20例报告》，发表在《中医临床与保健》杂志第2卷第2期；《曹嘉耆外科验案三则》，发表在《安徽中医学院学报》第10卷第2期；《颠倒散治疗痤疮52例》，发表在《中医临床与保健》第3卷第4期；《药线引流法治疗瘘管128例》，发表在《安徽中医学院学报》第11卷第12期；《重用黄芪治疗消渴并发脑疽1例》，发表在《中医临床与保健》杂志第13卷第2期；《消肿片内服配合祖传消核散外敷治疗乳腺囊性增生 144 例》，发表在《安徽中医临床杂志》第 11 卷第 12 期。

歙县蜀口"曹氏外科"自清末咸丰年间其元祖曹启梧至今 160 余年历史，传承六代，精于医理，学验俱丰，辨证精确，用药独特，对于中医外科的疑难杂症的治疗颇有独到之处，在徽州一带享有盛誉。

歙县舍头"程氏内科"

新安歙县上丰舍头"程氏内科"始于清雍正年间程大鉴。大鉴自幼习儒，后研习岐黄，精于内科。清雍正十二年（1734），因医术高超，时任徽州府同知任宗游为大鉴题写匾额，曰"龙宫妙手"，仍悬挂在村内祠中，自清雍正甲寅年至今而名噪于世。

（一）传承谱系

始祖程大鉴，约生活于清雍正年间（具体生卒年月不详）；第二代程学汉，大鉴之子（生卒年月不详）；第三代程光樽，学汉之子（生卒年月不详）；第四代程正美，光樽之子（生卒年月不详）；第五代程道周，又名仁寿，字颂南（生卒年月不详）；第六代程义林，道周之子（生卒年月不详）；第七代程雁宾（1900—1984），又名艾屏、礼焜、字鸿；第八代程亦成（1927—1993），又名智达；第九代程悦耕，生于 1949 年 12 月。

舍头"程氏内科"第五代传人程道周承继祖传医业，医术精湛，治病知

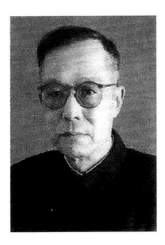

生死。《歙县志》称道周"治病有奇术"，"名噪一时"。清代书法家杨沂孙赠联颂云："神术君能发金匮，济人我久契灵兰。"时歙县大阜村有病人求治，道周诊之曰："神不内敛，危在俄顷。"于是劝其家人携其速速归家。哪知病者却怒而拂手，去大阜村中友人之家，孰料刚至门槛便仆地而亡。人皆以道周为神，称颂于民间。据民国《歙县志》载：程道周著有《疡科外治验方》《锦囊医话》等书，惜佚。道周之子义林、孙雁宾从其学。

程雁宾十四岁师从歙县富塌儒医王钦初学习古文，两年后攻读岐黄之术，弱冠后便返回乡里，一边于邻村姬川教私塾，一边辄持《黄帝内经》《难经》等经典医籍研读。24岁那年，程雁宾正式弃教悬壶。1954年为首组建了上丰乡联合诊所。1956年，程雁宾携子程亦成一同被聘至原徽州专署医院（黄山市人民医院前身），组建成立了医院的中医科。

程雁宾四岁时就失去了父亲，与母亲相依为命。雁宾聪明贤良，尊师孝长。母亲识文达礼，聪慧宜人，从小教育雁宾做人做事，雁宾一生牢记母亲教诲："医者有割股之心，汝长成若能继承祖业，当以活人为先"，故而程雁宾直至终年不以钱财为念。随着家道日渐丰裕，至终不置田产，自奉甚俭而为人慷慨。当年因兵荒马乱，加之自然灾害，江北安庆一带来徽州佣工者甚多，程雁宾先生一概免费为其施治。先生尝曰："彼异乡人，本因家计窘迫，始来我徽，吾何忍再取其赀。"邻里贫病者有疾，先生亦悯然矜恤，从不计诊酬，且时有周济。雁宾先生之德行，邻近数十里至今称颂不泯。先生擅治内科，其最为突出之处是辨证准确，用药精当，以清、轻、灵、验见长。如治胃病，先生常言："胃病有重调养、慎饮食而自愈者，足见已伤之胃有自行复原之机。药物治疗，仅是调和气血，助其复原已。治胃以降为顺，以和为贵，投药当顺其下行之性，药量宜轻不宜重，过则重伤胃气。"对于辛香走窜之品，先生用量尤轻，常不过一钱，多在三五分之间。胃虚者，先生亦不主张骤投大量补益，更不可滥用滋腻，否则有滞气碍胃之弊。先生曾譬此为汽灯之汽嘴堵塞，物何须多，通针一根足矣，力不必重，轻轻一点即可，汽一畅通，火焰自炽，治病投药亦是如此，真可谓"四两拨千斤"。因此程雁宾先生处方，貌似轻描淡写，而屡有效验。

程雁宾先生治疗急性热病，应用大苦大寒之药，亦很谨慎，认为过于苦寒，不仅断伤阳气，且易致使热邪冰伏不解，因此，必须在苦寒清热的基础上配以引邪外出之品。

程雁宾先生一生为中医药事业呕心沥血，20世纪30年代，歙县医药会（即后之中医公会）成立，先生积极参与活动，曾任监察委员。新中国成立后，程雁宾先生又参加筹建歙县医师联合会（后改为卫生工作者协会），任执行委员。1955年，程雁宾先生还将其珍藏的清乾隆、嘉庆、道光年间歙县名医程杏轩所撰《医述》一部，共十六卷（道光版），捐赠给省卫生厅，以利重新刊行，广为流传。程雁宾先生先后被选为歙县、屯溪市、休宁县人大代表、政协委员以及省第三届政协委员。晚年被推举为省中医药学会理事及徽州地区中医药学会名誉理事长。

1984 年 1 月，程雁宾先生病逝于屯溪，享年 85 岁。先生逝世之时，正值隆冬大雪，家乡上丰舍头村及邻近数村数百人扫雪十余里，将程雁宾先生迎归故里，安葬于村后。

雁宾先生之子亦成、孙悦耕从其学。

（二）舍头"程氏内科"学术思想

歙县上丰舍头"程氏内科"自一世祖程大鉴至今 160 余年的历史，历九代而不衰，擅长内科杂症之治疗，尤其是治疗慢性疾病颇具经验。在扶正与祛邪、调理脾胃以建后天、不求速效及病人自身调养等几个方面形成了"程氏内科"独特的学术思想。

1. 祛邪与扶正

在慢性疾病治疗中，祛邪与扶正是必须处理好的一对矛盾。程氏认为，尽管慢性疾病多虚实夹杂，但祛邪仍是治疗的一个主要手段。《黄帝内经》有"邪之所凑，其气必虚"之训，程氏认为此处之虚不可看作其人体质素虚，而应认识到是指因劳作过度，或七情过激，或猝然逢风寒雨湿之袭等原因致使人体一时性藩篱松疏，外邪乘虚而入，使人致病。邪中于人，祛邪自当为治病之本，此急性病治疗应着重祛邪之理。至于慢性病，宿疾旧恙，乍好乍坏，时轻时重，迁延日久，脏腑气血之伤在所难免，因此虚象多有之。但病人求诊时则大多在复发或加重之际，有因感受外邪而诱发，有因脏腑功能减弱而致痰湿内生、气血瘀滞，故多虚实兼见。程氏认为邪（包括痰、湿、瘀血等病理产物）不去则脏腑功能不能复原，气血运行不能通畅，因此，祛邪应作为治疗的主要方法。如慢性肾炎病人，面黄无华，体倦乏力，虚家无疑；面浮跗肿，纳谷不香，舌质紫或暗红或有瘀点，此脾督已伤、水液气血运行障碍之表现。水、瘀即是病邪，邪不逐而专补脾肾，徒劳而无功。故程氏临证多以茯苓、车前草、石韦、冬瓜皮、陈赤豆、陈匏皮等以利水；

以丹参、益母草、牡丹皮等以活血化瘀。如病人肾功能不全而出现恶心呕吐、不能饮食等症状，则以枳实、川厚朴、半夏、广陈皮、茯苓等和胃降逆，疏滞泄浊，药虽不关乎肾而常可见功。至若益肾及阴柔之药，则非病情平稳、胃纳尚可时极少应用。

2. 调理脾胃，重视后天

脾胃为后天之本，程氏在临床中对脾胃十分重视，特别是慢性病治疗上调理脾胃尤为重要。此乃受其先祖影响，代代重视对脾胃的调理。

程氏擅治杂症，用药轻灵，时时顾护脾胃。尝谓五脏六腑皆赖水谷养之，饮食不进，焉望病愈？因此，程氏调理脾胃，非一味用补益之法，而是顺应脾胃之性，即顺应胃之和降与脾之喜燥恶湿之性，以通为补，以和为贵。用药多以健脾燥湿行气之品，如半夏、陈皮、薏苡仁、佛手、枳壳、木香之类，而慎用参、术补益之药。同时程氏调理脾胃还十分注意肝对脾胃的影响，临床常见肝气不舒而横逆犯胃者，治疗又当以疏肝和胃为主。

3. 精心护持，不求速效

慢性病治疗过程中，应先树立病人之信心，欲使病人有信心，除晓之以病不能速愈之理外，医者亦应认识到既然非朝夕可使病愈，则当使病人有较长时间服药之耐心。且用药亦应选价廉易得之品，贵重价昂或难觅之物，久服则病家多不堪承受，且疗效也往往与常品难分伯仲。其次，每服药后，务不得使病者有不适之感，若有亦应先行告之。对某些病情复杂、体质欠佳的病人，投药更应小心，不求速效、显效，但求于症状稍有好转、循序渐进而收功。如治疗胃恙，程氏遵腑以通降为顺之旨，常以二陈（中满去甘草）加佛手、木香等以达调气之目的，再据证之寒、热、虚、实以他药调整之。又治疗老年性慢性气管炎喘咳者，虽有肺肾两虚之表现，但治疗多以化痰顺气、健脾和胃为主。常用杏仁、紫菀、款冬花、白前、广陈皮、法半夏、炒莱菔子等。病者药后舒，即愿再服。慢性病治疗服药时间一般都较长，但并非一直服药不停。尝喻治急性病若火灾时之灭火，治疗过程中不可稍有松懈。而治慢性病则如农人之锄草，不求一次彻底解决。慢性病的痊愈是一个逐渐好转的过程，可根据病情轻重阶段性地间断服药。如此一可减轻病者的经济负担，二来当病情偶有反复时，病人亦不至于丧失信心。总之，程氏在慢性病的治疗上不急于求成，倡导医患都应戒急躁之心，尤其一些慢性重病，更须小心护持。正所谓王道无近功，往往不求速效而能见效。若蛮攻蛮补，则欲速而不达，或生他变。

4. 引导病者，自我调养

程氏认为：慢性病治疗，药物只是一个方面，自身调摄在疾病康复中往往起到很重要的作用，所谓三分治七分养也。故此，程氏在诊治疾病的同时，引导病者加强自身的调养，从"怡情志、适寒温、避劳累、慎饮食"几方面加以注意。首先，程氏认为精神因素多影响心肝两脏，而肝气失于疏泄又多影响脾胃，故除情志疾病外，肝胆脾胃疾病受情绪影响较大。因此病者应尽量保持心境之平静，摒弃各种思想包袱，任何的悲观、恐惧、疑虑、愤怒、抑郁等思想与情绪都无疑会对疾病的痊愈造成极大障碍。临床上常见由于恚怒而胃脘痛作，由于过度思虑、抑郁而饮食不进等。所以程氏在慢性疾病诊治时常常细心、耐心和风趣地与病人交谈，竭力调节病人的心情，引导病人自我减压。其次，劳累及寒暖不调亦常导致疾病发作或久而不愈。如肝胆脾胃病因劳累而诱发；痰饮喘咳因受寒而加剧；慢性肾炎也每于受寒感受外邪后加重。忌口是饮食调摄的一个重要方面，除诸如脾胃病忌生冷，肝胆疾患忌重油荤腥，肾病宜少盐饮食外，对咳喘病人还特别强调忌食酱油及盐渍腌制食物。尤其是外感表证解后，咽痒、咳嗽少痰者，此类食物食后多致气闭、咳嗽加剧，常有不在意而致咳嗽数月不愈者。又肾病忌冷食，曾治一肾炎患儿，诸症悉平，唯小便化验每次总有蛋白少许，时当盛暑，询其食冷物否，方知每日食一冰棍，嘱其戒之，不久，小便实验室检查完全正常。

综上所述，程氏认为慢性病治疗必须医患配合，"王道无近功"，反对蛮攻蛮补，不求速效而见效，提倡因势利导，重视忌口。通过逐邪、调脾胃、注意调摄等手段，排除各种妨碍疾病痊愈的因素，使机体始终处于一种有利于脏腑功能恢复正常的状态下，病者方有康复之可能。处方用药，多选价廉易得、平淡无奇之品，少用昂贵而疗效与常药难分伯仲者，与其家传一脉相承，以轻灵见长。

（三）舍头"程氏内科"临证特色

程氏擅内科，尤长于杂症肝胆、脾胃病的治疗。其重视祛邪和调整脾胃功能，用药轻灵是其主要特点。

受先祖之影响，程氏历代治病重视调动病人自身之抗病能力，认为人之五脏六腑皆赖水谷养之，饮食不进，病焉能愈？脾胃强健是疾病易愈的关键之一。因此，临床上很注重脾胃功能的调整，对于慢性病的治疗，更是如此。程氏调整脾胃，并非单纯以参、术类补之，而是顺应胃之和降、脾喜燥恶湿之性，以和为贵，以通为补。在用药量上讲究宜轻不宜重，尤其是芳香行气之药，3～5克即可，多则耗气伤阴。同时又十分重视肝胆对脾胃的影响。

在祛邪与扶正的关系上，《黄帝内经》有"邪之所凑，其气必虚"之训，但程氏认为，此"虚"乃指劳作过度、七情内激或猝逢风寒雨湿之袭而致人体一时性的藩篱空疏，外邪乘隙而入，非指人的体质素虚，祛邪自当为先。至于久病迁延，常因气、血、津液代谢障碍而有痰湿、瘀血等病理产物停留于体内，而表现为虚实夹杂之症，治疗亦当通过祛邪而达到扶正之目的。否则，痰、瘀不去，正亦难复。因此，程氏在临床上非常重视祛邪，对化湿祛痰、活血化瘀法的应用尤具心得。并创用"启闭汤"：方以制乳香、制没药、桃仁、赤芍、茯苓、滑石、通草、黄柏、生薏苡仁、琥珀末化瘀散结，清利湿热，用于治疗老年性前列腺肥大引起的小腹胀急、小便不通或点滴不畅。创"顺气消痰汤"：方用杏仁、紫菀、白前、桔梗、桑叶、菊花、荆芥、连翘、茯苓、橘红、生甘草以宣肺理气、消痰宁咳，治疗慢性气管炎，均获良效。以上两方，被中医古籍出版社编入《名医名方录》第四辑，于1994年12月出版发行。

新安溪源程氏医学

（一）传承谱系

据《溪源程氏宗谱》记载，婺源程氏始祖乃程湘，"字从龙，有作云从。龙纪中授检校工部尚书"，他的后世三代之中出了四位尚书。婺源又是大哲学家、理学集大成者朱熹的故乡，自古文风鼎盛，读书风气甚浓。学堂、书院林立（著名的如阆山书院、桥山书院等），素有"十家之村，不废诵读"及"山间茅屋书声琅，放下扁担考一场"之谚语。婺源自古对医学教育事业的重视，加之徽商的催生，给新安医学在婺源的发展带来了很好的机遇，使得婺源历代医家辈出，经久不衰。大批的文人雅士纷纷由儒入医，或亦儒亦医，身体力行。婺源"新安程氏医学"也正是在这一良好的氛围与环境下应运而生。

"新安溪源程氏医学"传承谱系

大字辈　程北聪（清初行医于军营，在汉口创"沛隆堂"药铺）

有字辈　程士禄（北聪之子，清中行医于汉口）

　　　　程如鲲（清中行医于汉口）

光字辈　程光炘（清中行医于汉口）

　　　　程赞臣（清秀才，行医于溪头）

　　　　程良书（清五品医官）

昌字辈　程昌植（早年行医于汉口，后溪源故里创办"沛隆堂"药铺）

　　　　程昌斌（清中行医于汉口）

振字辈　程振达（溪源"沛隆堂"第二代传人）

　　　　程门雪（中国著名中医学家、溪源程氏医学杰出代表）

　　　　程定远（江西省武术协会副主席、武当淮河派二十二代传人、中医伤科学家）

绳字辈　程雪影（著名新安医学家、溪源程氏医学第六代传人）

　　　　程焕章（原上海龙华医院副主任医师）

　　　　程琴香（新安名医、溪源"沛隆堂"第三代传人）

　　　　程晓天（伤科名医、武当淮河派二十三代传人）

启字辈　程启森（溪源"沛隆堂"第四代传人）

蜇字辈　程剑锋（安徽省非物质文化遗产新安医学传承人、溪源程氏医学第八代、休宁"沛隆堂"创始人）。

"沛隆堂"厅堂上方挂有一副对联，"三百载悬壶成一派，九代人济世泽万家"，到程剑锋儿子这一辈，正好九代。此时程剑锋的儿子已医科大学毕业，并获得了医学学士学位，为了更好地传承家学，目前正在市内一家医院临床各科轮转。程剑锋勉励儿子"路漫漫其修远兮，吾将上下而求索"。

"新安溪源程氏医学"历代名医辈出，从清初始祖程北聪起，至今已相传九代，在新安医学的世医"家族链"中，以内、妇科为主的"新安溪源程氏"家族也可谓是历史悠久、影响较大的世医家族之一。程氏家族中程良书为清代五品医官，程门雪为现代中国著名中医学家，程定远为武当淮河派二十二代武功及伤科传人、原江西武术协会副主席，另有程振达、程焕章、程雪影、程琴香等都是各个历史阶段显赫一时的新安医家。他们传承衣钵，医而好儒，相互借鉴，融会贯通，有的还兼攻书法、诗、画，彰显了儒医大家的风范。

据传明朝嘉靖年间，程北聪先祖程濂得其父亲"从一居士"之好友医僧徐广济真传，精于岐黄之术。因徐为明朝开国大将徐达之后，有龙佩随身，程濂学成之后，医名渐起，便以"佩龙堂"之名挂牌济世。

据《程氏家谱》记载，程北聪早先曾在汉口军营中"治军书"，相当于秘书兼军医。程北聪儒而通医，亦儒亦医。其治医严谨，学而不厌，仁心济世，乐善好施，体恤将士疾苦，军中名声益噪，深受将士们的爱戴。后程北聪因年迈告老辞差，解甲为民，就地寓居湖北汉口，开设药铺兼坐堂。由于"佩龙堂"曾资助反清复明人士被清军查抄，为了避讳前朝之嫌，清乾隆三年（1738），程北聪将先祖药号"佩龙堂"改名"沛隆堂"，在汉口专事悬壶济世。自程北聪起，程氏后人三代都在"沛隆堂"药铺坐堂。当时药铺系前堂卖药，后堂加工，医生坐堂，时称"兼刀又带柜，郎中坐上位"，系制药、卖药、行医三位一体，形成了当年颇具特色的悬壶方式。

程北聪之子程士禄（具体生卒年月不详），为新安医学程氏医家颇具特色且有代表性人物之一。程士禄早年随父程北聪在汉口行医，挂牌于汉口的"奎星楼"，主要为来往于汉口的徽州商贾诊治。由于医术精湛，口碑渐佳。据《武汉中医志》记载："武汉三镇中医沿袭传统从师授业，学术观点和治疗方法均各遵所师，虽不存门户之争，但流派自成。在学术思想和临床实践上深有影响的流派，可分为经方、时方、温热、寒凉、攻下、滋阴、补土、综合等。"汉口名医汇聚，使得新安溪源程氏有机会不断和当地的名医名家相互交流探讨，也是推动各门户医学流派医术不断进取的原因之一。

新安溪源著名中医学家程门雪，为溪源程氏医学最为典型的代表人物之一。据 1979 年版《辞海》载："程门雪长期从事临诊实践和中医教学工作。新中国成立后曾任上海中医学院院长，上海市中医学会主任委员，第二、第三届全国人民代表大会代表，中华人民共和国卫生部科学委员会委员。擅长中医内科，对《伤寒论》和温病学说颇有研究，为中医教学事业做出了卓越贡献。"

程门雪 1902 年出生于新安溪源程氏医学世家，父亲是当地有名的宿儒，家庭富裕。程门雪自幼时便随饱学之士学习四书五经与诗词赋曲，从而打下了根基深厚的徽州传统文化底蕴。受先贤以儒通医、儒医兼修以及"不为良相，则为良医"的思想影响，程门雪立志秉承程氏医学传统法则，儒医兼攻。

程门雪天生聪慧，授之书，上口即能解其意，八岁时便能咏梅花成句。曾与县邑老秀才同做书院卷，考取第五名，得奖学金四元。村内塾学名曰"雪中书屋"，为村内"八景之一"。据《程氏家谱》之《八景诗序》中记载："程氏世业儒，子姓之肄业者，多致力三冬，每寒窗洒雪，讲习不已，有先世立雪之风，故以雪中书屋曰之。"程门雪与族侄程雪影同窗，吴伟模先生赠送两人学名"门雪"与"雪影"，勉励二人继承先世"程门立雪"之风。

程雪影十分注重经典，且善于融汇新知，虚怀若谷。其辨证准确，临场胆大而心细。其在"沛隆堂"坐诊时接治过当时妇女会一个叫"细英"的妇女，其夏月发热不退，口渴思饮，因家中无人照料，邻居邀雪影前往诊治。当时细英身热足冷，渴饮热汤而不多，脉迟细无力，舌苔淡白。雪影细心诊断后判其是假热真寒，欲用大热药对症治疗。因为其家中无家属服侍，雪影唯恐发生意外，不免提笔难落。为了慎重起见，其约当时卫生院的十斤医生会诊，十斤诊后欲用清凉解暑药。程雪影提醒十斤再摸病人四肢如冰，并找出《伤寒论》和他研究，十斤医生承认自己差点造成误诊。于是雪影应用热药附子、肉桂等医治，并且嘱咐邻里安排人员陪护，服汤药后恐有瞑眩反应，俗称为"斗药"现象，即药与病邪相斗，邪气不服输，正气不相让，一旦正气占了上风，邪气便自己退去。特别是身体越虚、病情越重、病期越长的，方药如果对路，出现强烈瞑眩反应的可能性就越大。果然至黎明时，病人出现瞑眩反应，如昏死一般，邻居甚急，准备收殓，忽又觉胸口还热，过了一会热退人醒。又服了雪影几帖药后，病人转危为安。

程雪影系新安溪源程氏医学的第六代传人，不仅医学经验丰富，学术见解独到，还与小叔程门雪喜好相同，一生酷爱诗文、书画、金石。雪影在其《全部历史和全部工作》中记载："我平生心中，存在一种愿望，绘画乐人之乐，行医忧人之忧。画以维生，医以济世，闲来写幅丹青画，不使人间造孽钱。"程雪影在继承新安画派"师法自然，寄情笔墨"的同时，勇于创新，逐渐形成自己独特的艺术风格。程雪影早年师从潘天寿大师，是潘天寿第一批国画系的学生。由于程雪影国学功底深厚，曾经协助潘天寿编辑《中国绘画史》，且深得恩师器重。潘天寿常言"荒山乱石，幽草闲花，慧心妙手者得之尽成极品"。程雪影的画风正是受潘天寿的影响极大，主攻写意花鸟和山水，偶作人物。程雪影作品清新苍秀，精简意远，灵动空灵，引人入胜。其在国画上的造诣，与当时新安画派的程管侯并称"新安梅兰二笔"。前中宣部副部长周扬对他的画评价很高，多次邀请他参加国内外画展。程雪影一生乐善好施，一次卖画就得银洋三四千元，购买田地49亩，全数赠送给了耕种者。由此可见程雪影医者仁心，清雅高洁的品性和广博深邃的文化底蕴。

程雪影还著有《医学心悟补充》《汤头歌诀白话解》《肝病治疗心法》《临床一得》《妇科讲话》等（未刊本）。另有很多的手稿和处方为其后辈所珍藏，每被后世医家视为鸿秘。

（二）程门雪主要学术思想

程门雪在中医学术上有着很深的造诣，传承程氏内科精髓，对古今医学经典名著和历代各家学说研究颇深，主张破除门户之见，兼收并蓄各家之长，反对对前人论著未经深入钻研即妄加评议的不良学风。重视经典原著，强调去芜取精；主张摒弃门户，综合运用"寒温"；学倡深广，尤重运用；细析理法方药，不仅理解精深，而且反对生搬硬套，始终着眼于一个"化"字，以达到能用而不为所惑的境地。

（1）重视经典原著，强调去芜取精

程氏十分重视对古籍原著的批注，提倡以认真审慎之态度推敲批注《伤寒论》《金匮要略》等经典，反对急于求成，"愈欲速而愈不达"。

程氏强调学习中医学应当是在批判中寻找继承，在继承中还须批判。渊博的中医学术每一部分都有精有芜，对中医学术不要妄自菲薄，不但要继承，而且要发扬，应从取其精华方面着手来扬弃糟粕。主张对古代经典论著应根据临床实际选择所需要的东西，反对生搬硬套。如《黄帝内经》中的运气学说，每年的寒暑燥湿、太过不及，确与人们的发病有着密切的关系，但是靠子午卯酉、甲乙丙丁来分配五运六气，对人与自然关系是有距离的。其认为五行学说的"亢则害，承乃制"，尤其是"制则生化"很有应用价值，对许多慢性疾病的治疗起着指导作用。

（2）主张摒弃门户，综合运用"寒温"

程氏一向主张摒弃门户之见，强调广纳各家之长。其曾说过："局方有局方的好处，丹溪有丹溪的好处，景岳有景岳的好处，赵养葵也不是一点好处都没有的，而徐灵胎、陈修园也各有他的好处。譬如徐灵胎批评人参，喻嘉言赞成人参，徐是以清通为主的，他反对的是滥用人参，喻是主张扶正祛邪的，他主张用参，是与疏利药同用。"程氏对明清各家温热学说研究颇深，对叶天士学说致力尤勤，体会最深，对叶氏的辨证和用药规律阐明极多，并得心应手，充分运用于临床。

程氏对伤寒与温病之争，不仅一般地强调统一，强调综合运用寒温二说，而且还提出许多具体的独特见解。首先明确指出"伤寒是基础，温病在伤寒的基础上有较大发展""卫气营血辨证是六经辨证的发展与补充"的观点。关于伤寒与温病的统一问题，程氏认为伤寒从表到里，是由皮毛侵入的；温病之气，不从皮毛，主要是从口鼻吸入的。因此，伤寒表病之转移，总因表不透或失表早下所致，温邪忌表，只宜清透。同时认为伤寒足经病多，温病手经病重，伤寒从表入里是横的，温病从口鼻入是竖的，横的分表里、半表里，竖的分上、中、下三焦，在理论上是有区别的。

（三）程门雪临证特色

程氏对临证处方的用量主张轻灵，反对大剂量用药。其曰：对于处方的分量，当如东垣法宜轻不宜重。药物的作用，是导引，是调整，是疏通，所谓"四两能拨千斤"是也。程门雪善于将《黄帝内经》《难经》理论和"伤寒温病"学说综合运用于临床实践，对多种外感热病及诸多内、妇疑难杂病均有独特疗效。其善宗叶天士法则而化裁之，往往出奇制胜，药到病除。

（1）擅治温热重症

程门雪一生治外感重症甚多，能攻能守，善于应变，以稳扎稳打著称。他吸取叶天士学说精髓，灵活应用于温热重症，掌握各症的全局轻重缓急变化，用药进退有条不紊。如治痰浊湿热瘀滞，内外合邪纠缠难解，程氏必详细审证，不失治疗时机，擅于采用透法，初期每以豆卷、桑叶、甘露消毒丹等以清热透气；中期用鲜生地黄、鲜沙参、豆卷、桑白皮、牛黄清心丸等以气血双清；极期撤去豆卷、桑叶等气药，而加入鲜石斛、玄参、鲜菖蒲，改牛黄清心丸为至宝丹以清营开窍兼防痉厥。病情转危为安后则用鲜沙参、鲜石斛、玄参、桑白皮、川贝、象贝、竹沥等以养阴清肺化痰，后期则撤去鲜石斛、玄参，而用天花粉、芦根等善后调理。对湿热之证，程氏指出：胸痞的主要原因是湿热痞结，每以小柴胡汤、泻心汤、三仁汤合法应用。三泻心汤的组成，干姜配黄连，半夏配黄芩，辛开苦降，是治胸痞的主药，参、草、姜、枣是理中之意，可以随症加减。对阳症阴脉的病人可以原方照用，对一般热度较高病人就要注意加减。

（2）灵通辨治咳喘痰饮

对咳喘痰饮一类病症，程氏在总结前人认识的基础上，作了很多发挥，在综合运用有效方药中取得显著疗效，为当代医家所称道。其善以小青龙汤合射干麻黄汤治支气管哮喘、慢性支气管炎。程氏认为慢性支气管炎在临床上纯寒宜温者有之，温而兼清者亦有之，而纯热宜清者就很少。认为痰饮为水寒之邪，痰饮之疾多见于年老或体虚之人，大都恙久根深，不仅需干姜、半夏、厚朴、苏子等温化之，多宜用鹅管石温肾纳气，或更入紫衣胡桃、五味子等共奏其功。阳虚较著者，还每仿阳和汤意参以熟地黄、麻黄、鹿角霜、白芥子等药；对饮从热化者，则以温清并用法常予定喘汤；对老人体虚，喘甚而咳嗽、汗多者，还每用生脉煎化服《太平惠民和剂局方》牛黄丸一粒。

（3）治胃病疗效独特

对于胃病种种，往往虚实寒热夹杂，每需标本同治，气血兼顾，选方用药尤需深思熟虑。程氏对此皆能左右逢源，灵活应付，因而常获独特疗效。如对胃痛、嘈热、呕吐酸水、畏寒无力者，每以仲景乌梅丸据寒热偏胜而加减治之。治肝胃胆经寒热夹杂、胃脘胀痛、灼热、呕恶酸冷清水等症，则选用枳实栀子豉汤、左金丸、栀子厚朴汤等清上宣中兼疏肝和胃之法。若气机郁滞、脘痛背寒者，则除用苏梗、荜澄茄、娑罗子、川楝子、延胡索、佛手柑等疏肝和胃为主外，还常加入桂枝汤以调和营卫。对脾失健运、胃气不和所致脘痛、便溏、胃纳不馨者，则重于调理脾胃，常予香砂六君子汤配左金丸治之。对脘痛而胃反呕吐者，程氏则每以旋覆代赭汤和胃安中，还每配以左金丸、煅瓦楞、白螺蛳壳等并治肝经火郁。对胃病疼痛诸症平复后，程氏又常以归脾之类善后，以调补气血、养血柔肝而减少肝之横逆。

程氏治病用方，或攻其重点，或复杂而治，有很多独特见解。其赞成罗罗清疏、理法俱足的方剂，对处方的攻其重点、照顾一般的认识。对于一般易治的病症，一是致病的主因，二是疾病的主症，三是病症中的关键点，进行逐一击破。而对于真正顽固的复杂重症，一切可能用的方法均已遍投无效，实不能不另寻出路。寒热温凉、攻补、气血、升降，各行其道，亦大有可能。复杂之症，复杂之治，亦是一法。

祁门胡氏骨伤科

祁门胡氏骨伤起源于一世祖胡显君，早在清宣宗道光年间就掌握了古典的人体解剖知识，并经家族代代传承，贯彻"勤求古训，博采众长，精在明理，知在所行"的祖训，悉心钻研，承继家传正骨伤科，进而逐步形成了祁门胡氏以家传骨伤临床技艺与科学学术理论为代表的新安骨伤医学学科。

（一）传承谱系

胡氏骨伤科一世祖胡显君，生于清宣宗道光十三年（1833）；第二代传人胡茂忠，生于清同治十二年（1873），胡显君之子；第三代传人胡友来（1929—1988），字学坤，胡茂忠之子；第四代传人胡永久（1962—），胡友来长子；胡永胜（1972—），胡友来之三子。

相传胡氏骨伤科一世祖胡显君喜好武术，家中开有磨坊、油坊和糕饼坊，生活殷实，得一老道秘传《少林寺张大周秘传良方》，如获至宝，认真揣摩其中要领，日夜研习，遇有不解之处，请教远近名医，终得骨伤治疗之秘传要旨，技艺趋见成熟。于是显君开始为四乡八邻医治跌打损伤，很快医名鹊起，声誉渐噪。

到了清同治年间，胡显君之子胡茂忠从父习研骨伤技艺。茂忠聪明好学，很小的时候就受到父亲严格的手法训练。父亲常把一只碗敲成碎片，装入青布袋内，每晚熄灯上床，必须在被窝内徒手将布袋中的碎碗片复原成整碗。如此反复训练，以期手法达到炉火纯青的程度。茂忠继承父业，擅长于手法整复四肢骨关节脱位及运用新鲜中草药治疗跌打损伤，徽州、池州各县骨伤病人，纷至沓来。

胡茂忠终生治伤，声名远播皖赣两省。茂忠根据自己的临床体验，著有《跌打伤科》一书，收入其临证验方（膏、丹、丸、散）五十六方，流传于世。

胡氏正骨术，早期为闭合复经的功能疗法，后经胡氏祖辈几代传人多次对诊治过的死者检骨，其第三代传人胡友来就在严父胡茂忠、严师胡君怀的督教下，少时听经学医，先后随父检骨五次，其中甚至解剖了腐烂的尸体一具，由原闭合功能复位逐渐发展为解剖复位，且日臻成熟。治疗时，胡氏采用手法复位、杉树皮小夹板固定，并适时配合土法牵引。

胡友来一生谦虚谨慎，在临床实践中孜孜以求，几十年如一日，无论在雷湖卫生院还是在他的家里，整年躺满各处翻山越岭抬来雷湖就诊的危重伤骨病人。他是徽州地区德高望重的名老中医，名震皖赣两省。

胡友来擅长骨伤科，也精于妇科和肿瘤的治疗，并在中草药治疗肿瘤的探索上有自己独到的见解及疗效。为探究人体发病、治疗、转归之奥秘，常常钻研于医籍的理论探索之中，久久沉于凝神思索而不能自拔，以致每每遇有他人前来而全无觉察。其治学主张"勤求古训，博采众长，精在明理，知在所行"，成为指导胡氏后学的行为规范。

新中国成立后，胡友来加入创建安凌、雷湖乡卫生院，收徒传艺，独当一面，在布满荆棘和坎坷的道路上攀登骨伤医学的高峰。世事艰辛，增长了他的见识，刻苦的磨炼，又改造了他的傲性。其虚怀若谷，仁心济世，始终不变的是胡氏祖辈们传承百年的骨伤技艺。胡友来以德从医，以礼待人，结友以诚，谦恭处世。行医不计前嫌，不计私怨，就是"文革"中对其摧残迫害过的人前来求医，胡友来照样是专心致志，精心为之解除病痛，故备受病人、友人与群众敬仰，体现了新安医家自古以来"医以活人为心"的理念与追求。

祁门骨伤科第四代传人胡永久、胡永胜兄弟，自幼聪慧，酷爱中医骨伤诊疗，随父学习中医骨伤诊疗技术，掌握了用传统手法复位各种关节脱位及用小夹板固定一般骨折，初显了他们在医学领域所拥有的过人天赋。1984年，22岁的胡永久大学毕业，被分配在县教学研究室担任中学化学教研工作。可为了自己挚爱的医学事业，实现自己弘扬祖传中医骨伤治疗的鸿鹄之愿，胡永久毅然放弃了县教研部门优越的工作条件，随父亲一同来到刚成立不久的祁门县中医医院工作。为了打破传统思想的束缚，发展创新祖传中医骨伤医学，胡永久两次到安徽中医药大学学习深造，先后七次到解放军301、304医院及省内外三甲医院学习进修显微骨外科、脊柱与髋关节外科、关节镜等先进技术，并在长期的临床实践中加以运用和不断改进，从而摸索出了一条中西医结合、祖传技艺与现代技术相结合的新安医学骨伤科发展的新路子，形成了自己的独特风格。其断肢（指）再植、手指再造及多种皮瓣移植术在全市乃至全省也是效如桴鼓，声名远播。

胡氏兄弟对骨伤科各级各类手术具有丰富的实践经验，在黄山市乃至全省独具特色，先后获得了省、市、县科技成果奖 8 项。著有《新安骨伤科名家治法》《骨伤治验》《祁门胡氏骨伤科》等专著，同时与人合纂《少林伤科》《伤科集成》等。胡永久历任祁门县中医院副院长、祁门县人民医院院长、中医副主任医师,为安徽省康复医学会脊髓损伤专业委员会委员;省颈椎病防治委员会首届委员;市骨科学会副主任委员;市中医学会和新安医学研究会副会长;《中国卫生》杂志补、《中国医院建筑与装备》杂志社、《医院报》报社编委;县科协副主席、县中医学会副理事长、县医学会会长以及黄山市及安徽省非物质文化遗产新安医学(中医骨伤科)代表性传承人。

胡永久、胡永胜兄弟为新一代祁门胡氏骨伤科传承人,既具有家学传统的诊疗技术,又经过现代医学的学习,擅长取二者之长施治于病家。他们以胡氏治疗骨伤的传统技艺,融汇现代医学的理论与技法,让胡氏骨伤技艺得以焕发青春,弘扬光大,受到了广大群众的高度赞扬。

(二)学术思想

受明代汪机医学思想的影响,新安祁门胡氏骨伤医学十分重视"培元固本"学术思想在骨伤医学中的应用,强调筋骨并重,全身着眼,辨证施治。胡氏认为一脉不和则周身不遂,某外骨折必然损伤筋脉,累及气血,影响全身。胡氏推崇"肾实则骨有生气"之思想,认为肝主筋,肝藏血;肾主骨,肾藏精;精生髓,髓养骨,故对骨折病人十分注意肝肾的调补。胡氏还十分推崇清代医学大师叶天士,常以其养胃汤中之玉竹、麦冬、沙参、石斛等,取其甘凉濡润之味,以调养胃阴,反对苦寒,而擅用甘寒,认为苦寒败脾伤胃,且碍生化之源,而且苦先入心,其气化燥,燥气化火,愈服愈燥,也不可投以甘温,否则添柴助燃,热盛耗津,津伤损血,致气血两亏。故唯甘寒之味,益阴助脾兼可清热,契合阴虚内热之病机。

对于临床上常见的,而一直被骨伤科医师认为较难处理、临床效果较差的肱骨髁间骨折、踝部骨折、胫骨平台骨折、股骨髁间骨折等关节内骨折等,胡氏按动静结合的观点,全部采用中医传统疗法。以手法复位与杉树皮夹板固定,并配以牵引、适时的功能锻炼、内服、外洗中药等治疗。如肱骨髁间骨折和胫骨平台骨折采用内、外侧超关节固定;踝部采用内、外、后侧超关节固定;肱骨髁间骨折采用前臂牵引;股骨髁间骨折用屈股90°位夹板牵引;胫骨平台骨折用小腿皮牵引等。内服方药早期以活血化瘀为主;中期以舒筋通络为主；后期以益气养血、补肾壮骨为主。用药常以十二三味辨证加减，以杜仲、骨碎补、大活血、续断、桑寄生补益肝肾，强筋健骨，疗伤续折，续伤止痛；用丹参、川芎、桃仁、赤芍、红花活血祛瘀，散瘀止痛；炙黄芪以补气固表，温经通脉；当归、桂枝补血、活血，调节血液循环，促进关节气血流通。并根据情况配以宽筋草、钩藤、忍冬藤、防风、刘寄奴、威灵仙、生姜等，煎水外用熏洗，以祛风通络，利关节，宽筋络及利于肿胀消退，多管齐下，促进病人早日康复。

（三）临证特色

1. 整体观察，辨证施治

胡氏骨伤临床治疗，注重的是筋骨并重，强调整体观察辨证施治，从全身着眼，在整体观察的前提下，进行局部的治疗。将人作为一个有机整体，即一脉不和则周身不遂。某部骨折，必然损伤筋脉，波及气血，影响全身。骨折早期常常伴有体温升高、食欲不振、便秘等全身症状的出现。而炎症后期，又会出现骨疏筋悸、关节伸屈不利等现象。下肢骨折可因久卧而伤气，致使体质下降而形成许多继发症，而这些症状能否及时治愈，从而使体质增强，对骨折的早期愈合与功能恢复，均有极为重要的意义。从整体观察，辨证施治，是胡氏骨伤临床治疗的一条重要原则。具体治疗大体可分为：初期活血化瘀；中期接骨续筋；后期补益肝肾。

筋与骨关系极为密切，大筋联络关节，小筋附于骨外而相互联系。故骨折必同时伤筋，而闪挫扭伤，亦必伤骨。非理筋不能使骨复位，故在处理骨折整复前认清其移位状况，确定筋折牵拉造成移位方向，顺其相反方向整复，使移位骨折，复归于初也。筋骨损伤，还要注意气血的涵养，脾胃功能的调理。脾胃失去健运，则化源不足无以滋濡肢骸，势必影响筋骨的生长与恢复。气血充旺，循环输布正常，才能发生滋濡作用，从而使筋骨疾患得到痊愈。筋骨损伤的治疗，亦应注意肝肾二脏的调补。"肝主筋"，"肝藏血"；"肾主骨"，"肾藏精"；"精生髓"，"髓养骨"。对老年病人及骨折后期肝肾二脏的调补显得尤为重要，胡氏习用补益肝肾之品，调补其肝肾二脏，收到十分满意的效果。

胡氏骨伤治疗十分强调要懂得"肢体损于外，气血伤于内"的道理。早期瘀血内阻，致使气血不通，血脉不和，故用药宜行气化病变；中期正气正伤，虚实互见，重在调和气血；损伤后期，瘀血渐化，正气未复，亦以扶正为主，重在补肾益精。气血运行全身，循流不息，外而充养皮内伤骨，内则灌溉脏腑。气血一不流通，则瘀阻之症立现，虽外用手法亦不易痊愈，需内服药物以调整之。胡氏在继承家传治伤的原验方同时，不断学习中医理论，灵活变化方药与剂型，内服的丸散、汤剂，外用的油膏、醋调剂以及外用舒筋化血药酒等，都是胡氏骨伤科传人一代代自己的改进与创新。

2. 参研历代名家之长，创己之特定心法

胡氏骨伤自始创以来的100多年间，注重参研历代名家之长，创己之特定心法。临床上博采众长，学贯百家，对历代诸家手法，且多比较，悉心研讨。20世纪70年代以前，胡氏第三代传人胡友来先生采用骨伤医家惯用的大医孙思邈《千金方》中记载的下颌关节脱臼口腔内复位法。根据它的作用原理，对照生物力学知识，胡友来先生于1974年独创了下颌关节脱臼的单手口腔外复位手法。临床数十例，每获成功，简易方便。就此先生拟写了《下颌关节单手口腔外复位手法简介》的文章，交流推广，是我国现存最早的、很有科学价值的伤科文献。唐代蔺道人所著的《仙授理伤续断秘方》成书于841—846年，书中所述的手法，有触摸、捻揉、拔伸、转动等，对其中的"凡捺正要时转动使治"一法，临床实践中胡氏研学深有体验，尤其特殊的是前臂单取骨折上，胡氏十分注重自己的手法，强调无论骨折的整复或关节脱位，均不能使用猛力、暴力、强力，而要用"活力"，方能取得良好的效果。要尽可能"机触于外，功生于内，手随心转，法从手出，法之所施，使病人不知其苦，方称为手法也"。

胡氏常用的手法有：触摸、拔伸、旋转、捺正等，均依据不同骨折整复需要来适当选取，配合运用，通过有效的手法操作以矫正骨折的成角、重叠、旋转或分离。手法要达到稳准轻捷、驾轻就熟之地步。

肱骨干或近肩、肘关节部分粉碎性骨折，要明确其移位和粉碎骨片游离方向，先对病人施行对施牵引，持续用力，缓缓求之，勿令骤暴。再用轻揉挤、按摩之小手法，初步缓解筋骨的挛聚、肿胀。游离骨片推拢复位后，用推捺扳提等手法，参以轻旋、屈肘等手法，即可达到良好的复位。

3. 宗家传正骨之术，巧施推拿之功

中医正骨与按摩犹如一对孪生兄弟，在骨伤治疗中不可或缺，起着十分重要的相辅相成、相得益彰的作用。因此，胡氏传人在继承家传正骨术的同时，临床中不断揣摩适用手法，并将其用于骨伤，从而丰富和发展了胡氏骨伤科的按摩术。胡友来先生于1982年在安徽省推拿协会成立大会暨首届年会上，表演了胡氏双拇指推拿疗法，深受同道及专家赞赏。先生在会上发表的《中医伤科手法推拿治疗腰椎盘突出症》以及1983年在第二届年会上发表的《推拿治疗肩周炎的一点体会》等学术文章，深受同道好评。1986年，胡友来先生又把按摩推拿适用于骨伤的经验，撰写了《近关节骨折后期运用推拿手法的一点体会》和《胡友来单手下颌关节的腔外复位手法》两篇论文，在第三届推拿、骨伤科年会先后予以发表。

祁门胡氏骨伤医学还十分重视"按穴施药，辨穴加减"，认为"一身之穴道关生命之存亡，或经络，或脏腑，一身之节，俱是穴道"，故曰，"按穴施药，如穿杨之箭，百发百中，应若神仙耳"。在正骨手法上常采用触摸、拔伸、捺正以及独门传统的双拇指推拿手法等，依据不同病人、不同的骨折整复需要选用，且主张正骨与按摩并用。实施手法时，胡氏尤其注重使用"活力"，避免"暴力"（死力），力求一次完成，以免关节再次损伤增加肿胀，不利于功能活动锻炼，使之达到"机触于外，巧生于内，手随心转，法从手出，法之所施，使病人不知其苦"的境界。

对于骨伤科多发病常见病，如创伤、脊柱疾病、关节疾病的诊断治疗，骨关节损伤的手法和手术治疗以及关节疾病、脊柱疾病、显微外科断指再植和皮瓣修复等，胡氏在运用中西医结合治疗各类四肢多发骨折、腰腿痛等方面均取得良好效果。前臂及上臂骨折运用传统手法复位小夹板固定，并早期配合中药外敷及中药汤剂口服。中后期中草药外部熏洗及关节功能锻炼（关节处骨折及四肢骨折术后综合运用CPM机功能锻炼），并配合中草药外部熏洗关节功能锻炼在四肢创伤（关节内骨折修复和骨盆骨折复位内固定）以及骨病（良性肿瘤和类肿瘤样改变切、刮除修复）的诊断、保守治疗、手术治疗。

脊柱外科：开展脊柱腰椎、胸腰段后路各种滑脱复位内固定，椎管减压、

成形，小切口椎间盘髓核摘除术等；开展颈椎前路复位减压固定，颈椎后路椎弓根固定等。

手外科：开展断指、断肢再植及常见带蒂皮瓣转位修复，对于臂丛神经损伤有初步认识。

关节外科：能从事关节镜下关节清理，半月板成形、修整，简单修补前交叉韧带，半髋关节置换术，能开展后交叉韧带重建及全髋关节置换术。

腰椎间盘突出症为山区常见病，胡氏采取牵引、推拿、按摩、针灸、理疗、拔火罐、骶管注射、射频及手术等综合运用中西医结合治疗方法，对于不同病情程度均有治疗手段，取得了满意疗效。

吴山铺程氏伤科

歙县"吴山铺程氏伤科"是新安医学伤科中的集大成者，它明显有别于以婺源江考卿、江昱等为代表的那种域外传入的少林伤科秘宗技艺传承，吴山铺程氏伤科纯粹是新安本土发展起来并传承至今。其家族世代相传，逐步完善提高，形成了一套较为完整的程氏伤科学学术体系。尤其值得一提的是，吴山铺伤科还在治疗破伤风、陈旧性损伤等方面积累了丰富的临床经验。程氏家族撰有医学著作《伤科本草》《伤科治法歌括》《伤科医案》及《本草新增》等，具有较高的学术价值。

（一）传承谱系及形式

"吴山铺程氏伤科"一世祖程四昆，具体生卒年月已无从考证（约生活于清康熙年间中后期）；第二代传人程时彬，字文质；程时亨，字金质；程时中，字永质（约生活于清康熙末年至乾隆初）；第三代程士华（生卒年月不详），程时彬之子；第四代传人程鹤生（生卒年月不详），程士华之子；第五代传人程永裕（生卒年月不详），字大成；第六代传人程世祚（1826—1899），字福田，号兆祯，程永裕之五子；第七代传人程秉烈（1850—1912），字继周，世祚之次子；第八代传人程润章（1868—1927），名绍业；第九代传人程木斋、程谨斋、程纪斋（1905—1987，字振纲），三人皆程润章之子；程以笙（1900—1979），人称"老以仙"；程维芳（1902—1988），又名兴赐；第十代传人程光显（1924—1993），程纪斋之子；第十一代传人程建平（1955—），程光显之长子；程建军（1959—），程光显之次子；第十二代传人方歆，程建平义子（公证处公证）；程鹏，程建军之子。

歙县吴山铺程氏伤科与新安医学中其他传统中医专科一样，有着明显的家族色彩，以固有师承系列的世医家族链教育方式为特征。其祖先的医技和医疗经验由家族嫡系成员父传子，子传孙，世代传承着伤科祖业，且传男不传女，传内不传外，他们的临证实践，随师口传心授，在传统伤科领域经过了十几代人的努力，在临床上积累了大量的经验，并不断在临证实践中加以完善和提高，逐步形成了一种家族内的诊疗技术规范，得以成为济世活人及谋生的手段。"吴山铺程氏伤科"一世祖程四昆精于岐黄，为歙西槐塘村人氏。后举家迁往歙县岩寺的黄源村，并得一黄姓医生秘授伤科医术，故其专心伤科，遂以大进。为歙县"吴山铺伤科"之始祖，故早先以"黄源村伤科"始名，后于第五代程永裕迁寓歙东吴山铺，后世始称为"吴山铺伤科"。

"吴山铺伤科"从一世祖程四昆算起，至今历时12代，传承了300余年。世人多认为程氏专以伤科为业，其实不然。程氏伤科不仅长于折伤治疗，亦间以外科、内科行世。程氏后世传人现存有民国二年（1913）手抄制药秘方一册。部分组方为黄源村传出，共计184方，内容包括内、外、妇、儿、五官各类别，可以之佐证。

清康熙末年至乾隆初年，"吴山铺伤科"第二代传人程时彬、程时亨、程时中兄弟，研习岐黄之术，初行医业，擅内、外、妇、儿、五官各类以及折伤治疗。后又在黄姓医生秘授伤科医术基础上，经大量临床验证，疗伤治验尤精。据民国版《歙县志》载："程时彬，字文质，槐塘人。与兄时亨（字金质）、时中（字永质）均精伤科。后迁黄源。"由此可见，在程四昆率家迁徙黄源村之前，程氏三兄弟已经承继父业，并且掌握了伤科技艺。

第八代传人程润章，继承家传伤科医术，名闻于世。程润章著有《伤科汤头歌诀》一卷存世，此书主要由"用药禁忌""通用折伤用药""孕妇折伤用药""折伤兼证用药""痛风风气用药""痹症用药""痿病用药""幼科用药""中风用药"等九大部分共八十三首汤头组成。全书以浅显易懂、精简练达的歌诀形式编排而成，浓缩了程氏伤科的治伤手法及用药特色，较全面地反映了程氏伤科的主要学术思想，适于家族子弟入门之学习，现藏其曾孙程建平处。桯润章还著有《本草新增》（手抄本），此手稿新增补遗本草达92 条，并列出程氏家传伤科随用本草 148 种。其中新增 92 种，多以花露与动物药为主，皆发前人所未备，并能补明代李时珍《本草纲目》、祁门陈嘉谟《本草蒙筌》、清代赵学敏《本草纲目拾遗》及清初休宁汪昂《本草备要》之不足，故其价值可见一斑。

程润章为歙县吴山铺程氏伤科的代表性人物，医术精湛，名闻州邑。三子木斋、谨斋、纪斋均继祖业。

"吴山铺伤科"第十代传人程光显初中就读两年，即随父纪斋学习岐黄之术。1958 年，光显参加桂林联合诊所，后调任城关区卫生院任副院长。1979 年经安徽省中医考核评定为省级名老中医。

程光显承继家学，伤科技艺精湛，用药轻灵，随手而效。其治疗常见的慢性四肢关节疼（包括风湿痛）可谓经验独到，且操作简便，效果显著。例：歙县城关区医院炊事员钱根香右肘关节疼痛多时，光显以方药麝香、梅片、硫黄（按 1：3：6），将硫黄先盛入铝制瓢放火上溶化，再将麝香、梅片拌匀倒入瓷碟成膏备用。用法：取蚕豆大一块药膏放在痛点上，将火点燃直接刺激使皮肤皱拢后用纸盖灭火，再盖上纸膏药，每日换药一张，让其自行起疱，自行穿孔，不另需任何药物。至 40 日左右，口敛自愈，疼痛消失，数年未曾复发。另有歙县百货商店职工江素娟右腕关节疼痛。方药：麝香、艾绒、生姜。制法：取少许麝香和艾绒揉成小球，取生姜一薄片。用法：先将生姜盖在痛点上，再放艾绒球在生姜上点燃，至皮皱除去，贴上纸膏药，每日换药一次，让其自行起疱，自行穿孔，不用药物，口敛自愈，效果亦较好，数年未见复发。上述疗法治疗期间禁忌食用辣椒、豆腐乳，且夏令不宜采用。

光显传子建平、建军。现二人分别在歙县中医院及歙县城关医院行医，继承祖业。

程建平现为中医主任医师，坚持"固本培元"理论的指导，坚持辨证论治的原则，因地制宜，灵活多变，融会贯通。为新安医学"吴山铺伤科"第十一代传人，现在歙县徽城镇卫生院，荣获省级"非物质文化遗产新安医学（吴山铺伤科）传承人"及"中国当代骨伤名医"称号。

弟弟程建军成功申报为非物质文化遗产"新安医学"传承人。为使"吴山铺伤科"代不乏人，更好地传承和发展，培养了其子程鹏作为第十二代"吴山铺伤科"传承人。现父子二人就职于歙县中医医院。吴山铺伤科程氏后人正在为伤科的发展、为新安医学的传承贡献着自己的一分力量。

（二）学术特点

程氏伤科不仅长于折伤治疗，亦兼以外科、内科行世。在治疗折伤跌打时，主张动静结合，疏补共济，即对创伤、骨折需固定的病人采用杉树皮固定，且鼓励病人及早进行功能康复训练等。外治强调接骨必舒筋，内治则专主活血化瘀。在注重手法整复固定的同时，亦注重内服汤药进行调理康复，并辅以丸药，同时加上外用伤膏助其化瘀定痛。程氏尝将折伤治疗分为前后两期，前期以消肿、定痛、化瘀为主；后期则以调整机体、培养气血为主。用药灵活多变，药无定方，方随法转，视病人伤情轻重、体质强弱而定。"吴山铺伤科"重于补益，区别阴、阳、气、血之虚，外治采用秘制膏药助病人局部化瘀定痛，选方遣药治疗；内治则主张活血兼祛瘀，重视风、寒、湿对折伤病人治疗中的影响。对骨伤科病人多以保守治疗为主，初期总给予手法复位，并采用小夹板固定，既减轻了病人因手术带来的痛苦，减少创伤，且为病人尤其是山区贫困之伤者减少医药费用，广为病人所接受。而在用药上又多取轻灵、平和、易取之品，既在操作上简便易行，且又利于换药和复查，进一步减轻了病人的经济负担。同时，适时指导病人予以功能锻炼，如：吊梯、爬墙、摇手、坐凳等一系列行之有效的手法治疗，往往在平易之中见神奇。故周边地、市求治者络绎不绝，形成了颇具新安地域本土特色的骨伤治疗之法，其学术特点显著，深受病人拥戴。

（三）临证特色

根据"吴山铺伤科"第八代传人程润章手抄本《伤科汤头歌诀》及程杰

良所存伤科医案具体对吴山铺伤科的学术思想和用药特色进行总结。歙县吴山铺程氏伤科，对伤科病症的治疗以内服中药煎剂为主，内治主张活血兼祛瘀，重视风、寒、湿对折伤病人治疗中的影响。治疗分为前后两期，前期以化瘀、消肿、止痛为主；后期则以调整机体、培养气血为主，用药灵活多变。外用秘制伤膏助其局部化瘀定痛。对于关节骨折病人初期给予手法复位，采用小夹板固定，操作简便利于换药和复查。同时适时予以功能锻炼：吊梯、爬墙、摇手、坐凳等一系列行之有效的手法治疗，使病人得到最好的恢复。程氏祖传秘制膏药由100多味中草药经精心加工而成，专治风寒、痹症及跌打损伤，有散结镇痛、祛风散寒、舒筋活血的功效，特别是对软组织挫伤有奇特疗效。"吴山铺伤科"十一代传人程建平，在继承祖传医学的基础上，广征博采，汲取西医知识，结合自己的临床经验，不断探索。并借助现代医学的诊疗手段，通过改良药方，形成了自己的治疗特色。对于痛风、风湿性关节炎、骨髓炎、颈椎病、腰椎间盘突出症等疾病采用内外兼治的方法，治愈者无数。其改良后的祖传秘制膏药，能在短期内解决软组织挫伤病人的痛苦。

总体来说，吴山铺伤科在治疗折伤跌打时，主张动静结合，疏补共济。外治强调接骨必舒筋，对创伤、骨折病人多采用杉树皮进行固定，并鼓励病人及早进行功能锻炼。程氏伤科在注重手法整复的同时，亦特别重视内服汤药进行调理康复，内治专主活血兼化瘀，并辅以丸药配合治疗。同时，程氏还善于附加外用伤膏助其化瘀定痛。程氏尝将折伤治疗分为前后两期，前期治疗以消肿、定痛、化瘀为主，并十分注重风、寒、湿等对折伤治疗愈后的影响，将中医"治未病"理念贯穿于整个折伤病人的治疗中；后期则以调整机体、培养气血为主。用药灵活多变，药无定方。组方讲究各部位引经药物的运用，方随法转，且视病人伤情轻重、体质强弱而选定。

吴山铺伤科不但擅治内外损伤、骨折脱位、慢性劳损，而且对骨结核、骨髓等病症的治疗也有丰富的经验，且疗效显著，深得百姓的信任。

新安医学的这种以家族为纽带的"人才链"特点，使得医业多有世袭，代传不衰。据不完全统计，自北宋以来，三代以上至三十多代的家传名医"家族链"有120余条，记载医家500余人，众多的家族世医相传，集文化性、技能性、历史性与传承性于一体，为中医药学的发展和社会生产力水平的提高作出了积极的贡献。

三、近百年流派发展研究概况

（一）民国巨变中薪火相传

民国时期，既有方乾九、程雁宾等众多新安名医潜心济世，又有汪莲石、王仲奇、程门雪等一大批新安医家纷涌上海行医，为保存中医基因作出了突出贡献。与此同时，新安医学的文献整理工作亦拉开序幕。

民国十九年（1930）歙县医药界为抗议国民党政府"废止中医案"，成立全国医学总会歙县支会，创办《歙县医药杂志》，由黄育庭、胡天宗主编，出刊 6 期，刊载流传于民间的部分新安医家之著作，如《余氏医验录》《乌聊山馆医粹》等。

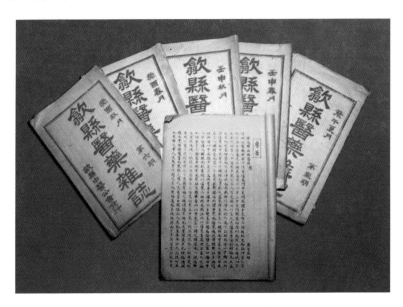

民国时期的《歙县医药杂志》

民国二十一年（1932）双十节（10 月 10 日）《徽州日报》创刊，民国二十五年（1936）12 月在第 4 版开辟《新安医药半月刊》，每 15 日出一期，由屯溪中医程六如、毕成一主编，设地方医药状况、先贤遗著、新安名医传记、医药研究、临证笔记、民间验方、医药问答等 7 个固定专栏，主要是当时徽州医界名流撰写的医疗预防专业性文章，间有新安前代医家医疗经验的介绍。作为副刊面向海内外发行，至 1937 年 9 月止，共出刊 19 期，其中连续 5 期刊出"新安名医传记"，整理明代新安名医 29 位。

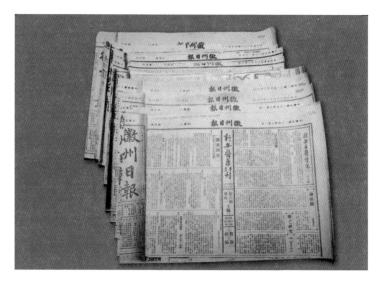

民国二十五年（1930）的《徽州日报·新安医药半月刊》

民国三十五年（1946），《徽州日报》开设"新安医药"专栏，由歙县黄氏妇科第 24 代传人黄从周主编，内容由科普开始转向学术研究，但没有联系徽州人文地理、社会文化、政治经济等方面进行分析研究。每旬 1 期，共编40 多期。

在国家巨变的历史时刻，新安医者不畏艰难，毅然选择担当起中医传承的使命，肩负起人民健康的责任。

（二）新中国前 30 年曙光初现

新中国成立后新安医学迎来了新的曙光，涌现出了一大批学验俱丰的新安医家薪火相传，同时新安医学研究也逐步展开，并由文献整理向教学、临床、科研全面发展，纵深推进，传承发展了中医药事业。

1. 开拓研究视野，蓬蒿即出向凌云

新中国成立后的 20 世纪五六十年代，历史上著名的新安医家如汪机、程国彭、叶桂、王仲奇，新安医著如《名医类案》《医学心悟》《临证指南医案》等，开始进入中医研究的视野，中医类杂志有零星的报道和探讨；20世纪50年代末，安徽中医学院高如鹤教授即着手从医学史角度从事新安名医的考证，做了许多基础性工作；1963年9月初，中华全国中医学会安徽省分会成立，安徽中医学院崔皎如教授在成立大会上发表了《新安医学派的特点简介》一文，从新安医学派的形成、渊源及其影响、成就及其特点三个方面作了阐述。

2. 延续新安血脉，筚路蓝缕启山林

新中国成立后，新安医家兴学重教，坚守阵地，培养了大量新安医学人才。

在新安本地，新中国成立初期，方乾九（1876—1961）、郑渭占（1886—1966）、程雁宾（1900—1984）等老一辈新安医家在传承上发挥了中流砥柱的作用。歙县忠堂人方乾九擅治内科杂病，一生带徒37人，子方建光、侄方詠涛皆从其学，皆为名家，父子俩被尊称为"忠堂先生"，巴坤杰、胡文田、丰文涛、殷巨宾、许维心等名医皆出其门下。歙县郑村"西园喉科"郑渭占言传身教，亲授子孙喉科医业。歙县上丰程氏内科程雁宾擅治内科，用药轻灵，曾任徽州地区医院中医科主任、地区中医学会名誉理事长，子孙皆承其业。黄从周（1910—1976）系歙县黄氏妇科第24代传人，曾于1946—1947年主编《徽州日报》副刊《新安医药》，从医50余年，带教学生20余人。新安医家程道南（1914—1994）为"安徽省首批从事科技工作五十年专家"、全国首批名老中医学术经验继承人指导老师，弟子门生众多。新安医家郑铎（1936—）内外兼治，或攻或补，擅长运用烙法、穿刺、针灸配合治疗喉科疑难杂症，为国家级非物质文化遗产"西园喉科医术"代表性传承人，子孙皆承其业。新安医家李济仁、张舜华夫妇，擅于运用祖传"十八味末药"治疗劳力伤寒、寒热吐泻等重症，往往一帖能见效果，两人均为国家级非物质文化遗产"张一帖内科疗法"代表性传承人，子孙皆承其业。

安徽中医药大学作为安徽唯一的中医药本科院校，1959年建校伊始，便汇聚了一批新安医家执教杏坛，传道授业解惑，数量约占当时中医教师总数的三分之一，为安徽中医药高等教育提供了人才基础，得到了社会的普遍重视和肯定。如郑氏喉科郑景歧（1918—1992），为中医喉科教学和临床科室创建者，首批全国名老中医药专家学术经验继承工作导师，首届中国中医学会耳鼻喉科专业委员会顾问，新安医学研究会顾问；王氏内科王乐匋（1921—1998）为温病教研室主任，首批全国名老中医药专家学术经验继承工作导师，卫生部高等医药院校中医专业教材编审委员，林宗杨医学教育家奖获得者，新安医学研究会首任会长；巴坤杰（1924—2005）为方剂教研室主任，首批全国名老中医药专家学术经验继承工作导师，曾任安徽省政协常务委员，省政协文教卫委员会卫生组副组长。胡氏内科胡煌玙（1929—2014）为伤寒教研室主任，图书馆馆长，学位委员会副主任委员，职称评审委员会委员，安徽省教师高级职称的评审专家。他们分别成为中医基础、四大经典、中药、方剂、临床各科奠基人，将新安医学的印记深深地烙刻在大学教育的历史上，其优质基因至今仍在学校延续。

新安医学并非局限于发源地，而是根植于本土又不断地向外辐射，具有地理新安与学术新安相结合的特色，省内外跨地域的传承亦形成气候。新安医家程门雪（1902—1972）为上海中医学院首任院长，曾任中共中央血吸虫病科学研究委员会副主任委员、卫生部科学委员会委员，弟子门生无数，现代名家何时希、夏理彬、吕荫棠、钟一棠、余小鸿、吴熙伯、费开扬、周超凡、蔡淦、胡建华等均出其门下。新安医家许寿仁（1904—1976）曾于1947年在南昌创办江西中医学校并任校长，新中国成立后曾任南昌市中西医联合门诊所长、南昌市中医药学会主任委员，今江西中医药大学设有"许寿仁中医奖学金""许寿仁中医药优秀论文奖"。新安医家王任之（1916—1988）曾任安徽省卫生厅副厅长、卫生部学术委员会委员，不遗余力地推进新安医学传承发展和文献研究，曾应邀为叶剑英、聂荣臻、邓颖超、李先念、薄一波、陆定一、习仲勋、蔡畅、万里等中央领导同志以及邓小平、刘伯承、杨尚昆等一大批老一辈革命家的家属诊病问疾，周恩来总理曾嘱咐他多带几名接班人。

（三）改革开放以来文献整理奠定基础

改革开放后，新安医学迎来了新的发展机遇。1985年6月安徽省卫生厅提出"北华佗、南新安"的全省中医事业发展战略，8 月国家卫生部部长崔月犁题词"新安医学，永放光芒"；1986 年徽州地区新安医学研究所（今黄山市新安医学研究中心）挂牌成立；1987 年卫生部副部长兼国家中医药管理局局长胡熙明考察徽州中医工作；1990 年由国家中医药管理局投资建设的新安医学学术研究基地基本建成。新安医学研究由此风生水起。

1. 文献整理硕果累累

1978 年，在时任安徽省卫生厅副厅长王任之倡导下，歙县卫生局成立了"新安医学史研究小组"，广为搜集散在民间的新安医学文献，编录《新安名医著作书目》，收医著 218 部、名医 275 人，并开展了"新安医学成就展览"活动。1978 年底洪芳度编辑整理，歙县卫生局、歙县中医院修订编印《新安医学史略》，上卷医史篇，介绍新安医派发展史，下卷医家篇，梳理和介绍了新安医家状况，填补了中医史上的空白。以此为开端，正式拉开了"新安医学"这一新学科领域的研究。

1978—1985 年，新安医学研究陆续有二三十篇学术论文发表，影响较大的有：1978 年全国著名医史文献专家余瀛鳌发表《明清歙县名医在医学上的贡献》一文，将其作为一个群体来观察研究，对新安医学研究起到了推进作用；1979 年黄忠民发表《浅谈"新安医学"对温病的贡献》一文，考察了清初以来新安医家在温病学理论上的认识与实践；1980 年吴锦洪发表《新安医学流派刍议》一文，首次将新安医家分为培元、轻灵、启蒙、考古和创新诸派，至今读来仍令人耳目一新；1985 年项长生发表《新安医家对中医学的贡献及其在中国医学史上的地位》一文，比较系统地论述了新安医家的医学成就和历史地位。

自 20 世纪 80 年代中期开始，徽州地区所属歙县、休宁县、祁门县、黟县、绩溪县、屯溪市等地卫生行政部门和中医机构，相继组织开展了新安医学的发掘、整理工作，纷纷编辑出版《歙县中医》《休宁中医》《石山医苑》《黟山杏林》《屯溪中医》《黄山中医药》《新安医药报》等不定期内刊内报，《安徽中医学院学报》《安徽卫生志通讯》《徽州医学》也相继开辟专栏，一时形成了交流、学习和研究新安医学的新气象。

20 世纪的后 15 年，新安医学研究取得了一系列可喜的成果，其中有多项列入省科委、省教委等科研课题。李济仁 1986 年校按出版《杏轩医案并按》；1990 年主编出版《新安名医考》，收录名医 668 人，对新安医家的生平事迹进行考证研究；1999 年主编出版《大医精要——新安医学研究》，突出学术素养和诊疗方治经验。边玉麟、夏学传 1987 年点校出版《医理》。王乐匋 1993 年主编出版《续医述》；1999 年编撰出版《新安医籍考》，对新安医籍版本存佚进行了全面系统的考证，收录清末以前新安医家所著的医籍 800 余部，成为新安医著的考证研究的历史高峰。王宏毅、王运长 1998 年整理出版《王任之医案》。洪芳度 1997 年编著出版《新安历代医家名录》《新安喉科荟萃》。尤其是 1988 年安徽科学技术出版社组织成立了《新安医籍丛刊》编委会，由余瀛鳌、王乐匋、李济仁、吴锦洪等领衔主持，1990—1995 年共出版 15 册，分医经、伤寒金匮、诊法、本草、方书、综合、外科、妇儿科、针灸、喉科、医案医话、医史、杂著等 10 余类，含 54 种医书，约 1100 万字，是新安医学研究史上的一件大事，该套丛书于 1996 年荣获第九届华东地区科技出版社优秀科技图书一等奖。

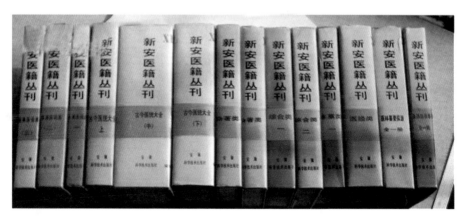

1990—1995 年出版的《新安医籍丛刊》

这一时期徽州各县还发现了大量的新安医籍未刊本，经整理以非正式出版形式印刷的医籍约 15 种，其中新安医学研究所（中心）收集颇富。此外，外省有选择地刊行了新安医籍 16 种，如中国中医药出版社 1999 年出版《明清名医全书大成》，其中包括《汪石山医学全书》《孙一奎医学全书》《吴崑医学全书》《汪昂医学全书》《叶天士医学全书》等，也为新安医学文献研究作出了重要贡献。

专著以外，学术论文也不断发表。据不完全统计，1986—2000 年共发表新安医学研究论文 300 余篇，内容涉及成因分析、历史地位、医家医籍考证、世医家族、流派体系、学术思想、创新发明、伤寒温病、医案医话、治法方药、学术组织、徽商经济、徽州文化、徽州刻书、对外传播、域外影响、现代新安医家等方方面面的内容，为 21 世纪新安医学新一轮研究高潮的到来，做好了思想准备。

这些文献研究成果和新文献的发现，为新安医学研究奠定了文献学基础。打捞历史的文明，拂去历史的尘埃，一个群星璀璨、学术纷呈、内涵丰盛、流派特色鲜明的新安医学，已逐渐浮现在世人的面前。

2. 医学教育蓬勃发展

1979 年，安徽中医学院恢复重建之际，再次选调了一批新安名中医充实教学队伍，如中医内科名老中医胡翘武、新安曹氏外科传人曹恩泽、新安黄氏妇科传人黄孝周，以及项长生、胡国俊、吴曼衡、洪必良、张宁生等名家，新安医学师资后继有人。胡翘武（1915—）为首批全国名老中医药专家学术经验继承工作导师，新安医学会顾问，省中医高级职称评委会委员。曹恩泽（1941—）为第一附属医院肾病学科和临床科室创建人，第三批全国名老中医药专家学术经验继承工作导师，安徽省中医肾病专业委员会主任委员。黄孝周在 1979 年安徽省选拔中医中药人员的考试中，以第一名的成绩选调学院任教，20 世纪 80 年代返回故里，先后任歙县中医医院院长、黄山市新安医学研究中心主任。

20 世纪 90 年代初期，一批老一辈新安医家被选为全国老中医药专家学术经验继承工作指导老师，培养了一批学术继承人和学科带头人。如新安名医王乐匋等为继承人拟定教学计划，修改病案，举办讲座，孜孜不倦，先后培养了吴毅彪、任何、吴南民 3 位学术继承人，打破了"新安王氏医学"的传统家族式传承，在"外系"中得到更加广泛的流传。1993 年王乐匋获中华国际医学交流基金会颁发的"林宗扬医学教育家奖"。

在师资队伍不断扩大发展的同时，新安医学人才培养的层次亦不断提高。1978 年，安徽中医学院首次招收新安医学研究方向研究生，1981 年取得硕士学位授予权，80 年代成立新安医学研究室。此后皖南医学院等也相继跟进，新安医学人才的培养步入正轨。

新安医家的脚步走到哪里，新安医学的种子就会在哪里生根发芽。吴锦洪（1917—2015）先后任教于安徽中医学院、蚌埠医学院，自编教材传授新安医学。程莘农（1921—2015）为联合国教科文组织人类非物质文化遗产代表作"中医针灸"代表性传承人、程氏针灸创始人、中国工程院院士、首届国医大师、全国政协委员，共培养 20 多名针灸硕士和博士，学生遍及日本、巴西、美国、英国等 106 个国家。首届国医大师李济仁先后任教于安徽中医学院、皖南医学院，带教研究生 22 人。其子张其成任教北京中医药大学，2017 年设立"张其成国医研究生奖学金"，奖励在经典理论研究、传承与传播中有突出表现者。

3. 学术影响不断扩大

当代新安医家继承传统，积极营造学术氛围，从徽州本土到安徽全省，从省内到省外，从国内到国际，新安医学交流活动跨越时空，遥相呼应，成为引领时代潮流的风向标。

改革开放后，徽州地区所属各区县中医机构相继筹建了新安医学资料室、展览馆、文化馆、博物馆。学校定期组织学生到徽州人文教育基地考察、学习和调研。1985 年 12 月新安医学研究会成立大会暨第一次学术讨论会在屯溪召开，参会代表共 101 人，研探内容涉及医史和本草学、妇科、喉科、眼科、伤寒、针灸、脉学、护理学各科，46 篇论文收入《资料汇编》，掀起了改革开放后新安医学研究的第一轮高潮。1990 年，"新安医学"赴京参加"首届中国中医药文化博览会"获"神农杯"铜牌。

（四）21 世纪医教研全面推进

进入 21 世纪，新安医学研究向纵深推进，向全面发展，在平台建设、队伍建设、人才培养、科学研究等多个方面取得丰硕的成果。

1. 平台建设

（1）完善研究平台，支撑传承创新。2010 年安徽中医药大学获得立项建设的省部共建新安医学教育部重点实验室，多渠道、多途径筹集建设经费，有效提升了实验室的软硬件水平，为新安医学实验研究打下了良好基础，2015 年以优异成绩顺利通过教育部验收；2017 年顺利召开第二届学术委员会，确定了"文献研究、特色理论研究、防治疑难疾病临床研究、名方验方开发"四个稳定方向，展现出了新的生机和活力。同时"新安医药研究与开发"创新团队荣获省第二届十大优秀"115"产业创新团队，又建有新安医学文化馆、新安医学网站和以新安医学古籍整理为重点的医史文献研究所、以新安医学文化研究为重点的中医药文化研究所，发挥出了示范引领作用。2012 年 5 月，安徽省中医药科学院成立，2016 年黄山市新安医学研究中心和祁门蛇伤研究中心加盟，实现了资源的整合重组、系统优化、综合配置，建立起合作机制，优势互补，共建共享。

（2）搭建交流平台，扩大学术影响。2008 年 7 月由安徽省卫生厅、省科学技术协会、安徽中医学院共同主办的新安医学论坛在新安医学发源地召开，在这次高规格、高层次、高水平的学术盛会上，进一步统一了思想和认识，再次吹响了新安医学研究的号角。2014 年 8 月，由中华中医药学会主办的"第十六次中医医史文献分会学术年会暨新安医学论坛"在新安医学发源地隆重召开。2015 年初安徽中医药大学召开国家科技支撑计划、教育部重点实验室、115 团队、中医学重点学科、中医流派工作室年度工作报告会，重点推进新安医学研究工作。2015 年以来，安徽中医药大学依托国家首批中医学术流派新安王氏内科工作室、郑氏喉科工作室和教育部新安医学重点实验室，连续举办了四届全国新安医学流派专题研讨会及其内科学术经验学习班，包括"新安医学研究的未来十年"等专题研讨，规划了今后一个时期平台建设、团队合作、学科建设、主攻方向与研究领域的工作，部署了文献整理、基础研究、经验继承、学术创新、实际运用和对外传播等方面的任务。2011 年至今，国医大师李济仁学术经验研讨会已连续召开四届。学术会议之外，"安徽省新安医学研究会""新安医学论坛""张其成国学网""新安王氏医学微信公众号"等日渐成为影响较大的学术交流平台。

2. 队伍建设

（1）名医世家，传承有序。近年来，"张一帖"内科、新安王氏内科、郑氏喉科紧锣密鼓地开展了传承建设工作，仅新安王氏医学流派传承就培养代表性传承人 4 名，主要传承人 10 名，后备传承人 20 名，初步形成了包容性、开放性、创新性的特色传承模式。2018 年，程晓昱等一批新安医学传人被评为安徽省名中医，一大批中青年学术骨干正在成长。

（2）名师团队，再立新功。2008 年安徽中医药大学以新安医学传人为主的中医基础理论教学团队成为省级教学团队，2009 年成为国家级教学团队；2011 年新安医药研究与开发创新团队成为安徽省"115"产业创新团队。学校鼓励青年教师研读新安医学名著，拜新安医学名家为师，积极探索"双师型"青年教师培养的新机制，注重发挥中医基础理论教学团队等国家、省级教学团队引领示范作用，"一带一"形式结对培养，定期举办高级研修班，一批优秀青年教师脱颖而出，在全国中医药院校青年教师基本功竞赛及安徽省青年教师基本功竞赛中屡获佳绩。

3. 人才培养

（1）院校师承结合，共育新安英才。安徽中医药大学秉承新安医学优质基因，着力构建"院校教育—师承教育—新安医学特色教育"相结合的中医人才培养模式。2008 年开始办"新安医学教改试验班"，自编新安医学系列教材，实施"双导师制"，既注重夯实基础理论，又强化临床实践，同时注重新安医学学术思想和临证经验的传承，院校教育与师承教育相结合，探索复合型中医药人才培养模式，打造有特色的专业和学科，形成了"弘扬新安医学，培育中医人才"的办学特色。从 20 世纪 80 年代新安医学研究生招生开始，到 21 世纪推广普及到本科人才培养，再到 2014 年 9 月招收首届博士生，构建起了本、硕、博相贯通的完整的新安医学特色人才培养体系。

新安医学人才培养新模式也有力带动了中医学专业的建设和发展，2002 年中医学专业成为安徽省教改示范专业，2008 年成为国家首批特色专业，2012 年成为国家首批专业综合改革试点专业，2014 年学校顺利通过中医学专业认证回访，2015 年获得教育部卓越医生（中医）教育培养计划试点项目，2016 年在中医院校率先申报获批"中医儿科学专业"，2017 年获批中医学专业"5+3"一体化招生资格。2017 年学校成立了以弘扬新安医学精神、传承新安医学文化为主旨的新安学院，不断将新安医学人文精神向全校其他专业渗透。

大学生素质教育培养中也全面融入了新安医学文化。学校建成了新安医学文化馆、新安医学古籍部、校史馆、徽州素质教育基地，定期组织学生赴新安医学发源地实地调研考察，定期邀请新安医学专家、文化名人举办报告、讲座，加强新安医学文化对学生的熏陶。如新安医家郑日新，多次受邀为同学们开设讲座。安排学生在新安医学文化馆、校史馆担任讲解员，让他们在自我学习和自我宣传中深悟文化精髓。学校还将新安医家医德医风作为新生入学教育的重要内容，将"大学生新安论坛"作为学生综合素质培养的重要平台，将"新安医学网站"作为新安医学教育的重要延伸，在潜移默化中持续培育学生的新安医学文化素养和品质，设立新安医学传承奖学金和新安医学继承与创新研究专项奖励，不断激励新安医学的深入研究。

（2）丰富人才结构，守护百姓健康。安徽中医药大学近年还开设有名老中医学术经验继承班、中医传承高级研修班，并计划开设名医世家传承人提高班。借助这些继续教育项目，院校教育与师承传授相结合，取长补短，相互配合，有序传承，共同提高，以期培养一批既掌握传统中医学知识又具有创新能力的新安医学传人，为新安医学的未来发展奠定人才基础。

与此同时，依托全国老中医药专家学术经验继承，国医大师、名老中医和学术流派传承工作室，优秀中医临床人才研修，中医药传承博士后，以及基层名中医传承等项目和平台，"张一帖"内科、郑氏喉科、王氏内科等名医世家率先带头，紧锣密鼓地开展了世家医学的传承工作，立足临床，授人以渔。在他们的引领下，新安各家世医传承链都纷纷行动起来，积极申报中医传承和非遗项目，培养后继接班人，保证了名医世家学术思想和经验以鲜活的方式传承下来。

4. 科学研究

安徽的新安医学研究团队，以有价值的文献整理为支撑，以有特色的理论探讨为核心，以有疗效的临床验证为宗旨，以有前景的新药开发为目标，形成了"文献研究、特色理论研究、防治疑难疾病临床研究、名方验方开发"四个稳定方向，先后承担国家"973"计划、国家科技支撑计划、国家自然科学基金等与"新安医学"相关的项目200余项。其中"新安医学传承与发展研究"课题，是我国首次将中医地方特色学术流派研究列入国家科技支撑计划的项目。21 世纪以来，新安医学文献、学术、临床和实验研究取得了一批标志性的理论成果，在新时代展现出了新的生机和活力。

（1）文献研究：2008 年，安徽省财政投入 400 万元专项经费，用于新安医学古籍的保护和开发利用，由安徽中医药大学组织专家，多次前往黄山市征集收购新安古籍 1300 余册，善本 200 余册。现已建成了新安医学善本古籍书库，收集和整理了大量新安医学文献资料，共陆续征集到新安医籍文献 1377 册，善本 200 余册，学校图书馆目前馆藏新安古医籍 315 种。2009 年《新安医学名著丛书》15 种出版，2018 年《新安医籍珍本善本选校丛刊》9种和《珍稀中医稿钞本丛刊·新安卷》12 册 55 种出版，2020 年《新安孤本医籍丛刊·第一辑》9 种原版影印出版，学术价值均很高。

2001 年黄山市新安医学研究中心创办《新安医学研究》内刊，至今已出版 48 期。2005 年《徽州文化丛书·新安医学》出版。2009 年《新安医学精华丛书》10 部出版，荣获 2011 年度中华中医药学会学术著作一等奖。2016年《新安医学流派研究》出版。

中国中医科学院开展"中医历代名家学术研究"，2017 年前第一批出版的 50 家中包含有 8 位新安医家。2018 年《新安医学研究集成》3 册出版，获得华东优秀科技图书一等奖，获 2018 年度国家出版基金项目绩效考核特别优秀奖、2018 年度"十佳皖版图书"奖、2019 年第 32 届华东地区优秀科技图书一等奖。其中《新安医学研究集成学术研究》以图文并茂的方式，首次运用历史学与文献学、理论分析与数据挖掘相结合的方法，系统总结了新安医学的流派特色和理论体系，阐明了新安医学的科技文化内涵，获 2017—2018年度安徽省社会科学奖三等奖。2020 年《新安医学研究》3 册出版，再次荣获华东地区科技出版社科技图书一等奖。2021 年《新安医家学术思想与临床经验研究》出版，遴选了 33 位学术成就突出、临床经验独到的新安著名医家，对其生平与著作、学术思想与特色、临床经验、典型医案、医论医话、代表方剂等内容进行系统研究。

据不完全统计，到 2020 年底，有关"新安医学""新安医家""新安医著"的研究论文总数达 1200 余篇。以上的研究课题和研究成果在很大程度上扩大了新安医派的影响，弘扬了新安医派的学术成就。

21 世纪我国陆续影印出版了一批古籍全书丛书，少不了有新安医籍的身影。如《续修四库全书》261 种中医古籍中有新安医籍 18 种，《中医古籍孤本大全》已出版的 5 批 55 种善本医籍中有新安医籍 5 种，《海外回归中医古籍善本集粹》所收 21 种书中有新安医籍 2 种，新安医学文献在中医古籍中的地位和分量由此可见一斑。

（2）学术研究：21 世纪以来，新安医学研究团队通过深入研究新安医学学术体系与特色理论，总结出新安医学《黄帝内经》研究、伤寒错简重订说、固本培元治则支撑学说（营卫一气说、参芪双补说、命门动气说、元阴元阳说、理脾阴说等）、温病新说（新感温病说、邪入口鼻论、暑必兼湿说、卫气营血辨证说、瘟疫截断论等）、养阴清润治则支撑学说（养阴清肺说、清养胃阴说、泻热存元说、燥湿为纲说、护阴化湿论）五大学术体系；总结提炼出新安医学十大学说，即营卫一气说、动气命门说、错简重订说、新感温病说、外损致虚说、暑必兼湿说、燥湿为纲说、八字辨证说、医门八法说和养阴清肺说；探讨了中风病"气虚血瘀"、消渴病"阴虚燥热"、肺胀"肺失治节"、痹病"脾虚湿盛"等病机理论，为教学讲授新安医学知识提供了新理论、新内容。

与此同时，具有代表性的新安医家传承研究亦逐步开展。新安王氏内科流派工作室共搜集整理王氏传人传记、年谱各 2 篇，代表性著作（典籍）51 部，医案、医话、医论 5 部，方志记载 6 个条目，历史实物等文史资料193 件，梳理厘清了近 200 年七代人的传承脉络，确立了传承脉络、学术思想、诊疗技艺、文化特色 4 个主攻方向，目前已总结提炼出具体辨治七大类疾病的八大治则治法和针对 11 种具体病种的治则思路。新安郑氏喉科流派工作室积极挖掘郑氏喉科的诊疗经验，并应用于现代疾病的防治，提炼了脉诊"命门水火养阴为贵说""十二字审证学说""三法参伍说"等学术观点。

近几十年来，国家科技部、安徽省科技厅、教育厅、安徽省社科联等立项的研究新安医学科研课题不下百项，其中安徽中医药大学承担的国家科技支撑计划"新安医学传承与发展研究"，分别获 2012 年度中华中医药学会科学技术奖一等奖和 2016 年安徽省科技进步一等奖。

新安本草资源调查亦取得进展。以全国第四次中药资源普查为契机，作为第一批试点的安徽省中药资源普查以安徽中医药大学为技术依托，在新安地区发现了不少珍稀野生药用植物资源，开展了包括黄山植物资源在内的安徽道地与特色药材资源研究，重点梳理了白术、木瓜等新安医学道地药材的历史沿革与变迁，开展了茯苓等道地药材的品质提升项目，获得国家实用发明专利两项。

（3）临床运用：当代新安医家立足临床，通过学术研究提高诊疗水平，在解决临床疑难疾病方面发挥了重要作用。如灵活运用新安医学益气活血、养阴活血、温补培元、健脾化湿通络等治法，治疗中风、消渴、肺胀、痹病等多种疑难疾病，开展了病因病机、证候演变规律、临床治则治法研究等。新安王氏内科在治疗中风病方面，重视"中风皆因脉道不利，血气闭塞"及"治痰先治气，治风先治血"治则，在王氏效验方基础上创制了新制剂"脑络欣通"；糖尿病研究以大样本的本底证候资料为基础，在传统"阴虚为本，燥热为标"病机理论基础上，率先提出老年糖尿病证候性质以"虚瘀"为基本病机的理论，制定了糖尿病临床诊疗规范，研发了丹蛭降糖胶囊等特色制剂；慢性阻塞性肺疾病的防治研究，以新安医学"痰瘀互结、肺失宣降"的肺胀病机理论为指导，建立了整体优化方案与综合疗效评价体系，开发了化痰降气胶囊等院内制剂；类风湿关节炎的防治研究，通过大量证候学调查，发现其证候呈现虚实夹杂、痰瘀互结的临床特征，结合新安医学防治痹病的经验，提出了从脾论治的思路，研制出新风胶囊用于临床。另外，还进行了新安名方平胃镇心丹加减治疗糖尿病耳聋、郑氏喉科名方紫正地黄汤治疗糖尿病并发咽喉部感染的临床研究，西园喉药散、慢咽宁袋泡茶、新安鼻渊方等院内制剂的开发研究等。从新安医学研究中开发出的"温胃舒""养胃舒""慢咽灵""参竹养心颗粒""西园喉宝"等新药，均取得了良好的社会效益和经济效益。申报和取得国家发明专利10项，均实现了成果转化。

与此同时，新安民间医药传承保护有序开展。安徽省民间医药现状调查工作在全国率先开展，挖掘整理民间验方876个，特色诊疗技术246项，其中皖南新安医学占首位，2014年获"首届民族医药科学技术奖"民族医药传承贡献二等奖。此后国家成立中医药传统知识保护研究中心，华东片区分中心落户安徽中医药大学。目前以新安医学民间技术为亮点的全省中医药传统知识保护名录和数据库已经构建完成，2017 年"安徽省民间医药知识调查与保护研究"获得安徽省中医药科学技术一等奖。

（4）实验研究：新安医学教育部重点实验室近年来加大了内涵建设，立项以来共承担各级各类科研项目 2000 余项，累计承担各级各类科研项目 1454 项。为了加强横向合作研究，近五年向全国相关科研单位招标科研课题 75 项。新安医学国家科技支撑计划立项后出版专著 16 部，获得国家发明专利 3 项，国家计算机软件著作权登记证书 1 个，完成技术转让 1 项，获得安徽省科技成果 7 项，省部级科技奖励 7 项，主持并参与制定（修订）疾病行业标准 6 个。

此外，新安地区亦同步开展临床相关的实验研究。如全国最早成立的"研究、治疗、产品"三位一体的蛇伤所——祁门蛇伤研究所，其自主研发的"祁门蛇药"，曾获得 1978 年全国科学大会奖，祁门蛇伤研究所主持的"祁蛇毒抗肿瘤栓剂的成药性研究"被列为 2017 年省重点研究与开发计划项目，成功申报中药制剂 2 个，发表论文 10 余篇，获科技成果 3 项、发明专利 4 项，其中"五步蛇咬伤致溃疡坏死与后遗症关键技术研究"先后荣获 2015 年黄山市科学技术进步一等奖、2016 年安徽省科学技术进步三等奖。

新安医学重大获奖研究成果一览表

成果名称	成果形式	获奖类别	获奖年份
徽州 1984—1986 年中药资源普查	普查报告	全国第三次中药资源普查安徽省一等奖	1988
《新安医籍丛刊》	学术著作	第九届华东地区科技出版社优秀科技图书一等奖	1996
新安名医考证研究	学术著作	安徽省高等学校科技进步二等奖（K94 - 2 - 24 - 1） 安徽省自然科学三等奖（97 - 3 - 12 - 1）	1995 1997
新安医家治疗急危难重病证经验的研究	临床研究	安徽省高等学校科技进步二等奖（K2000 - 2 - 07 - 1） 安徽省科技进步三等奖（2000 - 3 - R）	2000 2002

成果名称	成果形式	获奖类别	获奖年份
益气活血法抗脑缺血神经元凋亡及其机制的实验研究	药理实验	安徽省高等学校省级优秀科技成果奖等奖（K2006－1－5－3） 安徽省科学技术奖二等奖（2007－2－R3）	2006 2007
弘扬新安医学特色，培养高素质应用研究型中医学人才——中医学专业建设及专业认证的研究	教学实践	安徽省教育厅教学成果奖省级特等奖（20100563－1）	2010
《新安医学精华丛书》	学术著作	中华中医药学会学术著作奖一等奖（XS201001－0 JC08－R－01）	2010
基于新安医学理论的健脾化湿通络中药治疗类风湿关节炎的研究	临床研究	安徽省科学技术进步奖三等奖（2013－3－R4）	2013
基于新安医学特色理论的继承与创新研究	学术理论	中华中医药学会科学技术奖一等奖（201301－06 JC－12）	2013
院校—师承—地域医学相结合，培养新安医学特色的中医学人才研究与实践	教学实践	教育部国家级教学成果奖二等奖（20148627）	2014
新安医学特色理论的继承与创新研究	学术理论	安徽省人民政府省科学技术进步奖一等奖（2016－1－R1）	2016
国医大师李济仁治痹思想的传承与创新	临床研究	安徽省人民政府省科学技术进步奖二等奖（2018－2－R2）	2018
《新安医学研究集成》	学术著作	国家出版基金资助项目"2018年特别优秀奖"（基金办〔2019〕14号）、安徽省"2018年十佳皖版图书"、2017—2018年度安徽省社会科学奖三等奖、2019年第32届华东地区优秀科技图书一等奖	2019—2020

作为中医药学一个重要的地域性学术流派，新安医学研究突显了有底蕴的文化、有价值的文献、有特色的理论、有创新的学术、有疗效的临床、有前景的新药"六位一体"的特点，已经形成了自身的特色与未来的思路。

参考文献

[1] 郑梅涧. 重楼玉钥 [M]. 北京：人民卫生出版社，2006.

[2] 叶天士. 叶天士医学全书 [M]. 北京：中国中医药出版社，1999.

[3] 许豫和. 热辨 [M]. 项长生，林元宾. 新安医籍丛刊. 合肥：安徽科学技术出版社，1990.

[4] 许豫和. 治验 [M] // 项长生. 新安医籍丛刊. 合肥：安徽科学技术出版社，1990.

[5] 许豫和. 怡堂散记 [M] // 项长生. 新安医籍丛刊. 合肥：安徽科学技术出版社，1990.

[6] 许豫和. 散记续编 [M] // 项长生. 新安医籍丛刊. 合肥：安徽科学技术出版社，1990.

[7] 许豫和. 橡村治验小儿诸热辨合刻 [M]. 北京：中医古籍出版社，2015.

[8] 章健. 新安医学方药精华 [M]. 北京：中国中医药出版社，2009.

[9] 唐力行. 江南社会历史评论（第一期）[M]. 北京：商务印书馆，2009：238 - 266.

[10] 吴谦. 医宗金鉴 [M]. 清乾隆武英殿聚珍版影印. 北京：人民卫生出版社，1957.

[11] 江瑾. 江山人集 [M] // 四库全书存目丛书编纂委员会. 四库全书存目丛书：集部 143. 济南：齐鲁书社，1997.

[12] 李济仁. 新安名医及学术源流考 [M]. 北京：中国医药科技出版社，2014：17.

[13] 《中医大辞典》编辑委员会. 中医大辞典（试用本）·医史文献分册［M］. 北京：人民卫生出版社，1981：87.

[14] 方有执. 中国医学大成续集：伤寒论条辨［M］. 上海：上海科学技术出版社，2000.

[15] 任应秋. 任应秋论医集［M］. 北京：人民卫生出版社，1984.

[16] 李锐清. 日本见藏中国丛书目初编［M］. 杭州：杭州大学出版社，1999.

[17] 程杏轩. 杏轩医案［M］. 储全根，李董男，校注. 北京：中国中医药出版社，2009.

[18] 程文囿. 杏轩医案并按［M］. 合肥：安徽科学技术出版社，1986.

[19] 岑泽波. 中医伤科学［M］. 上海：上海科学技术出版社，1985.

[20] 裘沛然. 中国医籍大辞典［M］. 上海：上海科学技术出版社，2002.

[21] 李仲南. 永类钤方［M］. 北京：人民卫生出版社，2006.

[22] 郑日新. 郑梅涧手抄本《灵药秘方》初步研究［J］. 中医文献杂志，2003，21（3）：9-11.

[23] 郑日新. 新安郑氏喉科医学述略［J］. 安徽中医学院学报，2003，22（5）：13-16.

[24] 张阳，王鹏. 《临证指南医案》中风证治特色探析［J］. 山东中医药大学学报，2018，42（01）：27-29.

[25] 张佳乐，朱长刚. 《临证指南医案》血证诊疗思路探讨［J］. 甘肃中医药大学学报，2017，34（04）：14-16.

[26] 张颂山. 试探许豫和《小儿诸热辨》证治特色［J］. 安徽中医学院学报，1986，5（3）：25-26.

[27] 洪必良. 许豫和儿科学术思想窥略［J］. 安徽中医学院学报，1987，6（4）：23-25.

[28] 王润. 许豫和诊治小儿时感病经验［J］. 安徽中医学院学报，2003，21（6）：11-12.

[29] 李济仁. 大医精要：新安医学研究［M］. 北京：华夏出版社，1999：53-55.

[30] 徐重明，许良生，汪自源，等. 许豫和临证医案点评［J］. 安徽中医临床杂志，2000（5）：443.

[31] 徐重明，汪自源. 新安医家许豫和方论举隅［J］. 国医论坛，2001，（3）：22.

[32] 赵黎. 《怡堂散记》学术特点浅析［J］. 江西中医学院学报，2010，（1）：28-30.

[33] 高云霞, 李鸿涛. 许豫和《小儿诸热辨》论治小儿发热思路探析 [J]. 中国中医药图书情报杂志, 2016, 40 (2): 46 - 47.

[34] 马红治. 清代"第一医官"刘裕铎 [J]. 中华医史杂志, 2004, 34 (4): 50.

[35] 张蕾, 刘更生. 喻昌《寓意草》对张仲景思想的运用 [J]. 辽宁中医杂志, 2007, 34 (7): 899.

[36] 傅维康. 《医宗金鉴》之编撰与清廷颁奖 [J]. 医古文知识, 1997, 14 (5): 32.

[37] 英华, 郑学宝, 郑洪. 《医宗金鉴》与中医教材编纂 [J]. 中医教育, 2001, 20 (4): 5 - 9.

[38] 黄海. 《医宗金鉴》中的伤寒内容特色 [J]. 中华医史杂志, 2003, 33 (1): 7 - 11.

[39] 沈敏南. 试评《医宗金鉴·订正伤寒论注》的学术思想 [J]. 安徽中医学院学报, 1984 (1): 9 - 12.

[40] 姜建国. 《医宗金鉴·订正伤寒论注》学术思想述评 [J]. 国医论坛, 1987 (3): 45 - 46.

[41] 黄海. 《医宗金鉴》伤寒部分教学心悟 [J]. 福建中医学院学报, 2003, 13 (3): 37.

[42] 张存悌. 名人与中医 [J]. 辽宁中医药大学学报, 2009, 11 (7): 164.

[43] 焦振廉. 关于《名医类案》若干问题的讨论 [J]. 中医文献杂志, 2021, 30 (3): 13 - 16.

[44] 焦振廉. 江瓘生平事迹评述 [J]. 安徽中医学院学报, 2009, 28 (1): 10 - 12.

[45] 茅晓. 《名医类案》研究的方法学探讨 [J]. 中医文献杂志, 2002, 3 (1): 22.

[46] 茅晓. 江瓘父子医案特色 [J]. 浙江中医杂志, 2001 (3): 3 - 5.

[47] 刘惠玲. 试析江瓘父子对历代名医医案的研究 [J]. 安徽中医学院学报, 1992, 11 (2): 11 - 13.

[48] 王旭光, 万四妹, 张雪梅. 江瓘年谱 [J]. 中华医史杂志, 2017, 47 (3): 183 - 188.

[49] 陈大舜. 伤寒学派形成和发展中的三个关键人物 [J]. 辽宁中医杂志, 1983 (8): 35 - 38

[50] 李子依, 沈津湛. 从《杏轩医案》浅探程杏轩学术渊源 [J]. 安徽中医学院学报, 2011, 30 (6): 17 - 18.

[51] 任何. 程杏轩《医述》评介 [J]. 中医杂志, 1984 (04): 77 - 78.

［52］李济仁. 新安名医考［M］. 合肥：安徽科学技术出版社，1990：34－35.

［53］谢芬.《医学心悟》的学术特点及对临床的指导意义［J］. 北京中医药，2008
（04）：268－269.

［54］邹纯朴. 程国彭《医学心悟》的辨证论治特点［J］. 中医药信息，2005（05）：
1－2.

［55］姚朝晖. 程国彭和他的《医学心悟》［J］. 新中医，1984（10）：45－46，18.

［56］傅维康. 陈嘉谟和《本草蒙筌》［J］. 医古文知识，2004（03）：33.

［57］陈湘萍. 陈嘉谟及其《本草蒙筌》［J］. 中医杂志，1986（06）：62－63.

［58］蒋淼，王家葵，周莹莹.《本草蒙筌》药图来源初考［A］∥中国药学会药学史专
业委员会. 第十八届全国药学史暨本草学术研讨会学术论文集［C］. 中国药学会
药学史专业委员会：中国药学会，2015：4.

［59］尚志钧. 明代安徽名医陈嘉谟和《本草蒙筌》［J］. 中医临床与保健，1991（01）：
49.

［60］徐树楠，李庆升，刘海丽.《本草蒙筌》的学术特色探讨［J］. 浙江中医杂志，
2004（02）：37－38.

［61］石青，王宁，王乐. 论陈嘉谟重视药品质量的学术思想［J］. 辽宁中医药人学学
报，2012，14（01）：115－117.

［62］于文忠.《永类钤方》在伤科方面的主要成就［J］. 中医杂志，1981（06）：6－8.

［63］冈田研吉，郭秀梅. 高继冲本《伤寒论》与《永类钤方·伤寒》［J］. 吉林中医
药，1995（01）：43－44.

［64］周少波，丁国民.《永类钤方》在骨伤科方面的重要成就［J］. 浙江中医学院学
报，1996（04）：32.

图书在版编目（CIP）数据

中医流派传承丛书. 新安医派 / 陈仁寿，王琦总主编 ; 陆翔分册
主编. —长沙 : 湖南科学技术出版社，2022.8
ISBN 978-7-5710-1470-4

Ⅰ. ①中… Ⅱ.①陈… ②王… ③陆… Ⅲ. ①中医流派—研究
Ⅳ.①R-092

中国版本图书馆 CIP 数据核字 (2022) 第 022560 号

中医流派传承丛书　新安医派

名誉总主编：颜正华　周仲英
总　主　编：陈仁寿　王　琦
分 册 主 编：陆　翔
出　版　人：潘晓山
策　　　划：陈　刚
责 任 编 辑：何　苗　兰　晓　王跃军
装 帧 设 计：谢　颖　刘　谊
出 版 发 行：湖南科学技术出版社
社　　　址：长沙市芙蓉中路一段 416 号泊富国际金融中心
网　　　址：http://www.hnstp.com
湖南科学技术出版社天猫旗舰店网址：
　　　　　　http://hnkjcbs.tmall.com
邮 购 联 系：0731-84375808
印　　　刷：湖南省众鑫印务有限公司
　　　　　　（印装质量问题请直接与本厂联系）
厂　　　址：湖南省长沙市长沙县榔梨街道保家村
邮　　　编：410129
版　　　次：2022 年 8 月第 1 版
印　　　次：2022 年 8 月第 1 次印刷
开　　　本：710mm×1000mm　1/16
印　　　张：22
字　　　数：335 千字
书　　　号：ISBN 978-7-5710-1470-4
定　　　价：98.00 元